胃がんリスク層別化検診（ABC検診）

胃がんを予知・予防し，診断・治療するために

認定NPO法人 日本胃がん予知・診断・治療研究機構 理事長　三木 一正　編

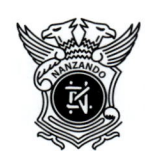

南 山 堂

執筆者一覧（執筆順）

三木　一正	認定NPO法人日本胃がん予知・診断・治療研究機構 理事長／東邦大学 名誉教授
兒玉　雅明	大分大学福祉健康科学部 教授／同医学部内視鏡診療部 診療教授
村上　和成	大分大学医学部消化器内科学講座 教授
畠山　昌則	東京大学大学院医学系研究科微生物学講座 教授
安川　佳美	国立がん研究センター研究所エピゲノム解析分野
牛島　俊和	国立がん研究センター研究所エピゲノム解析分野 分野長
伊藤　公訓	広島大学病院総合内科・総合診療科 教授
渡邊　能行	京都先端科学大学健康医療学部 学部長
津金昌一郎	国立がん研究センター社会と健康研究センター センター長
菊地　正悟	愛知医科大学医学部公衆衛生学講座 教授
山岡　吉生	大分大学医学部 学部長／同医学部環境・予防医学講座 教授
浅香　正博	北海道医療大学 学長／北海道大学 名誉教授
高橋　信一	佼成病院 副院長
間部　克裕	淳風会健康管理センター倉敷 センター長
片野田耕太	国立がん研究センターがん対策情報センターがん統計・総合解析研究部 部長
齋藤　翔太	聖路加国際大学臨床疫学HTAセンター 特任講師
飯田　真大	九州大学大学院医学研究院病態機能内科学
二宮　利治	九州大学大学院医学研究院衛生・公衆衛生学分野 教授
奥田真珠美	兵庫医科大学小児科 臨床教授
福田　能啓	第二協立病院 院長
垣内　俊彦	佐賀大学医学部小児科
赤松　泰次	長野県立信州医療センター 副院長
池田　文恵	九州大学大学院医学研究院病態機能内科学
島津　太一	国立がん研究センター社会と健康研究センター予防研究部 室長
水野　成人	近畿大学奈良病院内視鏡部 教授
角田　徹	角田外科消化器科医院 院長（東京都三鷹市）／公益社団法人東京都医師会 副会長
鳥居　明	鳥居内科クリニック 院長（東京都世田谷区）／公益社団法人東京都医師会 理事
関　盛仁	玉川クリニック 院長（東京都町田市）
永田　靖彦	永田外科胃腸内科 院長（東京都西東京市）
松岡　幹雄	中央内科クリニック 院長（神奈川県横須賀市）
水野　靖大	マールクリニック横須賀 院長（神奈川県横須賀市）

木村　秀和	神鋼記念会総合健康管理センター センター長
関　　勝廣	日本中央競馬会健康保険組合 元事務局長
小田島慎也	帝京大学医学部内科学講座 准教授
河合　　隆	東京医科大学医学部消化器内視鏡学 主任教授
井口　幹崇	和歌山県立医科大学医学部内科学第二講座 准教授
濱島ちさと	帝京大学医療技術学部看護学科 教授
小林　正夫	京都第二赤十字病院健診部 部長
本田　徹郎	長崎みなとメディカルセンター消化器内科 医長
乾　　正幸	乾内科クリニック 院長（群馬県高崎市）
加藤　元嗣	国立病院機構函館病院 院長
権頭　健太	東京大学医学部附属病院予防医学センター
山道　信毅	東京大学医学部附属病院予防医学センター センター長
加藤　元彦	慶應義塾大学医学部消化器内科 専任講師
中山　敦史	慶應義塾大学医学部腫瘍センター
平澤　俊明	がん研究会有明病院消化器センター上部消化管内科 副部長
上山　浩也	順天堂大学医学部消化器内科 准教授
永原　章仁	順天堂大学医学部消化器内科 チェアマン教授
田中　聖人	京都第二赤十字病院消化器内科 副部長
多田　智裕	ただともひろ胃腸科肛門科 院長（埼玉県さいたま市）
藤城　光弘	名古屋大学大学院医学系研究科消化器内科学 教授
矢作　直久	慶應義塾大学医学部腫瘍センター低侵襲療法研究開発部門 教授
辻　　陽介	東京大学医学部消化器内科
鷲尾真理愛	北里大学医学部上部消化管外科
比企　直樹	北里大学医学部上部消化管外科 主任教授
大隅　寛木	がん研究会有明病院消化器センター消化器化学療法科 副医長
望月　　暁	品川胃腸肛門内視鏡クリニック 院長（東京都港区）
髙橋　　悠	東京大学医学部消化器内科
青山　伸郎	青山内科クリニック：胃大腸内視鏡/IBD 院長（兵庫県神戸市）
伊藤　史子	伊藤労働衛生コンサルタント事務所 所長（東京都江東区）
大和田　進	イムス太田中央総合病院消化器・腫瘍センター センター長
横山　　顕	国立病院機構久里浜医療センター臨床研究部 部長
保坂　浩子	群馬大学医学部消化器・肝臓内科
草野　元康	群馬大学医学部内科学第一講座 客員教授
笹島　雅彦	ひもんや内科消化器科診療所 院長（東京都目黒区）

序

　本書は，2014年11月に発売して以来，大変好評を得ました「胃がんリスク検診（ABC検診）マニュアル（改訂2版）」の改訂3版に位置付けられる書籍ではありますが，改訂2版発刊以降の5年間で，国内外で多くの新しい成績やエビデンスが報告され，本書の内容の大幅な改訂が早急に必要となりました．そこで今回は，多くの新しい執筆者を迎え，また，人工知能（AI）の検診領域における活用も急速に進められている現状を鑑み，著者陣の再編成を行いました．構成も最新の内容に一新し，書名も新たに「胃がんリスク層別化検診（ABC検診）」と改め，新刊書籍として発刊を目指すことになりました．また，海外からの問い合わせも増えるなか，グローバル化に対応し，各項目のタイトル・著者・所属名および要旨の英訳を付けました．

　これまで日本ヘリコバクター学会や当NPO法人では，リスク層別化検査（ABC法）の測定試薬としてラテックスキットを使用すること（ラテックス法）の是非は不明としてきましたが，当NPO法人として，今後は，ラテックスキットは実際に使用可能であること，すなわち，ラテックス法の有用性を本書で初めてご報告できることは，望外の喜びであります．

　各著者の先生方には，ご多忙のなか大変短い執筆期間にもかかわらず，ご快諾いただき，ご執筆を賜りましたことを改めて衷心よりお礼申し上げます．

　これまでに寄せられた多くのご意見やご批判を踏まえ，本書には，胃がんリスク層別化検診（ABC検診）の最前線の情報を収載しています．本書が，胃がん対策のあらゆる現場でお役に立つことを願っています．

　最後に，本書の企画から編集に至るまで，多大なご理解とご協力を賜りました，南山堂編集部の石井裕之氏に深謝いたします．

2019年10月

認定NPO法人 日本胃がん予知・診断・治療研究機構

理事長　三木一正

胃がんリスク層別化検診の背景的知識

　2015年4月23日，厚生労働省第13回がん検診あり方に関する検討会「リスク層別化検診」―概要，利点およびその実態―（議事録参照）で，初めて「リスク層別化検診」という用語を使用して以来，しだいに学会等で使用される機会が多くなってきました．その後，胃がんリスク層別化検診（ABC検診）実施の現場では，これまで各施設で用いられていた用語の使い分けで，少なからず生じた混乱を整理・統一する機運が一気に高まりました．そこで，ピロリ菌抗体検査とペプシノゲン値検査の組み合わせで胃がんリスクを層別化して群分類する検査を「胃がんリスク層別化検査」として，これを正式名称とし，同様に，「胃がんリスク層別化検査（ABC法）」を用いた胃がん内視鏡検診を「胃がんリスク層別化検診（ABC検診）」として，これを正式名称に決定し，今後，検査（検診）として新規導入される場合は，この正式名称の使用を勧奨することとしました．

　2016年2月4日，厚生労働省健康局長より各都道府県知事，保健所設置市長，特別区長宛てに「がん予防重点健康教育及びがん検診実施のための指針の一部改正について」（健発0204第13号）が発せられ「報告書において，がん検診の事業評価は，一義的にはアウトカム指標としての死亡率により行なわれるべきであるが，死亡率減少効果が現れるまでに相当の時間を要すること等から，"技術・体制的指標"と"プロセス指標"による評価を徹底し，結果として死亡率減少を目指すことが適当とされた」とあり，"プロセス指標"の「仕様書に明記すべき必要最低限の精度管理項目」として，がん検診受診率，要精検率，精検受診率，陽性反応的中度，がん発見率などの許容値が示されました．

　2017年8月17日，British Medical Journal（BMJ）にLeja M教授らによるピロリ菌除菌とペプシノゲン法併用法の胃がん死亡予防の有無を検証するプロトコルが世界保健機関（WHO）と共同で作成されました．40〜64歳の健常人男女1.5万人ずつ，3万人を対象にした多施設ランダム化比較試験（RCT）研究（GISTAR研究）が開始され，介入群と非介入群の両群間での35％の死亡率減少効果が，今後15年間，90％の確率で検証される予定と発表されました（BMJ Open Aug 17，2017）（→本書第4章1項参照）．

　2018年2月26日，Aliment Pharmacol Ther（APT）にSong MらによるNIH（米国国立衛生研究所）主導の，フィンランド人男性における大規模・長期間（13.9年）・前向きコホート研究が報告されました．その結果，胃がん一次スクリーニング法として，2種の血清マーカー〔ペプシノゲン（PG値）とピロリ菌（*H.pylori* 抗体価）〕を組み合わせる手法が推奨されました．これは小生らのABC法についての最初の報告（Proc J Acad Ser B，2011）の追試報告ともいえる内容です（→本書第4章2項参照）．

　同じく2018年，European Journal of Health Economy（Eur J Health Econ）に齋藤翔太先生（聖路加国際大学）により報告され（Eur J Health Econ 2018：19：

545-555），2019年1月1日発刊の当NPO法人機関紙Gastro-Health Now 56号にも発表・報告いただいた「胃がんリスク層別化検査を導入した胃がん検診の費用対効果の推定」（→本書第3章5項参照）は，胃がん検診の費用対効果分析手法に関する内容で，ABC検診の有用性を，長期的な患者予後と医療経済効果の両面から検討した医療経済研究であり，「マルコフモデル」を応用した費用対効果分析管理理論を実践した，わが国で最初のABC検診に関する医療経済研究報告でしたが，これは，ABC検診が費用対効果の面で明らかに優れていることを科学的に証明した日本初の報告です．

　2018年3月現在で，胃がんリスク層別化検診（ABC検診）を採用している自治体数は307（全自治体数の17.7％；東京都13区および8中核都市，京都府京都市，大阪府堺市，福岡県福岡市，北海道札幌市の4政令指定都市を含む）で，最近2年間で倍増している現状です（当NPO法人によるインターネット上調査より→本書p.233参照）．

　2019年3月12日，厚生労働省第27回がん検診のあり方に関する検討会での「平成30年度市区町村におけるがん検診の実施状況調査」（資料：参考資料3-③「検診項目」）によれば，胃がん検診実施の市区町村数（1,735）中，集団検診・個別検診のいずれかでも実施している市区町村数は330（19.0％）となっており，実施自治体数の増加傾向が続いている状況です．また，2019年6月3日参議院決算委員会における議員による質疑に対し，厚生労働省健康局長は，「厚生労働省としては，今後リスクによる層別化をより精緻化して，リスクに応じた検診が適切に行われることが重要であると考えている」と回答しており，今年度内には何らかの見解が示されるものと期待されます．

　2019年5月1日発刊の当NPO法人機関紙Gastro-Health Now 58号に，青山伸郎先生（日本ヘリコバクター学会理事）に発表・報告（→本書第6章4項参照）いただいた「厳密なピロリ感染診断に基づく*H.pylori* 抗体6キット同時測定評価」の評価を受け，これまでは，日本ヘリコバクター学会でも当NPO法人でも，胃がんリスク層別化検診（ABC検診）でラテックスキットを使用すること（ラッテクス法）の是非は不明としてきましたが，*H.pylori* 抗体測定法でのEIA法からラテックス法への切り替えの流れは日ごとに勢いを増し，さらに拡散しています．最近までは，EIA法（測定時間70分，専用の測定機器が必要）が主流でした．しかし，現在では，ラテックス法（測定時間10分，汎用機器で他検査項目と同時に測定可能で簡便であり，安価でもある）が普及し，主流となっている（→本書第8章2項参照）．当NPO法人としては，今後は「ラテックスキットは実際に使用可能であり，試薬添付文書のカットオフ値でみれば，感度の点から，富士フイルム和光純薬（株）とデンカ生研（株）のラテックスキットが推奨できる」と考えています．

　2019年6月，英国雑誌「IMPACT」に，前述の齋藤翔太先生のABC法に関する研究プロジェクトが取り上げられ，英国から世界中の大学，研究機関，国と地域の研究資金補助組織，政策，政府，民間，公共セクターのすべての主要な関係者に読まれることが期待されます．

認定NPO法人 日本胃がん予知・診断・治療研究機構

理事長　三木一正

目 次

English Summary Table of Contents

Chapter 6   Practice of a test of risk stratification for gastric cancer

Chapter 7   Esophageal cancer screening strategy (risk assessment)

Chapter 8   JED

胃がんリスク層別化検診（ABC検診）運用の手引き

①「胃がんリスク層別化検査」および「胃がんリスク層別化検診（ABC検診）」の定義

「胃がんリスク層別化検査」は，これまでにいくつか報告されている．各種の胃がんリスク層別化検査手法のなかで，血清ペプシノゲン（PG）値と *H.pylori*（HP）IgG抗体価の両者を同時に併用した一次スクリーニング法（ABC法）で，現在から将来の胃がんリスクを層別化する検査であり，胃がんを診断する検査ではない．ABC法を行ったうえで，さらに二次精密検査として胃内視鏡検査を行うのが「胃がんリスク層別化検診（ABC検診）」である．

② 胃がんリスク層別化検査のカットオフ値とA, B, C, D, E群分類

PG法はPGⅠ≦70かつPGⅠ/Ⅱ≦3を陽性（＋）のカットオフ値とし，HP IgG抗体検査の陽性（＋）陰性（－）判定は，各種測定キットのカットオフ値による．

A群［HP（－）・PG（－）］，B群［HP（＋）・PG（－）］，C群［HP（＋）・PG（＋）］，D群［HP（－）・PG（＋）］（D群はC群と区別せずC群［PG（＋）］としても可）の4群（3群）で，胃がんリスクを層別化することを推奨する．なお，ピロリ菌除菌後は検査値によらず胃がん有リスクのE群（eradication群）とする．

③ 胃がんリスク層別化検査が正しく判定されない要因

ピロリ菌除菌，消化性潰瘍の治療，プロトンポンプインヒビター（タケプロン®，オメプラール®，パリエット®，ネキシウム®）およびタケキャブ®などの内服，胃切除，腎機能障害，免疫能低下，ステロイド投与，免疫抑制剤投与などは，リスク層別化検査に影響を与える．

④ 各群への内視鏡検査

胃がん低リスクであるA群は，原則として受診者への十分な説明のうえ，内視鏡検査の対象からは外すことが可能であるが，ピロリ菌感染既往が疑われる場合には，内視鏡検査による背景胃粘膜診断を行い，リスクを評価する．有リスクであるB,C,D,E群に対しては，定期的に内視鏡検査を行い，胃がん早期発見を目指す．内視鏡検査の間隔は担当医師が判断する．

なお，胃がんリスク層別化検査実施にあたっては，有リスク者に対する内視鏡検査の機会を提供し，定期的受診勧奨と精度管理を行うことは必須である．

⑤ 胃がんリスク層別化検査の実施頻度

　胃がんリスク層別化検査は逐年の必要はなく,原則として成人の場合は生涯一度でよい.カットオフ値近傍では判定が変動する可能性や,胃粘膜萎縮の進行による変化もあるので,再検の機会があってもよいが,評価の改善によって胃がんリスクが低下したという誤解がないように留意する.とくにピロリ菌除菌による評価の改善に注意する.

⑥ A群に混入する胃がん有リスクであるピロリ菌既・現感染とその対策

　ピロリ菌除菌歴などの問診は必ず行うこと.

　PG値については,以下の場合はピロリ菌感染既往の可能性があることが報告されている.

　1) PGⅡ≧12ng/mLやⅠ/Ⅱ比<4.5,高齢者の多い集団ではPGⅠ<30ng/mL

　2) PGⅠ/Ⅱ<4以下

　3) PGⅠ/Ⅱ比が3に近い場合やPGⅡ≧15

　4) PGⅠ≦30 or PGⅡ>30 or PGⅠ/Ⅱ≦2.0

　ピロリ菌感染既往が疑われる場合は,一度は胃内視鏡検査を行い,背景胃粘膜診断との対比を行う.ピロリ菌既・現感染の可能性が高い場合は,胃がん有リスクとして定期的胃内視鏡検査の対象とする.

⑦ B群の細分類

　B群のなかでも,胃がんリスクは異なり,以下の群分類による胃がんリスク層別化が報告されている.

　1) PGⅡ<30ng/mLをB-1群,PGⅡ≧30ng/mLをB-2群と細分類し,高度胃粘膜炎症が推定されるB-2群は,C群と同様の胃がんリスクとして扱う.

　2) PGⅠ値≦70ng/mLかつPGⅠ/Ⅱ比>3をα群,PGⅠ値>70ng/mLかつPGⅠ/Ⅱ比>3をβ群,PGⅠ値>70ng/mLかつPGⅠ/Ⅱ比≦3をγ群に分類,胃がんリスクは,α群(年率0.05%)→β群(0.06%)→γ群(0.21%)の順に増大する.胃粘膜炎症が強いγ群はC群に匹敵するハイリスクであり,とくに未分化型胃がんのハイリスクとして扱う.

⑧ D群に混入するピロリ菌現感染への対応

　D群にピロリ菌現感染が混在することに留意し,ほかの手法でピロリ菌現感染診断を行い,ピロリ菌除菌の機会を与える.

⑨ 胃がんリスク層別化検査からピロリ菌除菌へ

　B,C群,および現感染が確認されたA,D群にピロリ菌除菌を行う場合は,必ず内視鏡検査を行い,胃がんの除外診断と,背景胃粘膜診断を行う.除菌薬投与に際しては,除菌のメリットとデメリットについて十分な説明を行い,同意を得る.

⑩ ピロリ菌除菌後胃がんに留意する

ピロリ菌除菌後の胃がんも少なからず存在する．除菌成功後も定期的な胃内視鏡検査を勧奨する．

胃がんリスク層別化検診（ABC検診）

群分類		A群	B群	C群	D群	E群（除菌群）
ABC法[5]	H.pylori抗体価[6]	−	＋	＋	−	胃がんリスク層別化の対象外[4]
	ペプシノゲン値	−	−	＋	＋	
胃粘膜状態の予測		胃粘膜萎縮はない	胃粘膜萎縮は軽度	胃粘膜萎縮が進んでいる	胃粘膜萎縮が高度	長期経過で胃粘膜萎縮が改善傾向
胃がんの危険度		低 ⟶			高	除菌で胃がん発生リスクが34％低下[3]
1年間の胃がん発生頻度予測		ほぼゼロ[1]	1000人に1人[1]	500人に1人[1]	80人に1人[1]	500人に1人[2]
胃内視鏡検査		原則勧奨せず[7]	定期的胃内視鏡検診，および専門医受診を勧奨			
ピロリ菌除菌		不要	ほかのピロリ菌検査陽性なら必要			除菌不成功例は必要

(1) GHN (Gastro-Health Now) 1号．2008.1.1
(2) Kamada T, et al：Aliment Pharmacol Ther 2005；21（9）：1121
(3) 日本ヘリコバクター学会ガイドライン2016改訂版
(4) GHN (Gastro-Health Now) 増刊号．2016.9.15
(5) Miki K：Proc Jpn Acad Ser B Phys Biol Sci 2011；87（7）：405
(6) GHN (Gastro-Health Now) 58号．2019.5.1
(7) GHN (Gastro-Health Now) 22号：2012.10.1

認定NPO法人 日本胃がん予知・診断・治療研究機構（2019年6月）

References

1) Saito S, et al：Cost-effectiveness of combined serum anti-*Helicobacter pylori* IgG antibody and serum pepsinogen concentrations for screening for gastric cancer risk in Japan. Eur J Health Econ 2018；19 (4)：545-555.

2) Iida M, et al：Development and validation of a risk assessment tool for gastric cancer in a general Japanese population. Gastric Cancer 2018；21 (3)：383-390.

3) Chen XZ, et al：Gastric cancer screening by combined determination of serum *Helicobacter pylori* antibody and pepsinogen concentrations：ABC method for gastric cancer screening, Chin Med J 2018；131 (10)：1232-1239.

4) Song M, et al：Serum pepsinogen 1 and anti-*Helicobacter pylori* IgG antibodies as predictors of gastric cancer risk in Finnish males. Aliment Pharmacol Ther 2018；47 (4)：494-503.

5) Osumi H, et al：A significant increase in the pepsinogen I/II ratio is a reliable biomarker for successful *Helicobacter pylori* eradication. PLOS ONE 2017；12 (8)：e0183980.

6) Taniyama Y, et al：Estimation of lifetime cumulative incidence and mortality risk of gastric cancer. JJCO 2017；47 (11)：1097-1102.

7) Leja M, et al：Multicentric randomised study of *Helicobacter pylori* eradication and pepsinogen testing for prevention of gastric cancer mortality：the GISTAR study. BMJ Open 2017；7 (8)：e016999.

8) Ikeda F, et al：Combination of *Helicobacter pylori* antibody and serum pepsinogen as a good predictive tool of gastric cancer incidence：20-year prospective data from the Hisayama study. J Epidemiol 2016；26 (12)：629-636.

9) Charvat H, et al：Prediction of the 10-year probability of gastric cancer occurrence in the Japanese population：the JPHC study cohort II. Int J Cancer 2016；138 (2)：320-331.

10) Yamaguchi Y, et al：Gastric cancer screening by combined assay for serum anti-*Helicobacter pylori* IgG antibody and serum pepsinogen levels -- the ABC Method. Digestion 2016；93（1）：13-18.

11) Yeh JM, et al：Gastric adenocarcinoma screening and prevention in the era of new biomarker and endoscopic technologies：a cost-effectiveness analysis. GUT 2016；65（4）：563-574.

12) Miki K：Gastric cancer screening by combined assay for serum anti-*Helicobacter pylori* IgG antibody and serum pepsinogen levels -- "ABC method". Proc Jpn Acad Ser B Phys Biol Sci 2011；87（7）：405-414.

13) Miki K, et al：Long-term results of gastric cancer screening using the serum pepsinogen test method among an asymptomatic middle-aged Japanese population. Digestive Endoscopy 2009；21（2）：78-81.

14) Miki K, Fujishiro M：Cautious comparison between East and West is necessary in terms of the scrum pepsinogen test. Digestive Endoscopy 2009；21（2）：134-135.

15) Miki K：Gastric cancer screening using the serum pepsinogen test method, Gastric Cancer 2006；9（4）：245-253.

16) Kamada T, et al：Clinical features of gastric cancer discovered after successful eradication of *Helicobacter pylori*：results from a 9-year prospective follow-up study in Japan. Aliment Pharmacol Ther 2005；21（9）：1121-1126.

17) Ohata H, et al：Progression of chronic atrophic gastritis associated with *Helicobacter pylori* infection increases risk of gastric cancer. Int J Cancer 2004；109（1）：138-143.

18) Miki K, et al：Usefulness of gastric cancer screening using the serum pepsinogen test method. Am J Gastroenterol 2003；98（4）：735-739.

19) 浅香正博：胃がんでいのちを落とさないために（改訂版）. 中央公論新社, 2019.

20) 厚生労働省：第27回がん検診のあり方に関する検討会（2019.3.12）資料. 参考資料3「平成30年度 市区町村におけるがん検診の実施状況調査」, 2019.

21) 東京都医師会公衆衛生委員会：日々の診療に役立つがん検診Q＆A, 9-11, 2019.
https://www.tokyo.med.or.jp/cancer_screening/cs05

22) 榊 信廣：GHN第55号. 2018.

23) 榊 信廣：早期胃癌2018：早期胃癌検診の現状. 胃と腸 2018；53（5）：545-552.

24) 鳥居 明：底流「胃がん検診の新しい流れ」. 都医ニュース（2016.6.15）.

25) 笹島雅彦, 他：ひろば「東京都目黒区がんリスク（ABC）検診データベースの解析―血液検査値の分析と偽A群の検討―」. 都医雑誌 2016；69（4）：76-86.

26) 浅香正博：胃がんでいのちを落とさないために. 中央公論新社, 2016.

27) 角田徹：スコープ「胃がん検診における追跡研究について」. 都医雑誌 2015；68（9）：379-382.

28) 三木一正：厚生労働省 第13回がん検診のあり方検討会（2015.4.23）. 資料2「リスク層別化検診」リスク層別化検診―概要, 利点, およびその実態―, 2015.

29) 認定NPO法人日本胃がん予知・診断・治療研究機構 編：胃がんリスク検診（ABC検診）マニュアル 第2版, 南山堂, 2014.

30) 浅香正博：胃の病気とピロリ菌. 中央公論新社, 2010.

認定NPO法人日本胃がん予知・診断・治療研究機構では, 機関紙Gastro-Health Now（GHN）を年6回発行し, 当NPO法人のホームページ（https://www.gastro-health-now.org）に全バックナンバーを無料公開しています. そのほか, 当NPO法人発刊刊行物, 主催セミナー, フォーラムなどの案内も掲載しています.

認定NPO法人 日本胃がん予知・診断・治療研究機構 理事長 三木一正

第 1 章

胃がんリスク層別化検査と
胃がん発生のメカニズム

ペプシノゲン(PG)法

Summary　血清ペプシノゲン(PG)は，萎縮性胃炎の血清マーカーであり，胃がんの腫瘍マーカーではない．しかし，慢性萎縮性胃炎と胃がんとの関連，そしてPG値と慢性萎縮性胃炎との相関を利用し(**図1-1**)[1]，血清PGⅠ値およびPGⅠ/Ⅱ比を指標(PGⅠ≦70ng/mLかつPGⅠ/Ⅱ≦3)として，胃がん高危険群である進展した萎縮性胃炎を同定し，PG法陽性者を胃がんハイリスク(高危険)群としてスクリーニングする手法が実用化されている．

◼ 血清PG値による胃がんスクリーニング(PG法)

　　進展した慢性萎縮性胃炎を背景に発生する胃がん症例では，血清PG値は低値を示す．PGⅠ 70ng/mL以下かつⅠ/Ⅱ比3.0以下の組み合わせで，胃がん患者と非胃がん患者の両群の分離が良好であり，胃がんスクリーニングではこの値をカットオフ値の基準値に採用している．

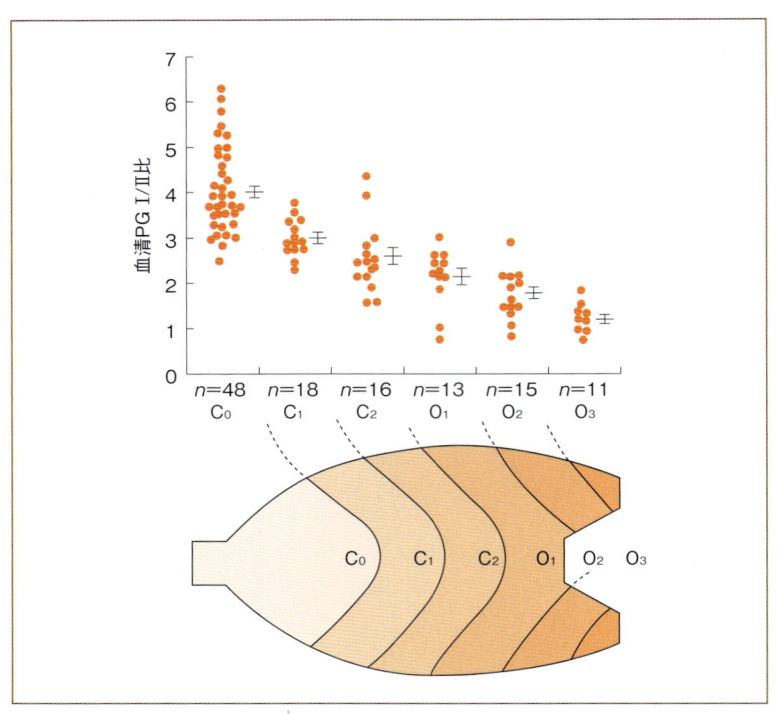

図1-1　血清PG Ⅰ/Ⅱ比と内視鏡的コンゴーレッド法による腺境界分類
(Miki K, et al : Gastroenterol Jpn 1987 ; 22 (2) : 132-141)

この基準値以下の人口の占める割合（胃炎率）と胃がん（年齢調整）死亡率（AADR）とが非常に高い相関を認めること（**図1-2**）[2]，また，献血者集団（男・女）での，この胃炎率と胃がん（年齢標準化死亡率：ASDR）とも高い相関を認めること（**図1-3**）[3]などが報告された．

内視鏡による胃がん検診（人間ドック）受診者11,707人に対して内視鏡とPG法を同時

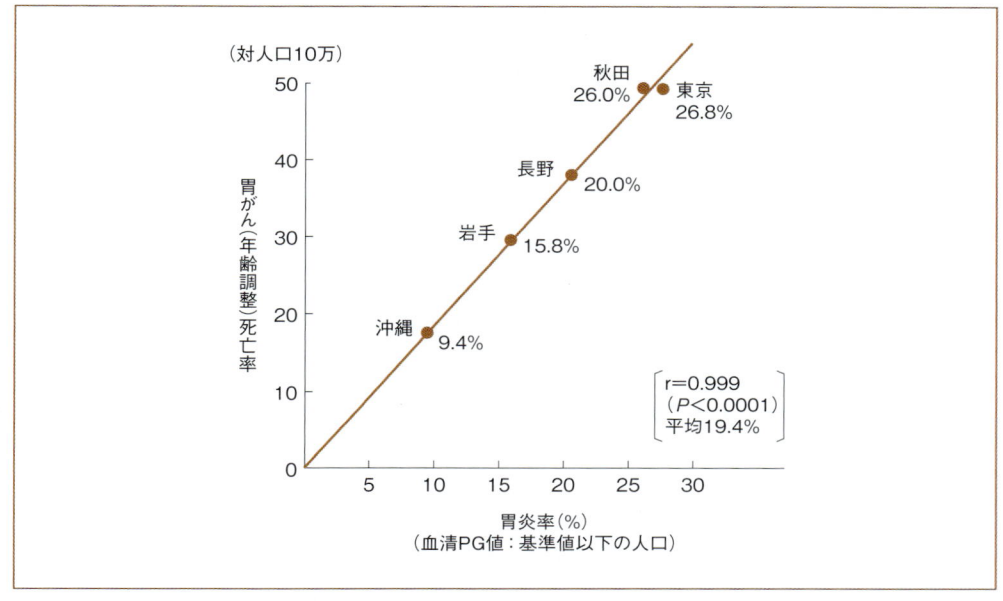

図1-2　胃がん死亡率と胃炎率（1）

(Kabuto M, et al：J Epidemiol 1993；3：35-39)

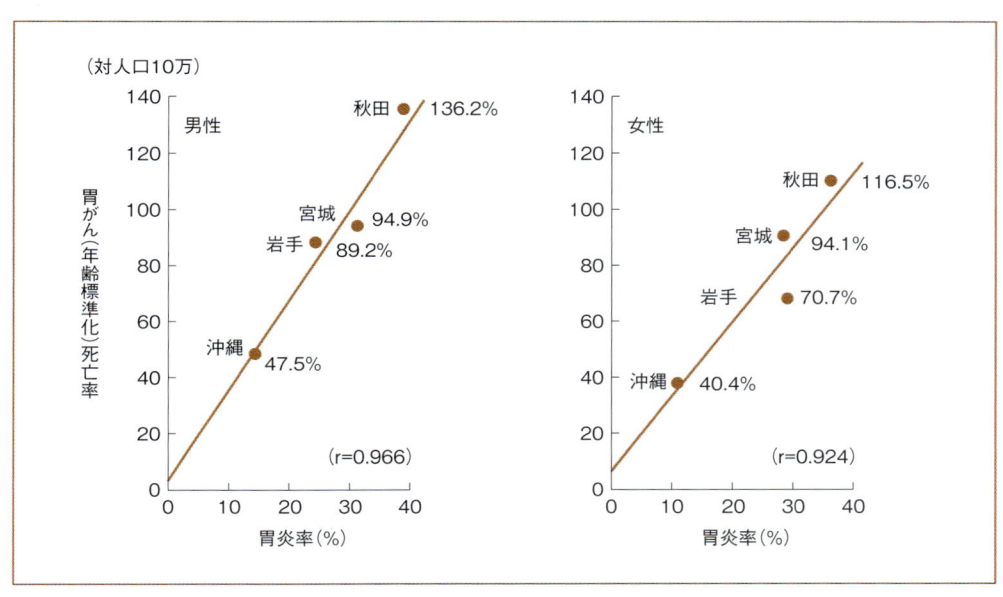

図1-3　胃がん死亡率と胃炎率（2）

(Fukao A, et al：Cancer Causes Control 1993；4（1）：17-20)

表1-1　内視鏡をゴールドスタンダード（絶対基準）としたPG法の胃がん発見精度

報告者（実施年度）	人数	陽性率	感度	特異度	陽性反応的中度	発見率（数）
北原（1995～6）	5,113	25%	85%	75%	0.9%	0.22（11）
小松（1996～7）	1,000	30%	83%	70%	1.7%	0.50（5）
井上（1995～6）	2,870	29%	86%	72%	1.5%	0.42（12）
西沢（1995～7）	2,724	40%	74%	60%	2.1%	0.84（23）
（中等度陽性率）		28%	61%	72%	2.5%	0.70（19）
（強陽性値）		14%	42%	86%	3.4%	0.48（13）
（基準値小計）	11,707	30%	80%	70%	1.5%	0.44（51）

（三木一正：血清ペプシノゲン値による胃がんスクリーニングに関する研究（9-8）厚生省がん研究助成金 平成9年度研究報告）

施行し，基準値を用いたPG法の精度は，胃がん発見率0.44%（発見胃がん51例），偽陰性率20%（偽陰性胃がん13例），陽性反応的中度1.5%であった（**表1-1**）．

　PG法[4～10]は胃がんのハイリスクである萎縮性胃炎のスクリーニング法であり，ハイリスク者を定期的に内視鏡でフォローして胃がんを早期に発見することに意義がある．また，血清PG値によって胃がんローリスク群を同定することも可能である．

　PG法は喫煙者などのハイリスク群の分化型胃がんの死亡率減少のために費用対効果の高い方法である[10]．

References

1) Miki K, et al：Serum pepsinogens as a screening test of extensive chronic gastritis. Gastroenterol Jpn 1987；22（2）：132-141.

2) Kabuto M, et al：Correlation between atrophic gastritis prevalence and gastric cancer mortality among middle-aged men in 5 areas in Japan. J Epidemiol 1993；3：35-39.

3) Fukao A, et al：Correlation between the prevalence of gastritis and gastric cancer in Japan. Cancer Causes Control 1993；4（1）：17-20.

4) Miki K, et al：Usefulness of gastric cancer screening using the serum pepsinogen test method. Am J Gastroenterol 2003；98：735-739.

5) Miki K：Gastric cancer screening using the serum pepsinogen test method. Gastric Cancer 2006；9：245-253.

6) Miki K, et al：Long term results of gastric cancer screening using the serum pepsinogen test method among an asymptomatic middle-aged Japanese population. Dig Endosc 2009；21：78-81.

7) Miki K：Gastric cancer screening by combined assay for serum anti-*Helicobacter pylori* IgG antibody and serum pepsinogen levels—"ABC method". Pro Jpn Acad Ser B Phys Biol Sci 2011；85：405-414.

8) Lomba-Viana R, et al：Serum pepsinogen test for early detection of gastric cancer in a European country. Eur J Gastroenterol Hepatol 2012；24（1）：37-41.

9) Malfertheiner P, et al：Management of *Helicobacter pylori* infection--the Maastricht IV/Florence Consensus Report. Gut 2012；61（5）：646-664.

10) Yeh JM, et al：Gastric adenocarcinoma screening and prevention in the era of new biomarker and endoscopic technologies：a cost-effectiveness analysis. Gut 2016；65（4）：563-574.

（三木一正）

Title: Pepsinogen (PG) method

Summary: Serum pepsinogen (PG) is a serum marker for atrophic gastritis, not a tumor marker for gastric cancer. However, it has been already put into practice to screen positive reactor in the test of PG level as high risk group, utilizing the relationship of chronic atrophic gastritis and gastric cancer and the correlation in pepsinogen levels and chronic atrophic gastritis (Fig.1-1), indicating PG I level and the ratio of PG I/II (PG I$\leqq$70 ng/mL and PG I/II$\leqq$3) to identify the advanced atrophic gastritis of high risk group for gastric cancer.

Author: Kazumasa Miki

Affiliations: Certified Non Profitable Organization President Japan Research Foundation of Prediction, Diagnosis and Therapy for Gastric Center (JRF PDT GC)/Professor Emeritus Toho University

胃がんとピロリ菌感染

Summary　胃がんの主な発症要因はピロリ菌感染である．ピロリ菌感染による慢性萎縮性胃炎が胃がんの発生母地となる．2001年の日本におけるコホート研究がこの関係を明らかにした．また菌体の有す病原因子の多型性をはじめ多くの因子により世界的に罹患率の差があり，東アジア地域は胃がん多発国である．ピロリ菌除菌治療は無症候症例における一次胃がんおよび早期胃がん内視鏡治療後の二次胃がんいずれの罹患率も低下させる．しかし，完全に抑制はできず，今後は除菌数増加に伴う除菌後胃がんの動向にも注意が必要である．

■ ピロリ菌と胃がんの関連

　　胃がんの主要因はピロリ菌感染である．ピロリ菌は胃粘膜組織に慢性活動性胃炎，萎縮性胃炎，腸上皮化生を引き起こし胃がん発症につながるとされる[1]．

　　動物モデルによる研究では，スナネズミにおいてピロリ菌感染単独で高分化および低分化型胃がんの発生が認められている[2,3]．

　　ピロリ菌感染と胃がんの関連解明にはUemuraらによるコホート研究によるところが大きい[4]．ピロリ菌陽性1,246例，陰性280例を平均8.5年観察したところ，陽性群の非除菌群36例（2.9%）に胃がん発症を認めた．除菌群253例および陰性群280例から胃発がんは認めなかった（**図1-4**）．相対リスク比は高度萎縮性胃炎4.9，胃体部優位の胃炎34.5，腸上皮化生6.4であり，これらが胃がんの高危険因子であるとされる．

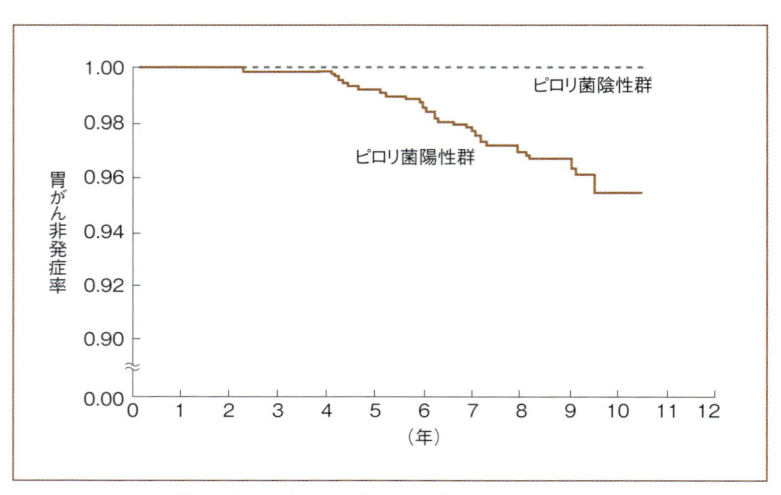

図1-4　ピロリ菌陽性および陰性患者における胃がん非発症率
(Uemura N, et al：N Engl J Med 2001；345（11）：784-789より改変)

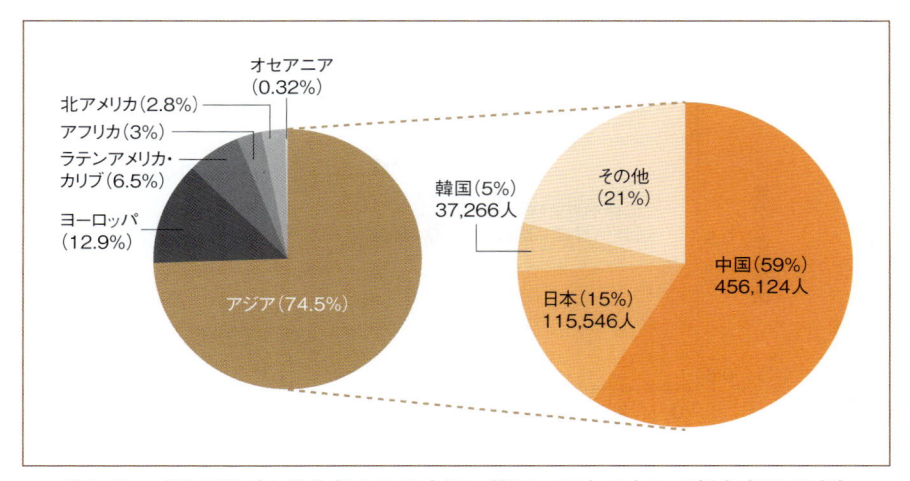

図1-5　世界の胃がん発生数のうち中国，韓国，日本の占める割合（2018年）
（New Global Cancer Data：GLOBOCAN 2018. https://www.uicc.org/new-global-cancer-data-globocan-2018より改変）

またピロリ菌感染は高分化型胃がんのみでなく，若年者で多い低分化型胃がんでもリスク上昇が示されている[5].

ピロリ菌は1994年に世界保健機関（WHO）の国際がん研究機関（IARC）によりヒトに対する発がん性が認められるGroup 1とされ，2014年には非噴門部胃がんの90%がピロリ菌により，30 〜 40%は除菌による減少が明白であるとの声明が出された[6].

しかし，胃がん発生率は世界において大きな地域差がみられる．とくにわが国を含め東アジア地域での罹患率は突出して高い（**図1-5**）[7].　これには宿主，細菌，環境因子の関与があり，とくに細菌側因子としてピロリ菌の有すCagA（cytotoxin-associated gene A）をはじめとする種々の病原性因子およびその多型性関与が指摘されている[8].

■ ピロリ菌除菌後と胃がんの関連

近年の多くの報告がピロリ菌除菌治療による胃がん発症低下を示している．FukaseらJapan gast study groupによるものは早期胃がんの内視鏡的胃切除術後744例を対象としたランダム化比較試験であり，除菌群・非除菌群各272例に無作為化，最終的に除菌群255例，非除菌群250例を解析した[9].　3年間で除菌群中9例，非除菌群中24例の異時性がんを認め（オッズ比 0.353，$P=0.009$），除菌による異時性胃がんの抑制効果を認めている．

非胃がん症例対象でもTakeらは消化性潰瘍症例除菌後平均9.9年，最長17.4年の経過にて除菌成功群1,030例中21例，不成功群192例中9例に除菌後胃がんを認めた（**図1-6**）[10].　胃発がん危険率は除菌成功群で年0.21%に対し不成功群では年0.45%と有意に高率であった（$P=0.049$）.

また多くのメタ解析が無症候および早期胃がん内視鏡的切除後いずれにおいても除菌による胃がん抑制を示している．Leeらによるメタ解析では，無症候症例の一次胃がん発生

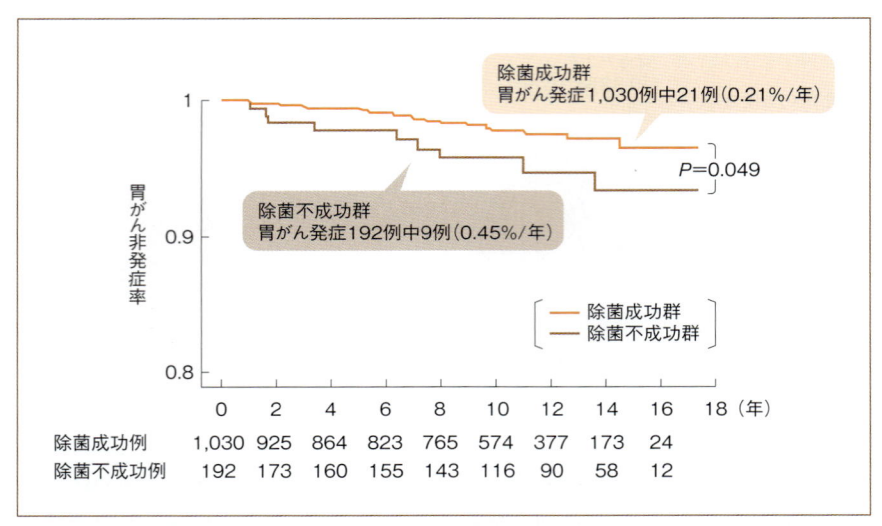

図1-6 消化性潰瘍症例コホート除菌後平均9.9年（最長17年）にわたる内視鏡的サーベイランス

(Take S, et al：J Gastroenterol 2015；50（6）：638-644より改変)

率0.62（95%信頼区間0.49 〜 0.79），内視鏡切除後の二次胃がん発生率は0.46（95%信頼区間0.35 〜 0.60），全体で0.54（95%信頼区間0.46 〜 0.65）といずれも有意に除菌後の胃がん発生率低下を示している[11]．

　しかし，除菌後10年以上でも発がんの危険性は残る．わが国で除菌適応の拡大がなされてすでに6年以上が経過したが，飛躍的に増加した除菌症例から発生する除菌後胃がんへの対応が必要である．

References

1) Correa P：Human gastric carcinogenesis: a multistep and multifactorial process-first American cancer society award lecture on cancer epidemiology and prevention. Cancer Res 1992；52：6735-6740.

2) Watanabe T, et al：*Helicobacter pylori* infection induces gastric cancer in Mongolian gerbils. Gastroenterology 1998；115（3）：642-648.

3) Honda S, et al：Development of *Helicobacter pylori*-induced gastric carcinoma in Mongolian gerbils. Cancer Res 1998；58（19）：4255-4259.

4) Uemura N, et al：*Helicobacter pylori* infection and the development of gastric cancer. N Engl J Med 2001；345（11）：784-789.

5) Kikuchi S, et al：Effect of age on the relationship between gastric cancer and *Helicobacter pylori*. Tokyo Research Group of Prevention for Gastric Cancer. Jpn J Cancer Res 2000；91（8）：774-779.

6) Herrero R, Park JY, Forman D：The fight against gastric cancer - the IARC Working Group report. Best Pract Res Clin Gastroenterol 2014；28：1107-1114.

7) New Global Cancer Data：GLOBOCAN 2018. https://www.uicc.org/new-global-cancer-data-globocan-2018 （Link is external）. Last accessed April 2019.

8) Huang JQ1, et al：Meta-analysis of the relationship between cagA seropositivity and gastric cancer. Gastroenterology 2003；125（6）：1636-1644.

9) Fukase K, et al：Effect of eradication of *Helicobacter pylori* on incidence of metachronous gastric carcinoma after endoscopic resection of early gastric cancer：an open-label, randomised controlled trial. Lancet 2008；372：392-397.

10) Take S, et al：Seventeen-year effects of eradicating *Helicobacter pylori* on the prevention of gastric cancer in patients with peptic ulcer；a prospective cohort study. J Gastroenterol 2015；50（6）：638-

644.

11) Lee YC, et al：Association between *Helicobacter pylori* eradication and gastric cancer incidence：A systematic review and meta-analysis. Gastroenterology 2016；150 (5)：1113-1124.

（兒玉雅明／村上和成）

Title: Gastric cancer and *Helicobacter pylori* infection

Summary: *Helicobacter pylori*（*H. pylori*）is recognized as a major pathogen of gastric cancer（GC）. Uemura et al. clarified that GC developed in *H. pylori* infected subjects but not in uninfected subjects in their cohort study in Japan. Severe atrophic gastritis, corpus-predominant gastritis, and intestinal metaplasia increased GC risk. GC incidence and mortality rate are still high in the world. However, the GC incidence varies in the different geographic regions. Diversity of virulence factor, such as CagA has been considered to influence the geographic difference of GC incidence. Although *H. pylori* eradication is known to reduce the GC risk, eradication does not completely suppress the GC development. It is necessary to conduct careful surveillance for GC after *H.pylori* eradication.

First Author: Masaaki Kodama

Affiliations: Department of Gastroenterology, Faculty of Medicine, Oita University／Faculty of Welfare and Health Science, Oita University

3 ピロリ菌病原因子 CagA による発がん機構

Summary　胃がんの大多数は病原因子CagAを産生するピロリ菌の持続感染を基盤に発症する．CagAはピロリ菌が保有するミクロの注射針を介して胃上皮細胞内に侵入後，種々の細胞内分子と相互作用しそれらの機能を脱制御あるいは不活化することでがん化を促す．CagAには地理的な分子多型が存在し，胃がんが最多発する東アジアに特徴的な東アジア型CagAは，そのほかの地域で単離される欧米型CagAに比べより強い発がん活性を示す．

ピロリ菌由来がんタンパク質 CagA の構造と機能

　病原因子CagA（cytotoxin-associated gene A）は，胃がん発症に中心的な役割を担うピロリ菌タンパク質と考えられている．そのCOOH末側領域に存在するアミノ酸配列多型を反映し，個々のピロリ菌が産生するCagAタンパク質は120〜135kDaに至る分子量の変動を示す．ピロリ菌の体内で産生されたCagAは，菌が保有するミクロの注射針様装置（IV型分泌機構）を介して胃上皮細胞内へと直接注入される[1]．胃上皮細胞内に侵入したCagAは細胞膜内面に付着した後，種々のヒトタンパク質と相互作用する異常な足場タンパク質として機能する[2〜4]．CagAの発がん活性はトランスジェニックマウスを用いた研究により個体レベルで直接証明されており，CagAはこれまで明らかにされている唯一の細菌性がんタンパク質である[5]．

　三次元分子構造解析から，CagAタンパク質は3つのドメイン構造をとるNH2末側領域と天然変性を示すCOOH末側領域から構成されることが明らかになった（図1-7）[6]．ドメインII内に存在する塩基性アミノ酸のクラスター（塩基性パッチ）は，酸性のリン脂質ホスファチジルセリンと相互作用することでCagAを細胞膜に固定する．天然変性を示すCOOH末側領域には，胃上皮細胞内に侵入したCagAがチロシンリン酸化修飾を受ける複数のEPIYAセグメントならびにCagA二量体化にかかわるCMモチーフが存在する．胃がんの最多発地域である日本，中国，韓国に特徴的な東アジア型CagAのCOOH末側領域はEPIYA-A，EPIYA-B ならびにEPIYA-Dセグメントから構成されるのに対し，東アジアを除く全世界に分布する欧米型CagAのCOOH末側領域はEPIYA-A，EPIYA-BならびにEPIYA-Cセグメントから構成される．欧米型CagAのEPIYA-Cセグメントは繰り返し重複するという特徴を有する（通常1〜3回）[2]．

　CagAの発がん活性に最も深くかかわると考えられる胃上皮細胞内標的分子はチロシンホスファターゼSHP2である[2, 7]．欧米型CagAならびに東アジア型CagAは各々チロシンリン酸化されたEPIYA-CおよびEPIYA-Dセグメントを介してSHP2のN-SH2ドメイ

ンと結合し，そのホスファターゼ活性を脱制御することでRAS-ERKシグナル経路の異常活性化をもたらす．東アジア型 CagAのSHP2結合親和性は欧米型CagAに比較し約100倍強く，この著しい活性の違いが東アジア地域における胃がんの多発につながっている可能性がある（図1-8）[8, 9]．CagAはCMモチーフを介してチロシンリン酸化非依存的に極性制御キナーゼ PAR1b／MARK2と結合する[10]．この結合によりPAR1bのキ

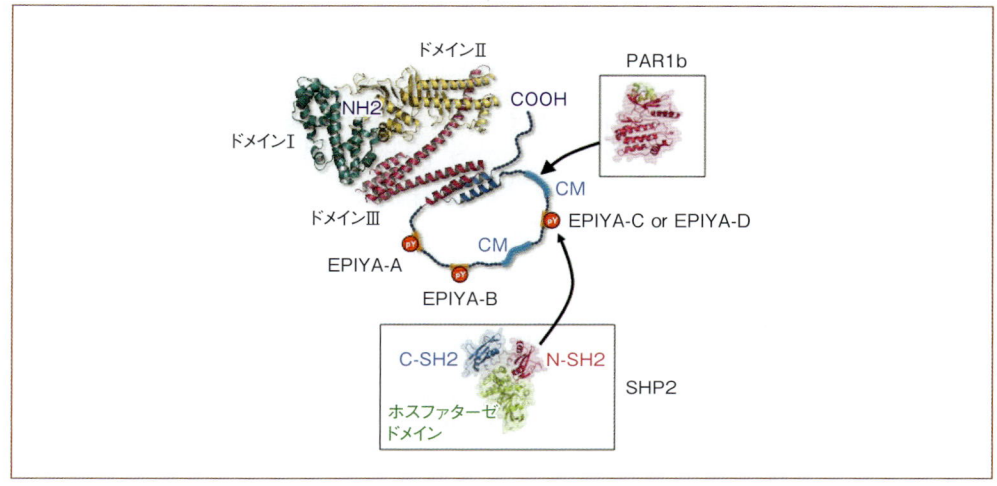

図1-7 CagAタンパク質の三次元立体構造と主要結合標的分子

CagAは3つの独立した構造をとるドメイン（Ⅰ〜Ⅲ）ならびに天然変性状態をとるCOOH末側領域から構成される．COOH末側領域はドメインⅢと分子内相互作用し投げ縄様のループ構造を形成する．このCOOH末側領域内に存在するEPIYA-Cセグメント（欧米型 CagAの場合）ないしEPIYA-Dセグメント（東アジア型CagAの場合）はチロシンリン酸化依存的にSHP2のN-SH2ドメインと結合する．加えて，COOH末側領域内のCMモチーフは極性制御キナーゼPAR1bとチロシンリン酸化非依存的に結合する．

（Hayashi T, et al：Cell Host Microbe 2012；12（1）：20-33より改変）

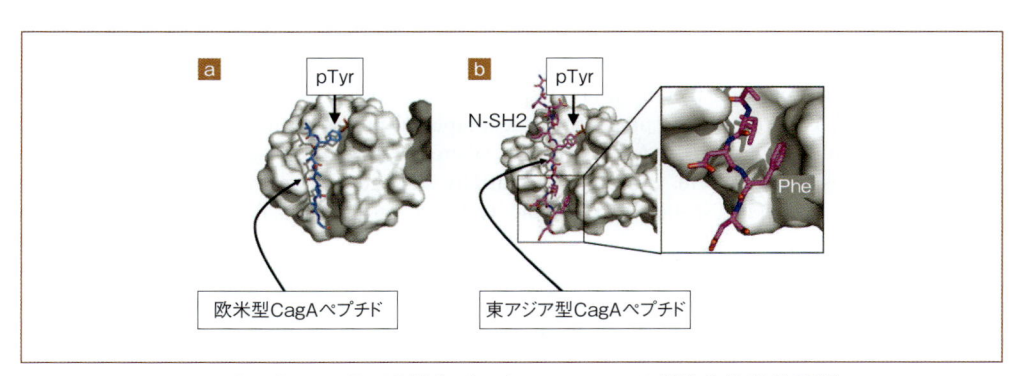

図1-8 CagA-SHP2結合インターフェースの構造生物学的解析

a：SHP2 N-SH2ドメインとの結合に直接関与する欧米型CagAペプチド配列．結合にはリン酸化チロシン（pTyr）が主に関与する．
b：SHP2 N-SH2ドメインとの結合に直接関与する東アジア型CagAペプチド配列．結合にはリン酸化チロシン（pTyr）に加え，その5アミノ酸下流に存在するフェニルアラニン（Phe）（右側の拡大図）が重要な働きをする．この2つのアミノ酸が複合体形成を安定化するため，東アジア型CagAは欧米型CagAに比較して約100倍強力なSHP2結合親和性を示す．

（Hayashi T, et al：Cell Rep 2017；20（12）：2876-2890より改変）

ナーゼ活性は抑制され，上皮極性の崩壊と上皮細胞間相互作用の喪失が誘導される．細胞の極性破壊は上皮がんに共通の特徴であり，CagAによるPAR1b不活化もまた胃がんの発症に深く関与すると考えられる．

References

1) Covacci A, Rappuoli R : Tyrosine-phosphorylated bacterial proteins : Trojan horses for the host cell. J Exp Med 2000 ; 191 (4) : 587-592.

2) Hatakeyama M : Oncogenic mechanisms of *Helicobacter pylori* CagA protein. Nat Rev Cancer 2004 ; 4 (9) : 688-694.

3) Hatakeyama M : *Helicobacter pylori* CagA and gastric cancer : a paradigm for hit-and-run carcinogenesis. Cell Host Microbe 2014 ; 15 (3) : 306-316.

4) Hatakeyama M : Structure and function of *Helicobacter pylori* CagA, the first-identified bacterial protein involved in human cancer. Proc Jpn Acad Ser B Phys Biol Sci 2017 ; 93 (4) : 196-219.

5) Ohnishi N, et al : Transgenic expression of *Helicobacter pylori* CagA induces gastrointestinal and hematopoietic neoplasms in mouse. Proc Natl Acad Sci USA 2008 ; 105 (3) : 1003-1008.

6) Hayashi T, et al : Tertiary structure-function analysis reveals the pathogenic signaling potentiation mechanism of *Helicobacter pylori* oncogenic effector CagA. Cell Host Microbe 2012 ; 12 (1) : 20-33.

7) Higashi H, et al : SHP-2 tyrosine phosphatase as an intracellular target of *Helicobacter pylori* CagA protein. Science 2002 ; 295 (5555) : 683-686.

8) Hayashi T, et al : Differential mechanisms for SHP2 binding and activation are exploited by geographically distinct *Helicobacter pylori* CagA Oncoproteins. Cell Rep 2017 ; 20 (12) : 2876-2890.

9) Yamaoka Y, Kato M, Asaka M : Geographic differences in gastric cancer incidence can be explained by differences between *Helicobacter pylori* strains. Intern Med 2008 ; 47 (12) : 1077-1083.

10) Saadat I, et al : *Helicobacter pylori* CagA targets PAR1/MARK kinase to disrupt epithelial cell polarity. Nature 2007 ; 447 (7142) : 330-333.

（畠山昌則）

Title: Oncogenic role of the *Helicobacter pylori* virulence factor CagA

Summary: A vast majority of gastric cancers are caused by chronic infection with *Helicobacter pylori* strains producing a virulence factor called CagA. After delivery into gastric epithelial cells via bacterial secretion system, CagA promiscuously interacts with host proteins and thereby promotes gastric carcinogenesis by perturbing their functions. CagA is noted for the presence of geographical polymorphisms and East Asian CagA, which is unique to East Asian countries where the incidence of gastric cancer is among the highest in the world, exhibits substantially stronger oncogenic activities than Western CagA, which is distributed all over the world except East Asia, does.

Author: Masanori Hatakeyama

Affiliation: Division of Microbiology, Graduate School of Medicine, The University of Tokyo

4 DNA メチル化による胃がん発生のメカニズム

Summary DNAメチル化異常は，突然変異同様に発がんの原因となり得る．胃においては，ピロリ菌感染による慢性炎症がDNAメチル化異常を誘発し，腫瘍がない胃粘膜でも*CDH1*や*CDKN2A*などのがん抑制遺伝子が不活化される．誘発されたDNAメチル化異常は除菌後も一部が残存し，がんが発生しやすい素地を形成する．DNAメチル化測定による発がんリスク診断の有用性は臨床的にも示されている．

■ DNA メチル化異常と発がん

ヒトの細胞は，自分がどの組織の細胞であるのかを一生の間記憶する必要がある．そのために，DNAメチル化という仕組みにより，使用しない遺伝子を永久的に不活化している．やや詳細になるが，遺伝子プロモータ領域にCpGアイランド（CpG部位に富む領域）が存在する場合，その領域がDNAメチル化されると，その遺伝子のmRNAへの転写が強く抑制される（メチル化サイレンシング，**図1-9**）．

さまざまながんにおいて，正常細胞ではメチル化されていないCpGアイランドの異常DNAメチル化が認められている．このようなDNAメチル化異常は永久に持続するために，突然変異同様に，がん化の原因となり得る．胃がんにおいては，*CDH1*（*E-cadherin*），*CDKN2A*（*p16*），*MLH1*，*RUNX3*などのがん抑制遺伝子が，DNAメチル化により不活化されていることが知られている[1]．

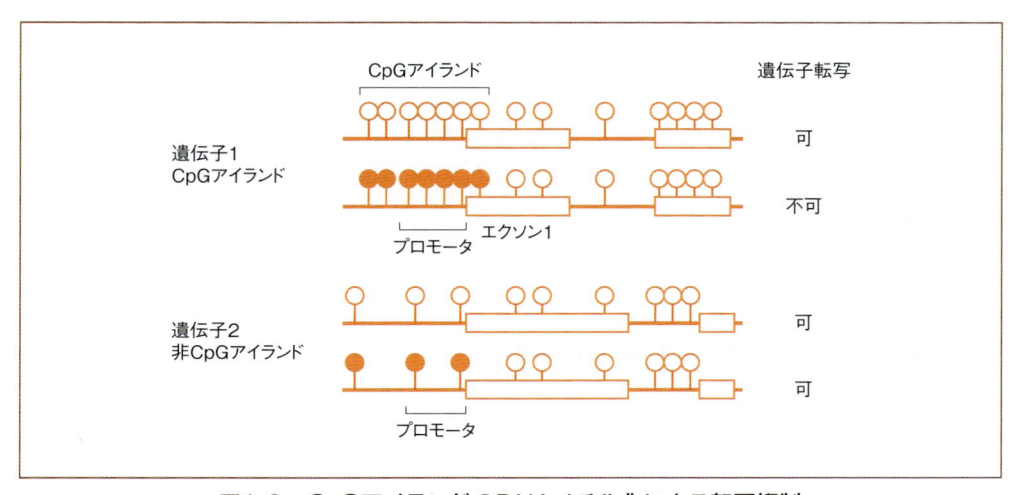

図1-9　CpGアイランドのDNAメチル化による転写抑制

◆ 慢性炎症による DNA メチル化異常と発がんの素地の形成

　胃がんで認められるDNAメチル化異常は，発がんよりもはるかに以前の，腫瘍がない胃粘膜でもすでに存在している．このDNAメチル化異常の原因は，ピロリ菌感染によって誘発された慢性炎症である[2]．ピロリ菌感染以外でも，潰瘍性大腸炎の大腸粘膜，慢性肝炎の肝臓，逆流性食道炎によるバレット食道などにおいても，DNAメチル化異常の存在が知られている．

　重要なことに，胃粘膜のDNAメチル化異常の蓄積量と胃がんリスクは相関する[3, 4]．DNAメチル化異常をもった細胞は，メチル化レベルすなわちDNAメチル化異常の量（メチル化異常をもつ細胞の割合）として測定され，高い発がん感受性を有する[5, 6]．このような，エピジェネティックな異常が蓄積して発がんしやすくなった状態は，「エピジェネティックな発がんの素地（epigenetic field）」として知られる（図1-10）．素地があるところに，さらなる刺激の継続・反復によるDNAメチル化異常，あるいは遺伝子突然変異が加わることにより，細胞ががん化し，発がんに至ると考えられる[7]．

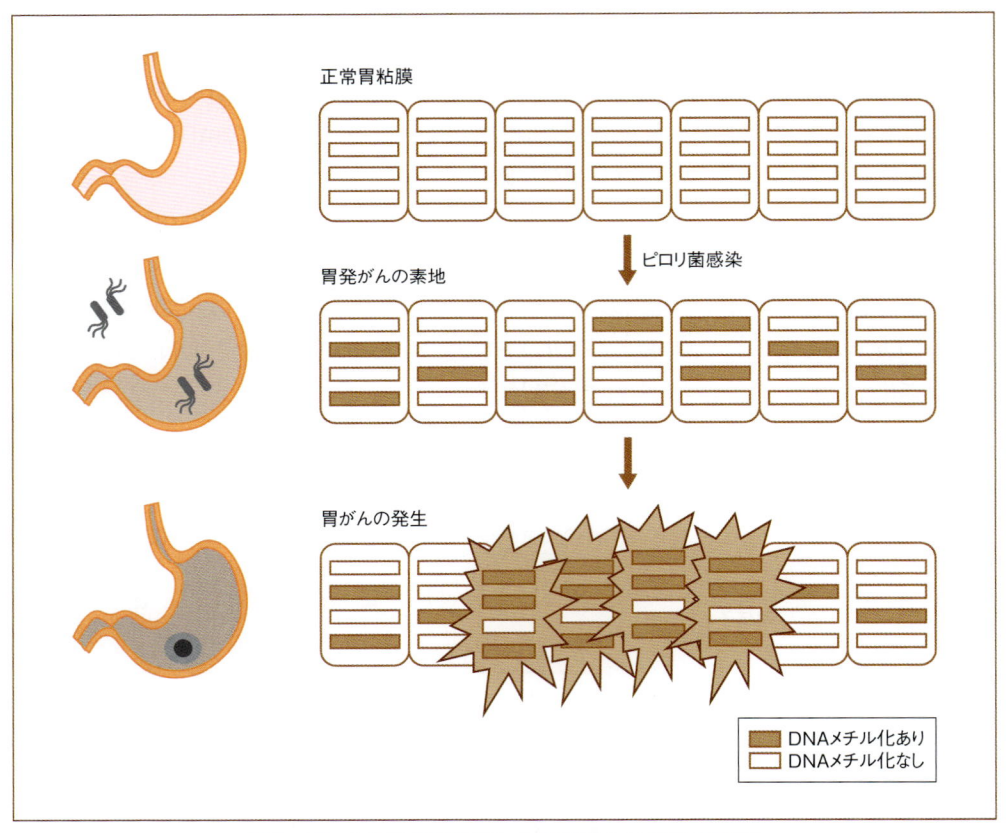

図1-10　ピロリ菌感染による発がんの素地の形成

🔶 胃がんリスク層別化への応用

　慢性炎症により胃粘膜上皮に誘発されたDNAメチル化異常の量は，ピロリ菌除菌により一定程度低下する．メチル化レベルが低下する原因としては，メチル化異常の起こっていない幹細胞が多い場合には，非DNAメチル化細胞の割合が徐々に増加するためと考えられる．一方，除菌によっても消失しないDNAメチル化異常は，発がんの母地となる幹細胞でのDNAメチル化異常の程度を示すと考えられ，残存するメチル化レベルと発がんリスクとはよく相関する[8].

　実際，前向き臨床研究でも，内視鏡的胃粘膜下層剥離術（ESD）後の異時性多発胃がんのリスクが，胃粘膜メチル化レベルと相関することが証明されている（**図1-11**）．さらに現在，われわれは健康人を対象とした発がんリスク診断の臨床実用化を目指して，多施設共同前向き研究を実施している（**図1-11**）[9].

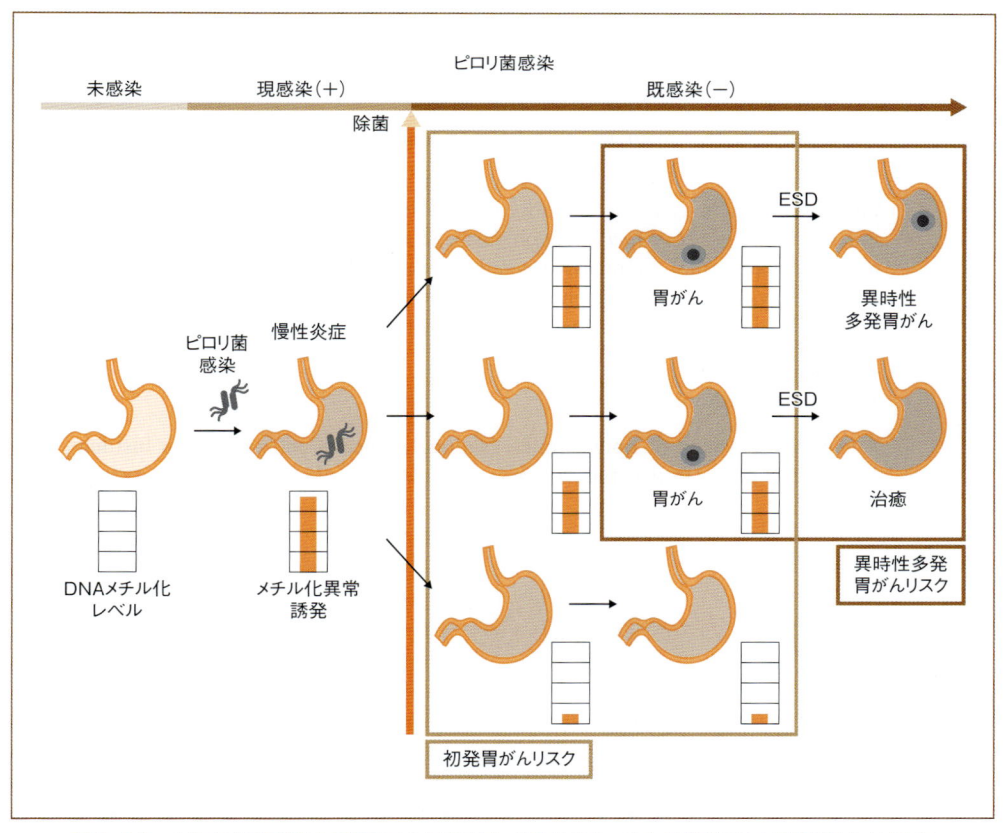

図1-11　ピロリ菌感染と除菌によるDNAメチル化レベルの変化および発がんリスク
(Maeda M, Moro H, Ushijima T：Gastric Cancer 2017；20：8-15より改変)

References

1) Baylin SB, Ohm JE : Epigenetic gene silencing in cancer-a mechanism for early oncogenic pathway addiction? Nat Rev Cancer 2006 ; 6 (2) : 107-116.

2) Maeda M, Moro H, Ushijima T : Mechanisms for the induction of gastric cancer by *Helicobacter pylori* infection : aberrant DNA methylation pathway. Gastric Cancer 2017 ; 20 (Suppl 1) : 8-15.

3) Maekita T, et al : High levels of aberrant DNA methylation in *Helicobacter pylori*-infected gastric mucosae and its possible association with gastric cancer risk. Clin Cancer Res 2006 ; 12 (3pt1) : 989-995.

4) Nakajima T, et al : Higher methylation levels in gastric mucosae significantly correlate with higher risk of gastric cancers. Cancer Epidemiol Biomarkers Prev 2006 ; 15 (11) : 2317-2321.

5) Nakamura S, et al : Long-term clinical outcome of gastric MALT lymphoma after eradication of *Helicobacter pylori* : a multicentre cohort follow-up study of 420 patients in Japan. Gut 2012 ; 61 (4) : 507-513.

6) Niwa T, et al : Inflammatory processes triggered by *Helicobacter pylori* infection cause aberrant DNA methylation in gastric epithelial cells. Cancer Res 2010 ; 70 (4) : 1430-1440.

7) Riggs AD, Xiong Z : Methylation and epigenetic fidelity. Proc Natl Acad Sci USA 2004 ; 101 (1) : 4-5.

8) Ushijima T : Epigenetic field for cancerization : its cause and clinical implications. BMC Proc 2013 ; 7 (Suppl 2) : K22.

9) Ushijima T, Hattori N : Molecular pathways : involvement of *Helicobacter pylori*-triggered inflammation in the formation of an epigenetic field defect, and its usefulness as cancer risk and exposure markers. Clin Cancer Res 2012 ; 18 (4) : 923-929.

（安川佳美／牛島俊和）

Title: Aberrant DNA methylation and gastric cancer

Summary: Aberrant DNA methylation can be involved in carcinogenesis by inactivating tumor suppressive genes, as mutations. In gastric cancer, chronic inflammation in gastric mucosa following *H. pylori* infection has been shown to induce aberrant DNA methylation and inactivate tumor suppressive genes such as *CDH1* or *CDKN2A*. A part of aberrant DNA methylation remains even after *H.pylori* eradication, and forms epigenetic field for cancerization. It is clinically demonstrated that assessment of DNA methylation levels is useful for cancer risk prediction.

First Author: Yoshimi Yasukawa

Affiliations: Division of Epigenomics, National Cancer Center Research Institute, Tokyo / Department of Gastrointestinal Surgery, Graduate School of Medicine, University of Tokyo

5 ピロリ菌未感染群からの胃がん発生

Summary　ピロリ菌未感染胃がんは全胃がんの1%程度であり，わが国ではまれな病態と考えられている．組織学的には，粘膜内印環細胞がんが特徴的とされてきたが，近年になり胃底腺型胃がんや腺窩上皮型がんなどの報告が増えている．なお，ピロリ菌未感染の診断には，血清学的検査のみでは不十分で，内視鏡検査などの形態学的評価法を併用することが必須である．

■ ピロリ菌未感染の胃とは

　　胃がん発生の主因はピロリ菌感染であり，ピロリ菌感染がなければ，胃がんを発症する危険性は極めて低い．これは多数の疫学研究によって明らかにされており，胃がんリスク層別化検診（ABC検診）の骨子となっている．ピロリ菌未感染例は，ABC法ではA群に分類されるが，A群症例すべてがピロリ菌未感染胃ではない[1]．このことも，ABC検診を理解するうえでの重要な点である．

　　実臨床においては，除菌以外の目的で使用した抗菌薬により除菌された例（いわゆる偶然除菌）が相当数あることが報告されている（青山伸郎，他：日ヘリコバクター会誌2018；19（2）：112-116）．これらの症例は，胃がんリスクを有しているにもかかわらず，血清学的にはピロリ菌未感染例と類似した結果を示す．ピロリ菌未感染と診断するためには，検体検査（*H. pylori* IgG抗体価，血清ペプシノゲン値）のみでは不十分といえる．すなわち，ABC法でA群に分類されることに加え，内視鏡検査ないしX線検査で萎縮性胃炎がないことが必要条件である[2]．

■ ピロリ菌未感染胃に生じる胃がんの頻度

　　わが国において，ピロリ菌未感染胃がんは比較的まれである．当院で経験した3,161例の胃がん症例を後ろ向きに検討したところ，ピロリ菌未感染例から生じた胃がん症例はわずか21例であり，全胃がんに占めるピロリ菌未感染胃がんの頻度は1%未満であることが推測された[3]．ピロリ菌未感染胃がん症例を通常のピロリ菌陽性胃がん例と比較すると，年齢はやや低く，性差が乏しいという特徴があった[3]．

■ ピロリ菌未感染症例に生じる胃がんの特徴

　　ピロリ菌未感染胃がんは，組織学的に未分化型胃がんが多く，とくに粘膜内印環細胞がんが特徴的とされている（**図1-12**）[2]．ただし，この腫瘍は発育速度が遅く，浸潤能が低い可能性が指摘されている．さらに近年では，ピロリ菌未感染胃がんとして，胃底腺型胃

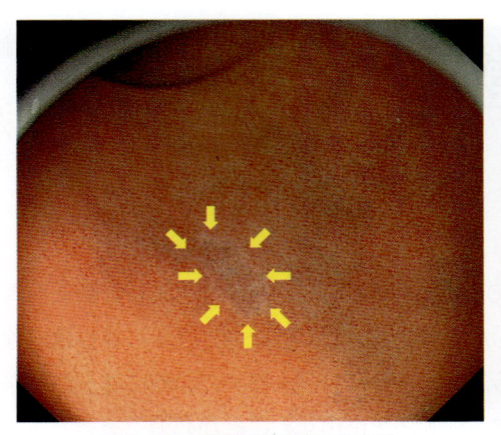

図1-12　粘膜内印環細胞がん

症例は52歳,女性.胃角部大弯に10mm大の
褪色調局面(黄色矢印)を認める.

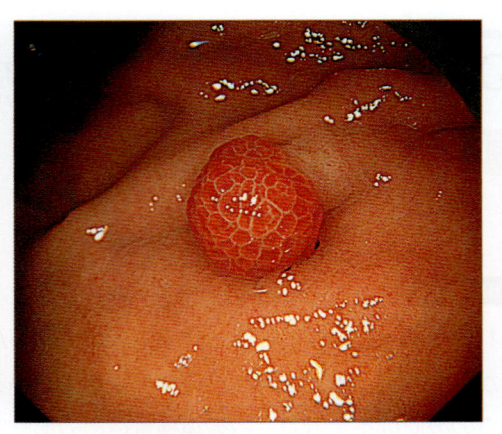

**図1-13　低異型度分化型胃がん(いわゆる
ラズベリーポリープ)**

症例は72歳,女性.体部大弯に10mm大の発
赤調隆起性病変を認める.

がん[4]や低異型度分化型胃がん(**図1-13**)が報告されており(福山知香,他:胃と腸 2019:54(2):265-272),これらを含めるとピロリ菌未感染胃がんの頻度は,従来の報告より高くなることが推測される.ただし,これらの腫瘍は,悪性腫瘍としての生物学的特徴に乏しく,臨床的な取り扱いについて十分なコンセンサスが得られていないのが現状である.

References

1) Boda T, et al: Advanced method for evaluation of gastric cancer risk by serum markers: Determination of true low-risk subjects for gastric neoplasm. Helicobacter 2014; 19: 1-8.
2) Kiso M, et al: Characteristics of gastric cancer in negative test of serum anti-*Helicobacter pylori* antibody and pepsinogen test: a multicenter study. Gastric Cancer 2017; 20: 764-771.
3) Matsuo T, et al: Low prevalence of *Helicobacter pylori*-negative gastric cancer among Japanese. Helicobacter 2011; 16: 415-419.
4) Ueyama H, et al: Gastric adenocarcinoma of fundic gland type (chief cell predominant type): proposal for a new entity of gastric adenocarcinoma. Am J Surg Pathol 2010; 34: 609-619.

(伊藤公訓)

Title: Gastric cancer in patient without *Helicobacter pylori* infection

Summary: Gastric cancer without *Helicobacter pylori* (*H. pylori*) infection is a rare disease, and its prevalence was reported as 1% of all gastric cancer in Japan. Histologically, intramucosal signet ring cell carcinoma is known as a representative feature. Recently, other gastric cancers (gastric cancer of fundic gland type and foveolar-type dysplasia/adenoma) are also reported as those without *H. pylori* infection. In addition to the serological test, morphological evaluation including endoscopic examination is essential to diagnose the true *H. pylori*-uninfected status.

Author: Masanori Ito

Affiliation: Department of General Internal Medicine, Hiroshima University Hospital

第2章

胃がんおよび
ピロリ菌（感染）の疫学

1 胃がんの死亡統計から考える 胃がん対策

Summary　わが国の胃がん死亡者数は，長く続いた約5万人台が2011年以降にようやく減少傾向に転じた．現在では65歳以上の高齢者が胃がん死亡の9割近くを占めている．死亡者数はそれほど多くないが，働き盛りの40〜50代と，全胃がん死亡者の約1/4を占める余命も比較的長い65〜74歳の前期高齢者の予防対策が重要である．

　わが国における胃がん死亡はかつてがん死亡の第1位を占めていたが，2017年の統計をみると，肺がん，大腸がんについで第3位となっている．ここでは，その死亡統計[1]を振り返り，胃がん対策についての私見を述べてみたい．

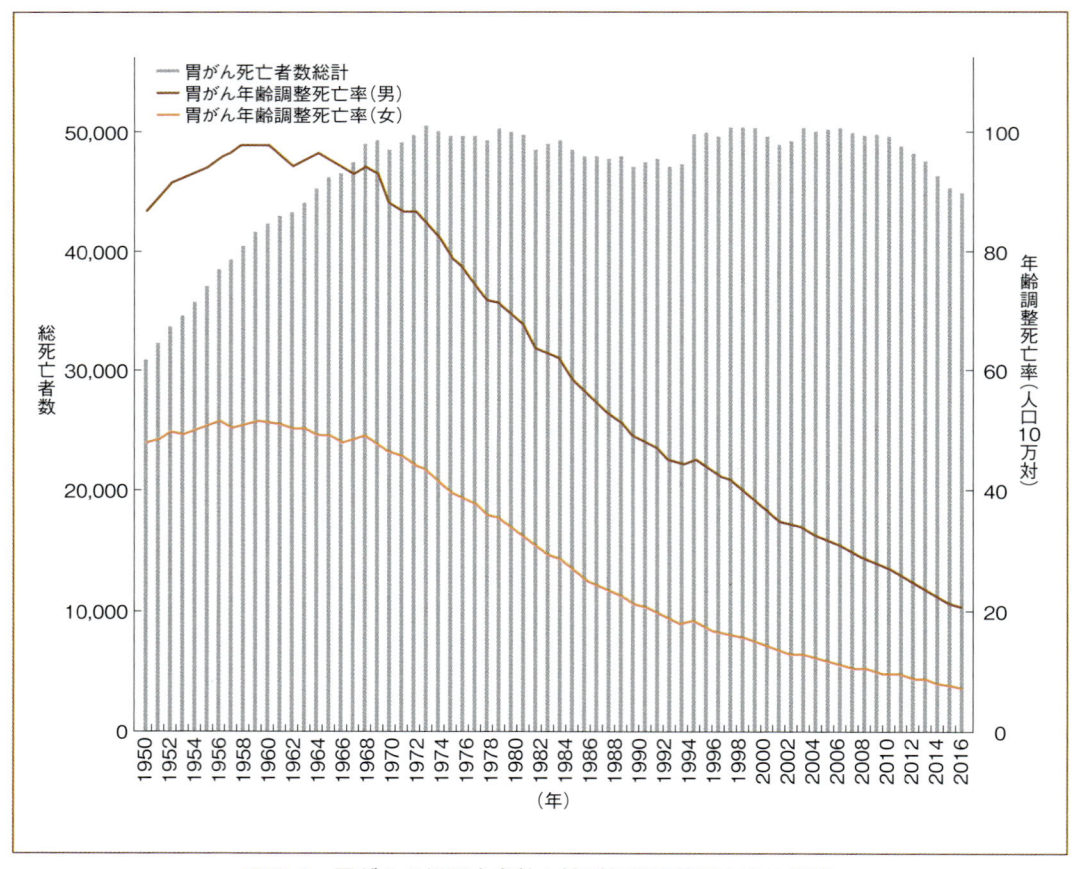

図2-1　胃がんの総死亡者数と性別年齢調整死亡率の推移

(厚生労働省：人口動態調査)

胃がん死亡者数の減少傾向

わが国の胃がんの年齢調整死亡率は図2-1に示すように1960年代のピーク以降男女とも減少傾向にある．他方で胃がん死亡者数は，1950年には約31,000人であったものが年々増加し，1973年に初めて50,000人を超え，その後1982〜1994年にいったん50,000人以下となったものの，1995年以降再度約50,000人の横ばいとなった．2011年以降は減少傾向にあり，2017年には約45,000人となった．がん対策の基本は死亡者数を減らし，その死亡率を減少させることであることは周知のことである．しかし，胃がんについては2011年以降ようやく死亡者数の減少傾向が認められるようになった．

胃がん死亡の約9割を占める高齢者

5年ごとの年齢階級別胃がん死亡者数の推移を図2-2に示す．特徴的なのは，年々高齢者の占める割合が増えてきており，65歳以上の高齢者の割合は1950年の40.3%から2017年の88.5%に，倍以上に増加していたことである．なお，2017年の胃がん死亡者のうち65〜74歳の前期高齢者は25.1%を，75歳以上の後期高齢者は63.4%を占めていた．

これからの胃がん対策

これまで，筆者らは三木の考え方[2]を基本に胃がんリスクを考慮した対象集約について検討[3, 4]してきたが，高齢者の胃がん死亡者数が増えて，若年世代の胃がん死亡者数がむ

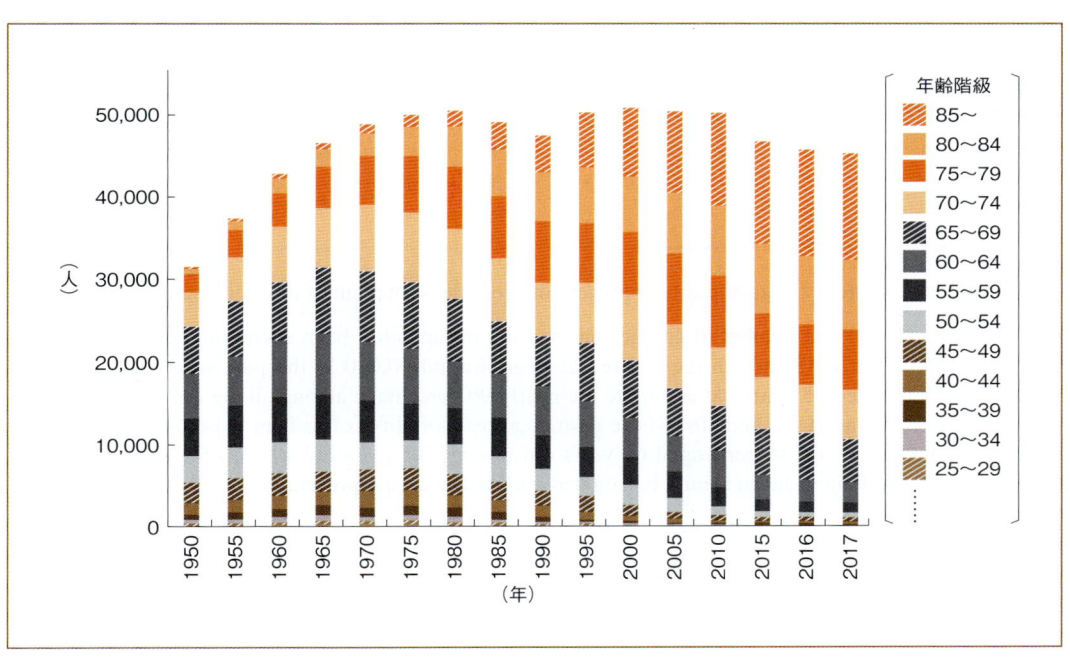

図2-2　わが国の胃がん死亡者数の推移

（厚生労働省：人口動態調査）

しろ減少していることは望ましい推移である．若年世代のピロリ菌感染率の減少に加え，生活環境や食習慣の変化，診断と治療といった医療の進歩，とくに2013年2月21日以降ピロリ菌感染胃炎に対する除菌治療の保険適用も可能となったことも影響しているであろうし，部分的には胃がん検診の影響もあったと推察されるが，この推移をさらに推進することが必要である．

　働き盛りの40 〜 50代の胃がん死亡者を今以上に減らす必要があることには異論がないであろう．死亡者数は相対的に少ないが死亡すると家庭に多大な負担を課すことになる40 〜 50代の国民を，かかりつけ医の健康管理として濃密に計画的に管理することが必要である．他方で死亡者数が相対的に多い高齢者の胃がん死亡に対しては，とくに全胃がん死亡者の約1/4を占める余命も比較的長い65 〜 74歳の前期高齢者をターゲットとした取り組みが必要である．

　以上のように世代の現状に応じた，アクセントを変えた取り組みをすることが肝要であり，地域や職域において，いわゆるorganized screeningを推進する必要がある．

References

1) Statistics and Information Department, Minister's Secretariat, the Ministry of Health, Labor and Welfare : Vital statistics 1950-2017, Society of Health and Welfare Statistics, Tokyo, 1952-2019.

2) Miki K : Gastric cancer screening by combined assay for serum anti-*Helicobacter pylori* IgG antibody and serum pepsinogen levels-"ABC method". Proc Jpn Acad Ser B Phys Biol Sci 2011 ; 87 (7) : 405-414.

3) Mizuno S, et al : Serologically determined gastric mucosal condition is a predictive factor for osteoporosis in Japanese men, Dig Dis Sci 2015 ; 60 (7) : 2063-2069.

4) Namekata T, Watanabe Y, Miki K : *Helicobacter pylori* infection and chronic atrophic gastritis among Asian immigrants in the Seattle area, USA. Overview on gastric cancer volume 3 (Emel C, et al, eds) open access ebooks. chapter 5, p1-12, 2019.

（渡邊能行）

Title: Strategy for gastric cancer prevention from the viewpoint of mortality statistics

Summary: The number of gastric cancer death in Japan has been decreasing since 2011 to 45,000 in 2018 though the figure has been around 50,000 in the past several decades. Those aged 65 years old and more are nearly 90 percentage among all the mortality cases. Both the aged 40s and 50s, whose gastric cancer mortality is less than those 60s and more, and early-stage seniors, aged 65 years old through 74 years old whose life expectancy is relative long in Japan should be targeted into gastric cancer prevention program.

Author: Yoshiyuki Watanabe

Affiliations: Professor, Department of Nursing, Dean, Faculty of Health and Medical Sciences, Kyoto University of Advanced Science / Professor Emeritus, Kyoto Prefectural University of Medicine

胃がんを遠ざける生活習慣

Summary 疫学研究からのエビデンスなど科学的証拠を総合して判断すると，現状で胃がんのリスクを軽減させるためには，果物や野菜を不足しないようにして，塩分，とくに塩蔵品・高塩分食品の摂取をなるべく控えることが推奨される．さらに，胃がんに限らず，あらゆる病気予防のためにも，喫煙者は禁煙することが必須である．

胃がんは，1999年までは，わが国のがん死亡の最大の原因であった．近年でも，毎年約13万人が罹患（2014年推計値，大腸に続き2番目）し，5万人の死因（2017年厚生労働省人口動態統計，肺，大腸に続く3番目）になっている．死亡率・罹患率の地域差や民族差，時代的な変化，そして，国際間の移住による変化などの記述データは，胃がんの発生リスクを規定する食習慣などの環境要因の存在を強く示唆する．

これまでの研究などから科学的証拠がそろっている胃がんのリスク・予防要因について**表2-1**に示す．以下に，各々の要因についての解説を記す．

■ ピロリ菌感染

国際がん研究機関（IARC）による発がん因子に関する評価（http://monographs.iarc.fr/）においては，ピロリ菌による慢性炎症が胃がんの原因になると1994年に判定した．その後も数多くのエビデンスが示され，両者の因果関係は揺るぎない．

筆者のコホート研究における保存血液の抗体を測定した症例対照研究においても，ピロリ菌感染の証拠が認められなかったグループと比較して，感染の証拠が示されたグループの胃がんリスクは約10倍であった[1]．そして，胃がん患者の99％に感染の証拠が示された．すなわち，感染がなければ胃がんになる確率は極めて低いことが示唆される．一方で，胃がんに罹患していない対照でも90％に感染の証拠が示されたことから，感染者のなかで胃がんになるのは一部であるともいえる．

表2-1　胃がんのリスク要因と予防要因

	リスク要因	予防要因
確実	ピロリ菌感染 喫煙	なし
ほぼ確実	塩分・塩蔵食品	なし
可能性示唆	穀類の摂取 過剰なアルコール飲酒	野菜，果物 緑茶（女性のみ）

したがって，以下で記す要因と胃がんとの関連の多くは，ピロリ菌感染を前提とした胃がん罹患リスクを修飾する要因と考えられる．一方で，一部はピロリ菌の持続感染を成立させるリスクを修飾していることも示唆される．

◆ 喫　煙

喫煙との関連は重要で，近年のIARCによる評価でも，確実に胃がんのリスクを高めると判定されている．これまでに出版された18の疫学研究のメタ解析では，日本人喫煙者の非喫煙者に対する相対リスクは1.6倍と推計され，男性の胃がんの30%，女性の3%はタバコ対策で予防可能と推計される[2]．喫煙がピロリ菌の感染リスクを上げるというエビデンスは乏しい[3]．

◆ 塩分・塩蔵食品

世界24カ国[4]や国内5地域[5]で行われた地域相関研究では，塩分の摂取量が多い地域ほど，胃がん死亡率が高いという知見が得られている．①日本ではとくに東北地方で高い，②中南米や東ヨーロッパ地域で高い，③時代的推移とともに全世界的には減少している，④アメリカ移民に比べてブラジル移民では比較的高いなどの記述疫学的特徴は，塩分や塩蔵食品の摂取量との関連により，多くは説明可能と思われる[6]．

筆者らのコホート研究では，塩分摂取量の増加に伴う胃がんリスクの増加が，男性において明確に認められた．また，塩辛・練りウニや塩蔵魚卵の摂取頻度との関連は，男女ともに明確に認められた[7]．塩分・塩蔵食品の摂取は，ピロリ菌の感染リスクを上げるという疫学研究や動物実験による報告もある[8]．

◆ 野菜・果物

野菜や果物の胃がん予防効果に関しては，近年のコホート研究から示される関連は，ないか，あっても強くはない．現状においては，胃がん予防の可能性はあるものの，さらなるエビデンスの蓄積が求められる．筆者らのコホート研究[9]や，広島・長崎の被爆者を対象としたコホート研究[10]では，強くはないもののある程度の予防的関連は認められている．ただし，野菜や果物の摂取は，循環器疾患など多くの生活習慣病の予防に有効である．

◆ 緑茶など

緑茶のなかにはカテキンなどの多くの抗酸化物質が含まれていることが実験室からも報告されており，注目すべき胃がん予防因子であるが，近年の日本のコホート研究では関連がないとする報告が多い．しかしながら，6つの日本人を対象としたコホート研究を統合して解析を行った結果では，男性ではやはり関連が認められなかったが，女性では統計学的に有意な負の関連が認められた[11]．すなわち，その予防効果は大きくはないが，喫煙率が低い女性では，緑茶の飲用量が多ければ多いほど胃がんになりにくいという確かなエビデンスが得られている．

　一方，コーヒーや紅茶，あるいは飲酒については，多くの研究で検討されているが，ほとんどの研究で関連が認められていない．ただし，飲酒については，近位部の胃がんのリスク要因となるという報告[12]や大量飲酒ではおそらく胃がんのリスクになるとの国際機関による判定もある[13]．

References

1) Sasazuki S, et al : Effect of *Helicobacter pylori* infection combined with CagA and pepsinogen status on gastric cancer development among Japanese men and women : a nested case-control study. Cancer Epidemiol Biomarkers Prev 2006 ; 15 (7) : 1341-1347.

2) Nishino Y, et al : Tobacco smoking and gastric cancer risk : an evaluation based on a systematic review of epidemiologic evidence among the Japanese population. Jpn J Clin Oncol 2006 ; 36 (12) : 800-807.

3) Ferro A, et al : Smoking and *Helicobacter pylori* infection : an individual participant pooled analysis (Stomach Cancer Pooling- StoP Project). Eur J Cancer Prev 2019 ; 28 (5) : 390-396.

4) Joossens JV, et al : Dietary salt, nitrate and stomach cancer mortality in 24 countries. European Cancer Prevention (ECP) and the INTERSALT Cooperative Research Group. Int J Epidemiol 1996 ; 25 (3) : 494-504.

5) Tsugane S, et al : Cross-sectional epidemiologic study for assessing cancer risks at the population level. II. Baseline data and correlation analysis. J Epidemiol 1992 ; 2 (2) : 83-89.

6) Tsugane S, et al : Cancer incidence rates among Japanese immigrants in the city of Sao Paulo, Brazil, 1969-78. Cancer Causes Control 1990 ; 1 (2) : 189-193.

7) Tsugane S, et al : Salt and salted food intake and subsequent risk of gastric cancer among middle-aged Japanese men and women. Br J Cancer 2004 ; 90 (1) : 128-134.

8) Tsugane S : Salt, salted food intake, and risk of gastric cancer : epidemiologic evidence. Cancer Sci 2005 ; 96 (1) : 1-6.

9) Kobayashi M, et al : Vegetables, fruit, and risk of gastric cancer in Japan : a 10-year follow-up of the JPHC Study Cohort I. Int J Cancer 2002 ; 102 (1) : 39-44.

10) Sauvaget C, et al : Vegetables and fruit intake and cancer mortality in the Hiroshima/Nagasaki life span study. Br J Cancer 2003 ; 88 (5) : 689-694.

11) Inoue M, et al : Green tea consumption and gastric cancer in Japanese : a pooled analysis of six cohort studies. GUT 2009 ; 58 (10) : 1323-1332.

12) Sasazuki S, et al : Cigarette smoking, alcohol consumption, and subsequent gastric cancer risk by subsite and histologic type. Int J Cancer 2002 ; 101 (6) : 560-566.

13) World Cancer Research Fund International. Continuous Update Project, https://www.wcrf.org/dietandcancer/stomach-cancer.

（津金昌一郎）

Title: Lifestyle factors and stomach cancer

Summary: Based on totality of scientific evidence, it is recommended to consume moderate fruit/vegetables and less salt/salted foods for reducing the risk of stomach cancer. No smoking is essential for healthy life including stomach cancer prevention.

Author: Shoichiro Tsugane

Affiliation: Center for Public Health Sciences, National Cancer Center

3 わが国における ピロリ菌の感染率

Summary ピロリ菌感染歴の有無で胃がんリスクは大きく異なる．ピロリ菌感染率の低下に伴い，ピロリ菌感染歴の血清検査による胃がんリスクの判定の重要性はますます大きくなっている．除菌歴がない過去（既）感染例の胃がんリスクが高くないと誤判定されてしまうことが課題となっている．*H.pylori* IgG抗体価，ペプシノゲン値の基準の見直しや，新たな抗体測定キットの開発などの改善とともに，その診断能をがん登録との照合で確認することが重要である．

■ ピロリ菌感染と感染率

　胃がん発生のリスクにおいて，感染が継続している現感染者は，持続感染の既往がないピロリ菌未感染者に比べて少なくとも15倍以上であることが明らかになっている[1]．ピロリ菌未感染者の胃がんリスクは白血病のリスクよりやや低く，対策として胃がん検診を行う必要のないレベルである．ピロリ菌は5歳ころまでに感染し，以後の感染は少ないため，小児期の衛生環境が感染率をほぼ決めている．水を介しての便口感染と母や父などから子への家族内感染が主な感染経路と考えられている．わが国では，高度成長による社会基盤，とくに上下水道の整備によって水を介しての感染がなくなり，家族内感染は頻度が100%でないため後から生まれた世代ほど感染率は低下してきている．**図2-3**にわが国のピロリ菌感染率を英文論文から系統レビューで収集した結果を示す[2]．1930年以前に生まれた人は，わずかに感染率が低くなっているが，これは高齢になって検査を受けたことで胃粘膜の高度萎縮が進み，感染が自然消失した影響が大きいためと考えられる．**図2-4**にわが国の小児，青年期のピロリ菌感染率をレビューした結果を示す[3]．検査法などによるばらつきはあるが，この年代でも後から生まれた世代ほどピロリ菌感染率は低下している．

　ピロリ菌感染率の低下の結果，わが国の年齢別胃がん死亡率は，若い年齢ほど早くから低下が始まっている（**図2-5**）．がん検診は，がん罹患（発生）率が低下すると1人のがん死亡を防ぐのに必要な受診者数が増加し，効率が低下する．50歳以上の全員を対象とした内視鏡などによる胃がん検診も罹患率が低下すると効率が低下する．比較的安価で受診しやすい方法で胃がんリスクを判定することができれば，効率の低下を小さくすることができる．胃がんリスクはピロリ菌感染の有無で大きな違いがあるので，血清検査による胃がんリスクの判定は可能であり，継続しているピロリ菌感染率の低下は，その重要性を大きくしている．

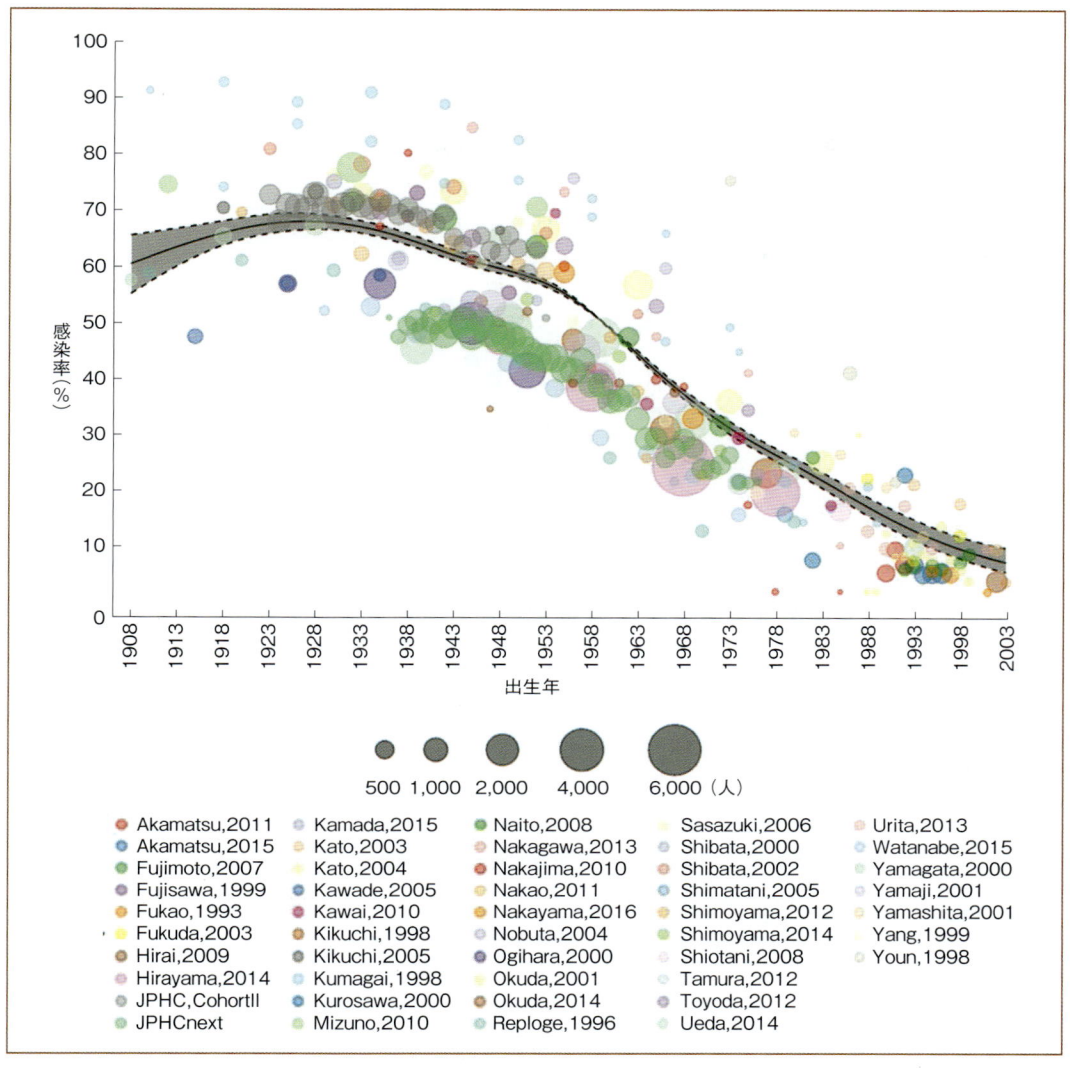

図2-3　わが国の出生年別ピロリ菌感染（有病）率

(Wang C, et al：Sci Rep 2017；7（1）：15491)

◆ 今後の課題

　課題には過去（既）感染例の問題がある．成人でのピロリ菌除菌では，胃がんリスクは約半分になるが，なお未感染者よりも高い（少なくとも7.5倍以上）[4]．高度萎縮での菌の自然消失では，胃がんリスクは現感染と同等以上である[5]．過去感染例では，菌がいなくなってから時間が経つと，胃がん高リスクにもかかわらず抗体が陰性となる．ペプシノゲン法は萎縮が強い例しか陽性とならない．最も問題なのは，除菌歴がないのに内視鏡的に過去感染例と判定される例である．ピロリ菌抗体検査やペプシノゲン値の基準の見直しで対応する方法も提案されている．菌がいなくなってから長期間残る抗体の検出に優れたキットの開発など，早急な改善が必要である．これらの改善に加え，胃がんリスクが血清で正しく判定されているか，がん登録のデータとの照合で確認していくことも重要である．

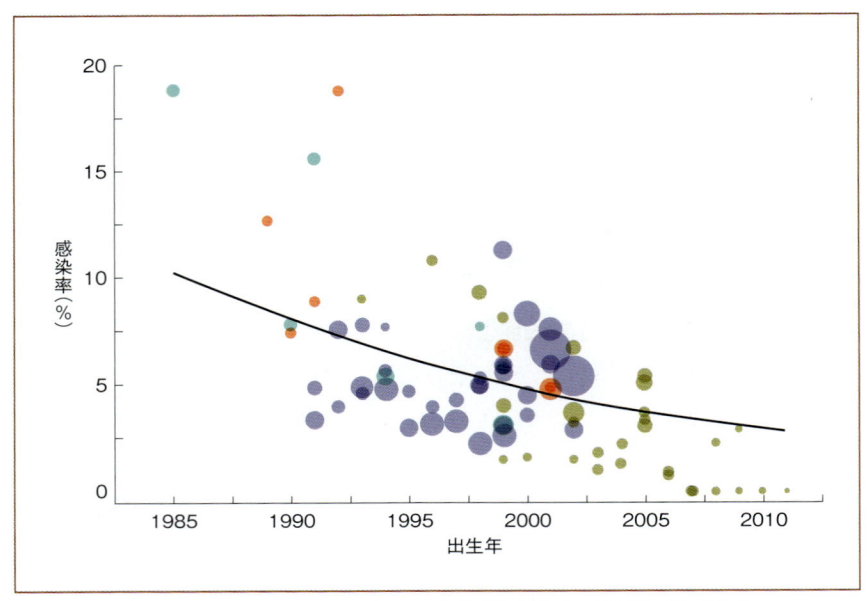

図2-4　わが国の小児，青年の出生年別ピロリ菌感染（有病）率

（Miyamoto R, et al：J Infect Chemother 2019；25（7）：526-530）

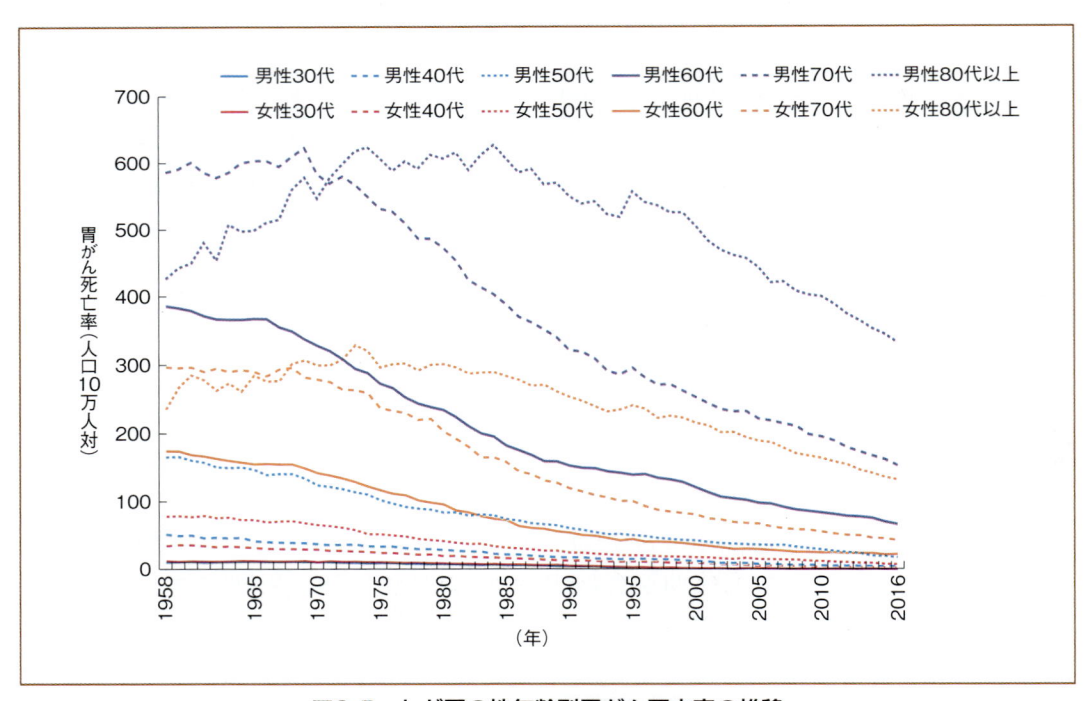

図2-5　わが国の性年齢別胃がん死亡率の推移

（厚生労働省：人口動態統計より作図）

References

1) Uemura N, et al : *Helicobacter pylori* infection and the development of gastric cancer. N Engl J Med 2001 ; 345 (11) : 784-789.

2) Wang C, et al : Changing trends in the prevalence of *H. pylori* infection in Japan (1908-2003) : a systematic review and meta-regression analysis of 170, 752 individuals. Sci Rep 2017 ; 7 (1) : 15491.

3) Miyamoto R, et al : Rapidly decreasing prevalence of *Helicobacter pylori* among Japanese children and adolescents. J Infect Chemother 2019 ; 25 (7) : 526-530.

4) Ford AC, et al : *Helicobacter pylori* eradication therapy to prevent gastric cancer in healthy asymptomatic infected individuals : systematic review and meta-analysis of randomized controlled trials. BMJ 2014 ; 348 : g3174.

5) Yanaoka K, et al : Risk of gastric cancer in asymptomatic, middle-aged Japanese subjects based on serum pepsinogen and *Helicobacter pylori* antibody levels. Int J Cancer 2008 ; 123 (4) : 917-926.

(菊地正悟)

Title: Prevalence of *Helicobacter pylori* infection in Japan

Summary: Gastric cancer risk is substantially different between those with and without history of *Helicobacter pylori* infection. With the decline of *H.pylori* infection prevalence, gastric cancer risk evaluation to diagnose *H.pylori* infection history using serum tests becomes more important. There is a problem that those, who have history of *H.pylori* infection but it disappeared, are miss-diagnosed to have low gastric cancer risk. In addition to reconsideration of criteria for *H.pylori* antibody titer or serum pepsinogen values and development of new serum antibody kits, confirmation of the risk evaluation ability of these methods using the cancer registry system are important.

Author: Kikuchi Shogo

Affiliation: Department of Public Health, Aichi Medical University, School of Medicine

ピロリ菌感染の分子疫学

Summary 胃がんの主たる原因はピロリ菌感染であるが，興味深いことにアフリカ諸国などでは，ピロリ菌に感染している人は多いにもかかわらず，日本や韓国に比べて，胃がんは非常に少ない．さらに同じ東アジアでも，南方にいくほど胃がんの発症率は低くなる．日本の胃がんの人口10万人あたりの発症率は30人弱なのに対し，タイやインドネシアでは1／10程度で，ベトナムはその中間である．日本ではなぜ胃がんが多いのか，その謎に迫る．

■ ピロリ菌の病原性

　日本で胃がんが多いその主な理由は，日本人のピロリ菌は他国のピロリ菌に比べて，病原性が強いからと考えられている[1, 2]．ピロリ菌は体の表面に注射針のような構造（4型分泌機構）をもち，それを胃上皮細胞に刺し込み，病原性をもつ*cagA*という遺伝子がつくるタンパク質を注入して，がんを引き起こすことがわかってきた[2]．欧米人のピロリ菌の約30％には，*cagA*遺伝子がないのに対し，日本人のピロリ菌のほとんどは*cagA*遺伝子をもっている（**図2-6**）．一方，欧米人にも*cagA*遺伝子をもつピロリ菌はみられるが，遺伝子の後半部分にある繰り返し配列に違いがあり，欧米型と東アジア型に分けられる[2]．欧米型と東アジア型を比べると，東アジア型のほうが胃がんを引き起こす作用が強く，このことは動物実験でも確かめられている．欧米人に多いピロリ菌は胃の粘膜を傷つけたりするケースは少なく，一方，日本人に多いピロリ菌は強い胃粘膜炎症を起こしたり，萎縮させたりして胃がんを引き起こしやすいことが明らかになってきた．さらに，欧米型でも繰り返し配列の数が多いほど，病原性が強いこともわかってきている．同じアジアでも，胃がんの少ないタイでは多くが欧米型である（**図2-6**）[3]．ベトナムも胃がん発症率は日本に比べて低いが，これは，別の病原性遺伝子である*vacA*の配列の違いによる可能性がある．*vacA*遺伝子の中央領域には塩基配列の変異があり，m1型は毒素を産生するが，m2型は産生しない．興味深いことに，日本人のピロリ菌はほとんどm1型であるのに対し，ベトナム人のピロリ菌は半数近くがm2型である[4]．

　ただし，*cagA*遺伝子や*vacA*遺伝子のタイプのみで胃がんの発症率を論じるには無理があり，たとえば，胃がん発症率世界第2位のモンゴル人のピロリ菌はほぼ全例欧米型である（**図2-6**）[5]．ピロリ菌は約1,500の遺伝子からなり，別の病原因子が胃がんの発症に関与している可能性もある．もちろん，ピロリ菌の病原因子のみで胃がん発症をすべて解決できるわけではなく，環境因子（食塩摂取など），宿主因子（ヒトの遺伝子多型），胃内のピロリ菌以外の細菌叢も関与していると思われる．

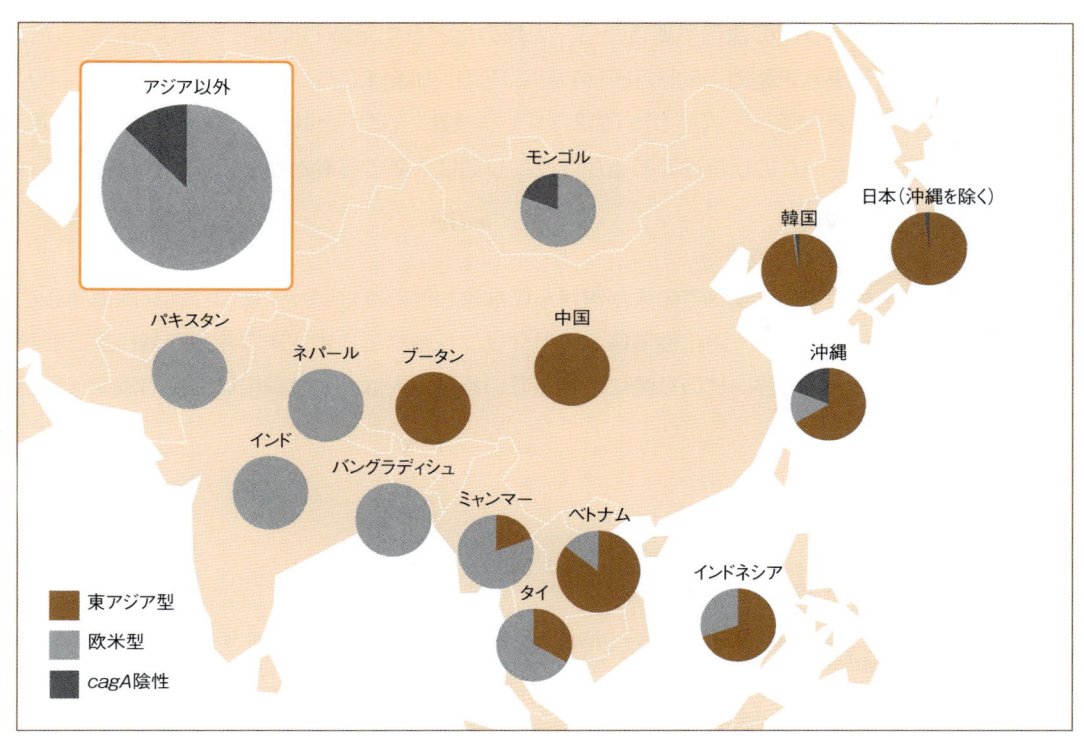

図2-6　アジアにおける *cagA* 遺伝子のタイプ

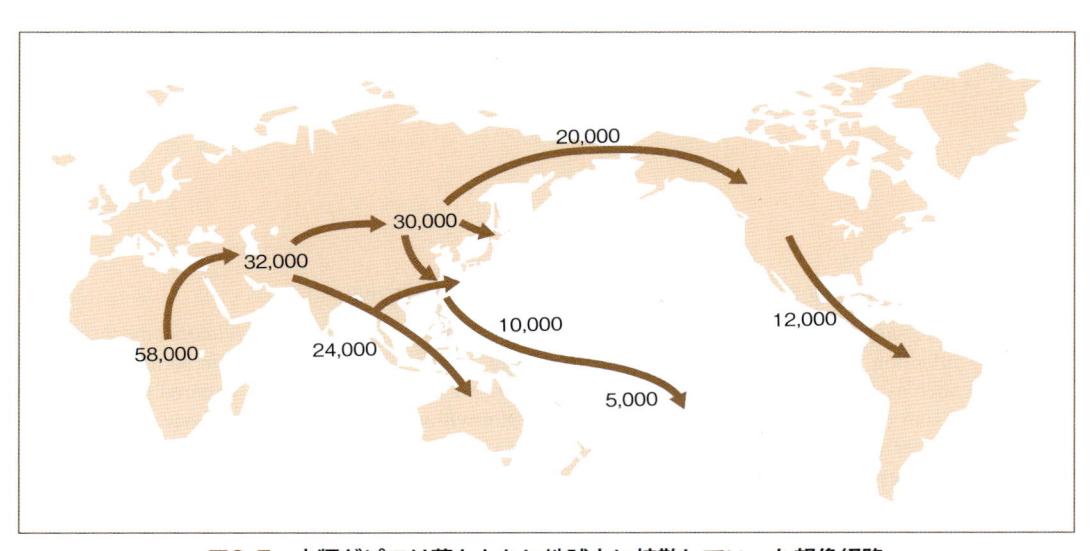

図2-7　人類がピロリ菌とともに地球上に拡散していった想像経路
数値は現在からさかのぼる年数を示す.
(Yamaoka Y : Nat Rev Gastroenterol Hepatol 2010 ; 7 (11) : 629-641)

　なお，ピロリ菌感染が胃がんの発症にほぼ不可欠であることは明らかで，インドネシア(とくにジャワ島)やスリランカではピロリ菌感染率が異様に低く(数%程度)，胃がんもほとんどみられない[6].

最後に，ピロリ菌の遺伝子調査から，人類のたどった足跡も推測できるようになった．ピロリ菌は元来欧米型で，約5万8千年前にアフリカを旅立ち，中央アジアや欧州，東アジアを経て，新大陸へと広がった（**図2-7**）[2]．一般に，ヒトと共生する菌は進化とともに病原性を弱めていくのが普通であるが，ピロリ菌は人類の移動とともに病原性が強くなっている．

ピロリ菌がいても，すべての人が胃がんになるわけではないが，ピロリ菌を除去することで，胃がんをはじめ，消化性潰瘍，MALTリンパ腫などさまざまな疾患を減らすことが可能である．毒性の強いピロリ菌に感染している日本人は，陽性者には除菌治療を行うことが重要である．

References

1) Yamaoka Y：How to eliminate gastric cancer-related death worldwide? Nat Rev Clin Oncol 2018；15(7)：407-408.

2) Yamaoka Y：Mechanisms of disease：*Helicobacter pylori* virulence factors. Nat Rev Gastroenterol Hepatol 2010；7(11)：629-641.

3) Uchida T, et al：*Helicobacter pylori* infection in Thailand：A nationwide study of the CagA phenotype. PLoS One 2015；10(9)：e0136775.

4) Binh TT, et al：Advanced non-cardia gastric cancer and *Helicobacter pylori* infection in Vietnam. Gut Pathog 2017；9：46.

5) Tserentogtokh T, et al：Western-Type *Helicobacter pylori* CagA are the most frequent type in Mongolian patients. Cancers (Basel) 2019；11(5)：E725.

6) Syam AF, et al：Risk factors and prevalence of *Helicobacter pylori* in five largest islands of Indonesia：A preliminary study. PLoS One 2015；10(11)：e0140186.

（山岡吉生）

Title: Molecular epidemiology of *Helicobacter pylori* infection

Summary: Most of gastric cancers are believed to be occurred based on *Helicobacter pylori* infection. Interestingly, the incidence of gastric cancer is extremely lower in some regions such as Africa where the prevalence of *H.pylori* infection is very high, compared with East Asian countries such as Japan and Korea. Even within East Asia, the incidence of gastric cancer varies (decreasing in the south). The incidence of gastric cancer (age standardized rate per 100,000 population) is around 30 in Japan; whereas this is ten-times lower in Thailand and Indonesia, and this is intermediate in Vietnam. In this chapter, we discuss why the incidence of gastric cancer is very high in Japan.

Author: Yoshio Yamaoka

Affiliations: Professor and Chair, Department of Environmental and Preventive Medicine, Oita University Faculty of Medicine, JAPAN／Professor, Department of Medicine, Gastroenterology and Hepatology section, Baylor College of Medicine, USA

第 3 章

胃がんリスク層別化検診および
ピロリ菌除菌による胃がん予防

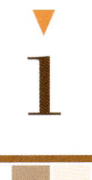

日本から胃がんを撲滅するための戦略

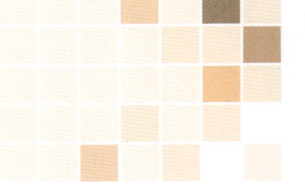

Summary 慢性胃炎にピロリ菌が保険適用になって以来，除菌者数は急速に増え，4年間で約600万件に達した．その結果，2014年から胃がん死亡者数は減少を始め，2016年には保険適用前と比較すると約10%もの減少を示した．40年にわたって年間約5万人が死亡している胃がん死亡者数の減少は，ピロリ菌除菌の慢性胃炎への保険適用の効果以外には考えられない．このようにわが国のピロリ菌除菌による胃がん予防は世界のトップを走り始めている．

　胃がんはわが国で年間約5万人が亡くなっており，全がん中死亡者数で3番目となっている．現在では日本における胃がんの98%がピロリ菌によって引き起こされていることが明らかになってきており，一言でいえば胃がんの大半はピロリ菌によって引き起こされる感染症といってよい．

　日本から胃がん関連死をなくすためには，除菌による一次予防とその後のサーベイランスによる二次予防をどのように組み合わせるかが最も重要である（浅香正博：日消誌 2010；107（3）；359-364）．日本の厚生労働省はピロリ菌感染胃炎に対して除菌の保険適用拡大を認可し，2013年2月21日より処方可能となった．世界で初めてのことである．

　保険診療の際，最初に内視鏡検査にて胃炎の診断を行うことが義務付けられている．この内視鏡検査の義務付けにより，受診者の一部が胃がんと診断される可能性が出てきた．医療保険を使用した内視鏡検診ともいえる状況になってきたのである．胃炎と診断された人は全員ピロリ菌の除菌療法を受けることになる．萎縮性胃炎が明らかに存在する例では，除菌後も1〜2年に1回は内視鏡検査による定期的な観察を勧めなければいけない．萎縮がないか軽度の場合やピロリ菌が陰性の場合は，対策型検診から抜けて人間ドックなどの任意型検診に移行させることが可能である[1〜3]．

　ピロリ菌感染胃炎の除菌が保険適用になってから4年で約600万人が除菌されたことで，胃がん死亡者数は2013年が48,427人，2014年が47,903人，2015年は46,659人，2016年には45,509人と減少を示してきた（**図3-1**）[4]．すなわち，胃がんで亡くなる人の数がこれまでと比較すると約10%も減少してきている．このことは保険適用以来，4年間で約12,000人の命が救われたことになり，保険適用という手段のみで除菌数が大幅に増え，胃がんで亡くなる人を減らしたことはこれまでわが国の医療界では経験したことのない大きな出来事であろう．

　しかし，わが国のピロリ菌の感染者は3,500万〜5,000万人存在するといわれているので，現在はまだ入り口を少し超えたくらいであり，胃がん撲滅にはさらに多くの努力が必要である．

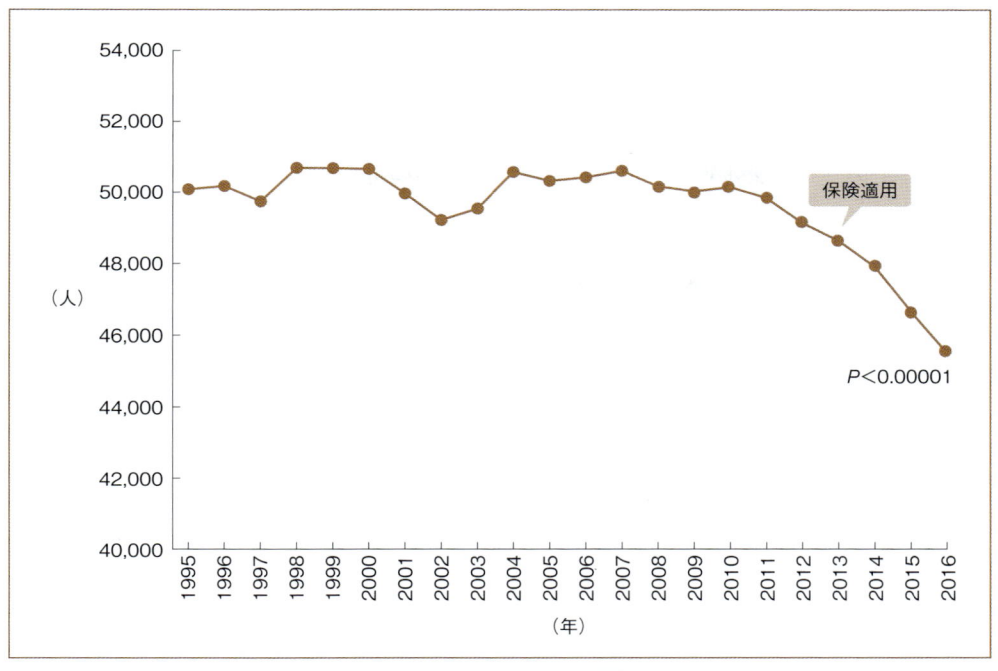

図3-1　わが国における胃がん死亡者数の推移

(Tsuda M, Kato M：Helicobacter 2017；22 (5)：e12415)

　ピロリ菌感染者は全員が慢性胃炎という病気をもっていることから，すべての人が除菌治療の対象になる．除菌できたことをきちんと確認し，以後は内視鏡による経過観察を続ければ，慢性胃炎が将来，胃がんに進行するリスクを減らせるだけでなく，内視鏡検査で早期胃がんを発見し，完治できるチャンスが増えていく．肝炎ウイルスの感染が主な原因である肝がんでは，肝炎対策基本法が施行され，国民への普及啓発やウイルス検査の受診勧奨を含めた総合的な対策が進んだ．その後，肝がんで亡くなる人の数は持続的に減少している．胃がんも肝がん同様，大半が感染症により発症する．国はピロリ菌の除菌者数を増やすために，肝炎と同様に胃炎に対する対策を急ぐべきである．感染対策を進めることで，胃がんで命を落とすリスクを劇的に減らすことができることは自明なのである．

References

1) Asaka M, Kato M, Graham DY：Strategy for eliminating gastric cancer in Japan. Helicobacter 2010；15 (6)：486-490.

2) Asaka M：A new approach for elimination of gastric cancer deaths in Japan. Int J Cancer 2013；132 (6)：1272-1276.

3) Asaka M, Kato M, Sakamoto N：Roadmap to eliminate gastric cancer with *Helicobacter pylori* eradication and consecutive surveillance in Japan. J Gastroenterol 2014；249 (1)：1-8.

4) Tsuda M, Kato M：Effect on *Helicobacter pylori* eradication therapy against gastric cancer in Japan. Helicobacter 2017；22 (5)：e12415.

（浅香正博）

Title: Strategies to eliminate gastric cancer from Japan

Summary: In Japan, there have been approximately 50,000 deaths from gastric cancer annually for over 40 years with little variation. *Helicobacter pylori* eradication therapy was approved for patients with chronic gastritis by the Japanese national health insurance scheme in February 2013 for patients with an endoscopic diagnosis of chronic gastritis is positive for *H.pylori*. Approximately 1.5 million prescriptions for *H.pylori* eradication therapy were written annually. Gastric cancer deaths fell each year: 48,427 in 2013, 47,903 in 2014, 46,659 in 2015, and 45,509 in 2016, showing a significant decrease after expansion of insurance coverage for *H.pylori* eradication therapy ($P<.00001$). Prescriptions for *H.pylori* eradication therapy increased markedly after approval of the gastritis indication by the national health insurance scheme and was associated with a significant decrease in gastric cancer deaths.

Author: Masahiro Asaka

Affiliation: President of Health Sciences University of Hokkaido

ピロリ菌感染診断と除菌療法

Summary　2016年に発表された，日本ヘリコバクター学会ガイドライン[1]に沿い，ピロリ菌の感染診断からその除菌法，さらに除菌判定法につきまとめた．感染診断と除菌判定は検査法の選択が異なる．また，P-CAB（広義のPPI）の出現により除菌率は明らかに上昇した．詳細は日本ヘリコバクター学会ガイドライン作成委員会編集の「*H.pylori*感染の診断と治療のガイドライン 2016改訂版」を参照されたい．

■ ピロリ菌の感染診断

　　ピロリ菌の感染診断は，胃内視鏡検査にて得られる胃粘膜生検材料を用いる，いわゆる侵襲的検査法（点の診断）と生検材料を用いない非侵襲的診断法（面の診断）に分類される．

　　侵襲的診断法には，迅速ウレアーゼ試験（RUT），鏡検法，培養法，また非侵襲的検査法では，^{13}C-尿素呼気試験（UBT），便中*H.pylori*抗原測定，血清および尿中*H.pylori*抗体測定法があり，それぞれの特徴を**表3-1**に示す．ピロリ菌の診断は，各検査法の特徴をよく理解したうえで選択する．内視鏡検査が行われる場合はRUTが適当であり，それ以外の場合はUBTまたは血清抗体法が適当と考えている．

　　診断精度を上げるため，2010年4月より**図3-2**に示すとおり，保険適用疾患の確定診

表3-1　ピロリ菌検査法とその特徴

検査法	内視鏡を用いる	特徴
迅速ウレアーゼ試験	○	・迅速性に優れる ・簡便 ・精度を上げるため，幽門前庭部と胃体中部大弯の2ヵ所よりの生検が望ましい
鏡検法	○	・ピロリ菌の感染診断と胃粘膜の組織診断が同時に可能 ・coccoid form（球状を呈するピロリ菌）の診断も可能 ・ギムザ染色などの特殊染色が診断精度を高めるために有用
培養法	○	・特異性に優れる ・菌の保存が可能で，薬剤感受性試験が施行される ・判定まで5〜7日と時間を要する
*H.pylori*抗体測定法（血清または尿）	×	・簡便だが，除菌成功後，抗体価の低下に時間を要する（6〜12ヵ月）． ・除菌前抗体陽性が除菌後陰性化すれば「除菌成功」を意味する．
尿素呼気試験	×	・簡便 ・感度，特異度が高い ・除菌判定に有用
便中*H.pylori*抗原測定	×	・簡便 ・除菌判定にも有用

断後，本菌診断法のうち2種類の同時算定が保険収載された．その組み合わせは**図3-2**に示されるとおりである．感染診断の場合，各検査法の感度は高く，2法を組み合わせる意義は少ない．いずれか1法を行い，陰性の場合，異なる方法でもう1度再検をするのが一般的である．

　なお，プロトンポンプ阻害薬（PPI）や一部の粘膜防御系薬剤などピロリ菌に対し静菌作用を有する薬剤を内服中の場合，偽陰性を防ぐため，内服中止後2週間以上空けて検査を行うことが保険適用の要件となっている．

■ 一次除菌療法・二次除菌療法の実際

　保険収載された一次除菌レジメンは，PPI＋アモキシシリン（AMPC）＋クラリスロマイシン（CAM）を1週間内服する3剤併用療法である（**図3-3**）．PPIとしてはランソプラゾールあるいはオメプラゾール，ラベプラゾール，エソメプラゾール，ボノプラザン（P-CAB，広義のPPI）を常用量の倍量，AMPCは1,500mg，CAMは400 ～ 800mgを1日2回に分けて3剤を1週間内服する方法である．除菌率については，2000年の保険収載のころの90%程度が，最近では低下してきており，その理由の一つとしてCAM耐性ピロリ菌の増加があげられている．日本ヘリコバクター学会による全国規模の耐性菌サーベイランスの集計では，CAM耐性率は，2000年は7.1%であったが，2006年には27.6%となり，その理由としてマクロライド系薬剤の使用量の増加が考えられている．この耐性菌感染例では除菌率が著明に低下し，臨床上大変重要な問題である．しかし最近，P-CABの登場により除菌率の上昇が認められている．

　現在，一次除菌不成功例に対する二次除菌レジメンとして，2009年日本ヘリコバクター学会ガイドラインから，CAMに替えメトロニダゾール（MNZ）の使用が提唱され，現在PPI＋AMPC＋MNZによる3剤併用療法が保険適用となっている（**図3-3**）．わが国に

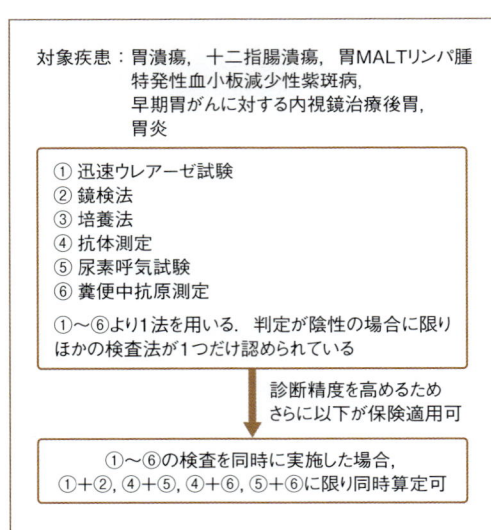

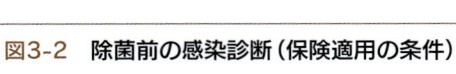

図3-2　除菌前の感染診断（保険適用の条件）

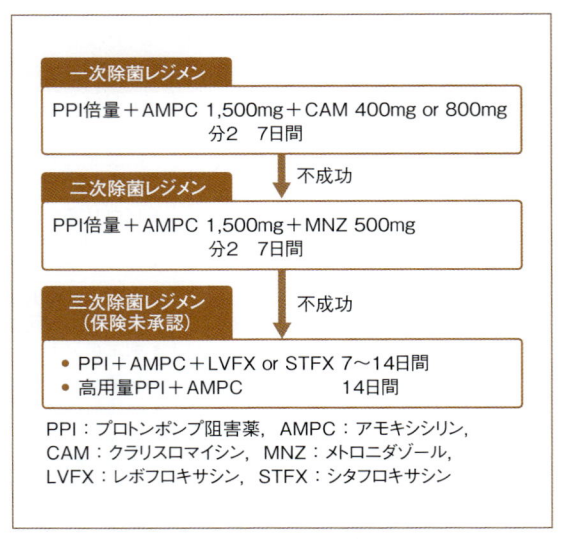

図3-3　ピロリ菌除菌療法の流れ

おいてはMNZの処方頻度は低く，そのためMNZ耐性菌も少なく，二次除菌率は90％以上と高率である．

さらに，三次除菌以降のレジメンについては日本ヘリコバクター学会ガイドラインでは図3-3に示すようにニューキノロン系薬剤を用いたレジメン，あるいは高用量の2剤併用療法が推奨されている．この三次除菌はすべて自費診療となるので注意されたい．

■ 除菌判定の実際

除菌判定は，ピロリ菌感染が陰性となったことを確認する検査法であり，そのため特異度の高い面診断法を用いる．UBTあるいは便中抗原測定法が選択されるが，診断精度を上げるため両法を同時算定することも可能である（図3-4）．また，偽陽性，偽陰性を防ぐため除菌終了後なるべく期間を空けて，できれば6 ～ 8週後に行うのが適当である．

ここで，血清抗体法は除菌成功後もその抗体価の消失に長時間を要するため，除菌判定には用いない．

以上，ピロリ菌感染症の診断・治療につき概説した．詳しくは，日本ヘリコバクター学会編集の「*H.pylori*感染の診断と治療のガイドライン 2016改訂版」を参照されたい．さらに日本ヘリコバクター学会ホームページには，複雑な背景の症例や自費診療を担当する「ピロリ菌感染症認定医」の氏名も地区別に掲載されているので参照いただきたい．

今後，除菌療法の対象は，超高齢者や重い肝疾患，あるいは腎疾患を有する症例，さらには抗血栓療法薬を内服する症例が増加し，除菌すべきか，あるいはどのように除菌すべきか苦慮する場面が多くなろう．多くのエビデンスを積み上げ，さらに臨床に即したガイドラインの確立が望まれる．

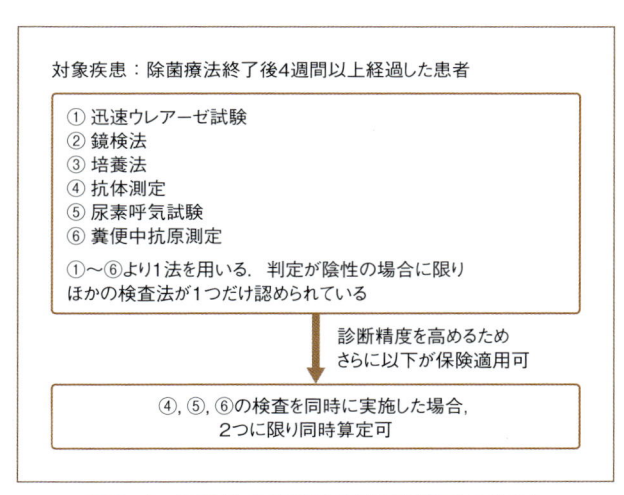

図3-4　除菌後の感染診断（保険適用の条件）

Reference

1) Kato M, et al : Guidelines for the management of *Helicobacter pylori* infection in Japan. 2016 ; Revised Edition. Helicobacter 2019 ; 24 (4) : e12597.

（高橋信一）

Title: Diagnostic tests and eradication therapy for *Helicobacter pylori* infection

Summary: This chapter outlines the current diagnostic testing, treatment, and post-treatment evaluation methods for *Helicobacter pylori* infections, in accordance with the most recent guidelines published by the Japanese Society for *Helicobacter* Research (JSHR). The chapter further clarifies the differences in approach for infection testing and eradication outcome testing. Additionally, it explores how P-CAB (PPI) treatment has led to a marked improvement in eradication rates. For details, refer to the "Guidelines for the management of *Helicobacter pylori* infection in Japan: 2016 revised edition" edited by JSHR.

Author: Shin'ichi Takahashi

Affiliations: Deputy-Director, Kosei Hospital／Professor of Medicine, Kyorin University School of Medicine

ピロリ菌除菌後の胃がん発生

Summary 胃がんはピロリ菌の除菌により一次予防が可能である．しかし，成人後の除菌では除菌後胃がんが問題となる．萎縮が軽度の場合には0.04〜0.08%，高度萎縮症例では0.6〜0.8%，胃がん内視鏡治療後では年間2〜3%の胃がん発生と除菌治療時の背景粘膜，とくに萎縮の程度によって除菌後胃がんの発生率は大きく異なる．除菌後早期に発見される胃がんは除菌時にすでに存在する可能性が高く，除菌前の内視鏡検査では胃がんの有無，萎縮の程度をしっかりと観察する必要がある．

■ ピロリ菌除菌後の胃がん発生

世界保健機関の国際がん研究機関（WHO/IARC）は疫学研究の結果から，1994年にピロリ菌を胃がんの確実な発がん因子とし，2014年にはピロリ菌の除菌により30〜40%の胃がん予防効果があることから，胃がん対策としてピロリ菌検査と除菌治療を一次予防として行うことを検討するよう勧告した．

2000年に消化性潰瘍，2010年に胃がん内視鏡治療後，胃MALTリンパ腫，特発性血小板減少性紫斑病（ITP）に対してピロリ菌の除菌治療が保険適用になり，2013年2月にはすべてのピロリ菌関連疾患のベースであるピロリ菌感染胃炎に対する除菌治療が保険適用となり，日本では除菌治療による胃がん一次予防が可能となった．

スナネズミ感染モデルで除菌による胃がん予防効果は，感染早期の除菌ほど効果が高いことが示され[1]，ヒトでは早期胃がん内視鏡治療後の患者に対する除菌群，非除菌群のランダム化比較試験（RCT）で除菌群の胃がん予防効果が示され（胃がん発生の年率…非除菌群：除菌群＝3.1%：1.2%）[2]，韓国からも同様にRCTで示された（胃がん発生の年率…非除菌群：除菌群＝2.3%：1.2%）[3]．健常人を対象とした除菌治療でも中国でのRCTで観察期間14.9年で有意な胃がん予防効果が示された（胃がん発生の年率…非除菌群：除菌群＝0.3%：0.2%）[4]．

ピロリ菌は5歳までの小児期に感染し，一生持続感染する．成人以降で除菌治療を行った場合，胃がん発生は抑制されるが，除菌後も胃がんリスクは残る．厚生労働科学研究費補助金がん臨床研究事業「ピロリ菌除菌による胃癌予防の経済評価に関する研究」（加藤班）で行った全国から集められた調査では，除菌時の疾患により除菌後胃がんの発生率が異なり，それぞれ十二指腸潰瘍（0.08%），胃炎，胃・十二指腸潰瘍（0.33%），胃潰瘍（0.64%），過形成性ポリープ（0.9%），胃がん（2.85%）の年間発生率であった（**図3-5**）．この結果は背景粘膜の萎縮の程度で除菌後胃がん発生率が大きく異なることを示唆している．萎縮

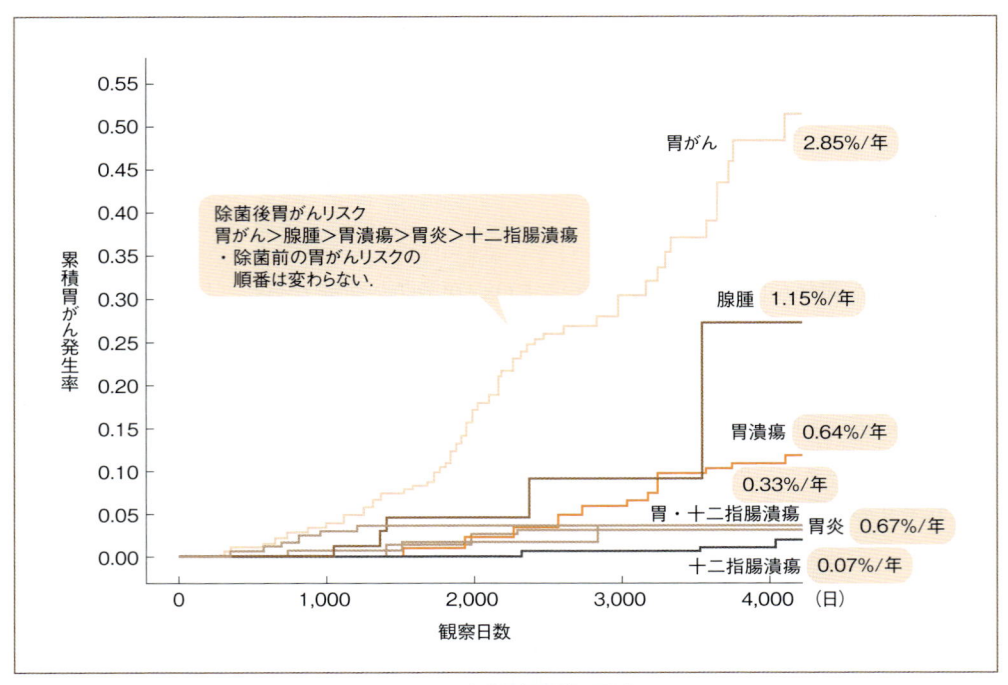

図3-5　疾患別胃がん罹患

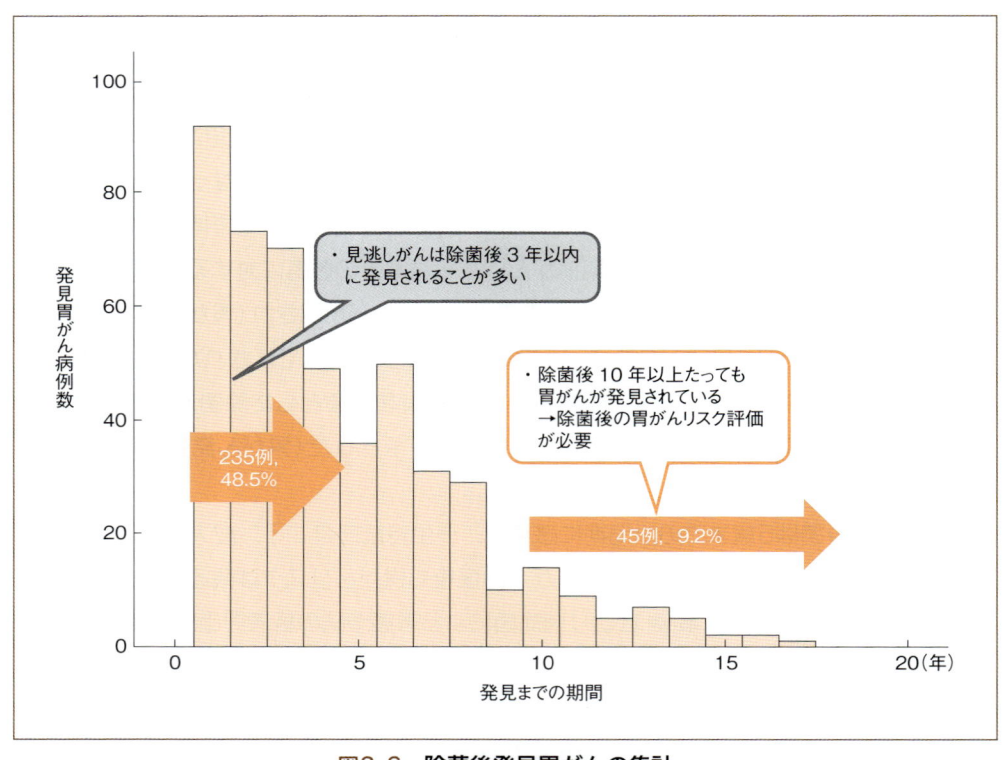

図3-6　除菌後発見胃がんの集計
全国39施設から集められた488例の除菌後胃がん.

のほとんどない十二指腸潰瘍の除菌後は年間0.1%以下の胃がん発生だが，胃がん内視鏡治療後は2.85%と高い．1,674例を除菌後14年間検討した報告でも同様の傾向であり，除菌後の胃がん発生率は全体では年間0.3%，萎縮の程度が軽度，中等度，高度でそれぞれ0.04%,0.28%,0.62%と報告されている[5]．

除菌後発見胃がんの特徴

　除菌後胃がんに関する全国アンケート調査（加藤班）によると48%が除菌後3年以内に発見され，34%は除菌後5年以降に発見されている（図3-6）．除菌後3年以内に発見された胃がんは，除菌時にすでに存在していて内視鏡で発見されなかった可能性があり，除菌前の内視鏡検査には注意が必要である．また，除菌後胃がんのほとんどは2cm以下の分化型腺がんであり86%が内視鏡で治療されている．すなわち，除菌後にもリスクに応じた内視鏡検査を継続し，早期発見することが重要である．

References

1) Nozaki K, et al : Effect of early eradication on *Helicobacter pylori* related gastric carcinogenesis in Mongolian gerbils. Cancer Sci 2003 ; 94 (3) : 235-239.

2) Fukase K, et al : Japan Gast Study Group : Effect of eradication of *Helicobacter pylori* on incidence of metachronous gastric carcinoma after endoscopic resection of early gastric cancer : an open-label, randomised controlled trial. Lancet 2008 ; 372 (9636) : 392-397.

3) Choi IJ, et al : *Helicobacter pylori* therapy for the prevention of metachronous gastric cancer. N Engl J Med 2018 ; 378 (12) : 1085-1095.

4) Li WQ, et al : Effects of *Helicobacter pylori* treatment on gastric cancer incidence and mortality in subgroups. J Natl Cancer Inst 2014 ; 106 (7) .

5) Take S, et al : The long-term risk of gastric cancer after the successful eradication of *Helicobacter pylori*. J Gastroenterol 2011 ; 46 (3) : 318-324.

（間部克裕）

Title: The risk of gastric cancer after successful eradication of *Helicobacter pylori*

Summary: Gastric cancer can be prevented by eradication of *H. pylori*. However, gastric cancer after successful eradication is a problem. The gastric cancer development after eradication is a mild atrophy, severe atrophy, after EMR/ESD, it is 0.04-0.08％，0.6-0.8％，2-3％ a year, respectively. Depending on the degree of mucosal atrophy before eradication, the incidence of gastric cancer varies. Endoscopy prior to eradication requires careful observation of gastric cancer risk, such as the degree of atrophy, as well as gastric cancer.

Author: Katsuhiro Mabe

Affiliation: Junpukai Health Maintenance Center

4 統計からみた胃がんリスク層別の可能性

Summary　胃がん死亡率は東アジアで高いが，いずれの国でも長期的な減少傾向にある．ピロリ菌の感染は胃がんの最大のリスク因子であり，喫煙や塩分摂取と比べてリスク増加が大きい．日本においてピロリ菌の感染率は出生年が最近の世代ほど低く，これが死亡率減少に大きく寄与している．がん予防におけるリスク層別化アプローチにおいて，ピロリ菌の除菌は大きな候補であるが，除菌効果の最大化が課題である．

▣ 胃がん死亡率の国際比較

　　図3-7に胃がん死亡率（年齢調整）のトレンドの国際比較を示す．胃がん死亡率は東アジアで高く，欧米諸国では東欧で高い傾向がある．いずれの国でも長期的な減少傾向にあり，地域差は縮小している．韓国は日本よりも高い死亡率を示していたが，近年では日本と同レベルになっている．

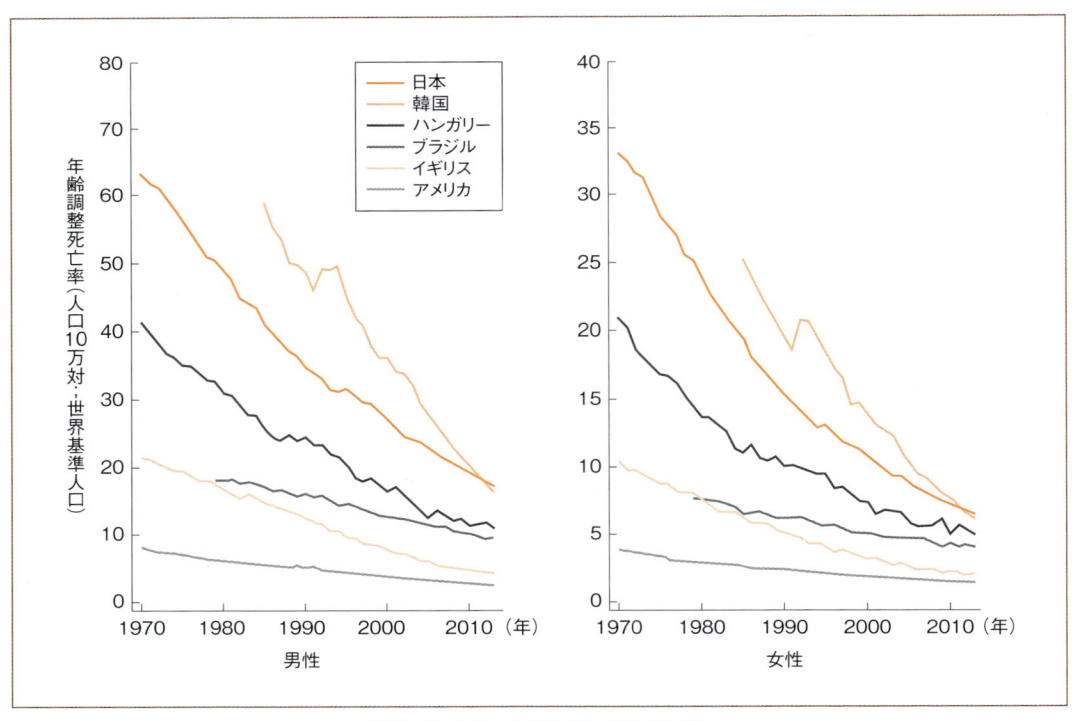

図3-7　胃がん死亡率の国際比較

〔WHO Mortality Database (http://www-dep.iarc.fr/WHOdb/WHOdb.htm)〕

胃がんのリスク因子

　　胃がんの最大のリスク因子はピロリ菌の持続感染である．国立がん研究センターの予防研究グループによるがんのリスク因子の科学的証拠のまとめによると，ピロリ菌感染は胃がんのリスク因子として「確実」とされている．胃がんのABC法においても，*H.pylori*（HP）IgG抗体価とペプシノゲン（PG）値の組み合わせをリスク層別に用いている[1]．近年報告された日本人を対象とした4研究の統合解析の結果では，A群（HP陰性かつPG陰性）と比較した胃がん罹患リスクは，B群（HP陽性かつPG陰性）で約4.5倍，C群（HP陽性かつPG陽性）で約11倍，D群（HP陰性かつPG陽性）で約15倍と報告されている[2]．

　　ピロリ菌感染と同様に胃がんのリスク因子として「確実」とされているのは喫煙である．日本人を対象とした研究の統合解析によると，現在喫煙者の生涯非喫煙者に対する胃がんリスクは男性で約1.8倍，女性で約1.2倍だとされている[3]．

　　食塩・塩蔵食品の摂取も胃がんの代表的なリスク因子であるが，国立がん研究センターのまとめでは「ほぼ確実」にとどまっている．相対リスクとしては，食塩が1.5以下，塩蔵食品では2倍程度と報告されている[4]．

　　図3-8は，*H.pylori* IgG抗体価とペプシノゲン値によるA，B，C，D群のリスクと，喫煙および塩分摂取のリスクを比較したものである．いわゆる生活習慣である喫煙および塩分摂取と比較して，感染性要因であるピロリ菌関連のリスクが大きいことがわかる．

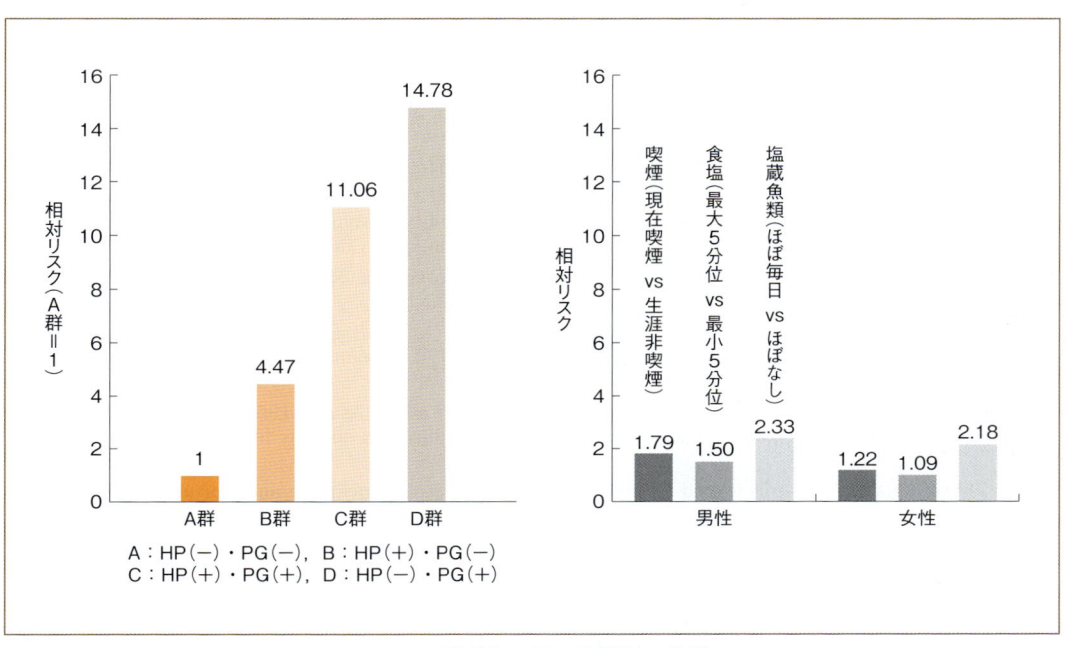

図3-8　胃がんのリスク因子の比較

食塩と塩蔵食品（Tsugane S：Br J Cancer 2004；90（1）：128-134）
喫煙（Nishino Y：JJCO 2006；36（12）：800-807）
　　　　　　　　　　　　　　　　（Taniyama Y：JJCO 2017；47（11）：1097-1102）

ピロリ菌の感染率の推移

　p.31の図2-3に出生年別ピロリ菌感染率について，複数の研究を統合した推移が示されている．1920年代生まれをピークとして，ピロリ菌感染率は一貫して減少傾向にある[5]．同様の出生年の影響は死亡率でも観察されており[6]，罹患率でも死亡率と同様に長期的な減少が観察されている[7]．これらを総合すると，日本における胃がん死亡率および罹患率の長期的な減少に，ピロリ菌の感染率の減少が大きく寄与していると解釈するのが自然である[6]．

リスク層別の可能性

　がん予防におけるリスク層別化アプローチにおいて重要なのは，第一にそのリスク因子によるリスク増加が大きいこと，第二にそのリスク因子に対する効果的な介入方法があることである．胃がんにおいては喫煙や塩分摂取と比較してピロリ菌のリスク増加が極めて大きく，第一の条件を十分に満たしている．また，ピロリ菌は除菌という介入方法が確立されており，2013年から慢性胃炎に対しても保険適用されている．一方，除菌の効果については，研究によるバラツキはあるが，無症候者の胃がん発症リスクをおおむね30～40%低下させるという結果が報告されている[8~10]．また，集団としての胃がん罹患率の高さや，除菌後の経過年数，萎縮性胃炎の有無などによって効果が異なることも指摘されている．リスク層別による胃がん予防を実装していく際の課題として，除菌による効果を最大化する方策を検討する必要がある．

References

1) Miki K : Gastric cancer screening by combined assay for serum anti-*Helicobacter pylori* IgG antibody and serum pepsinogen levels- "ABC method". Proc Jpn Acad Ser B Phys Biol Sci 2011 ; 87 (7) : 405-414.

2) Taniyama Y, et al : Estimation of lifetime cumulative incidence and mortality risk of gastric cancer. Jpn J Clin Oncol 2017 ; 47 (11) : 1097-1102.

3) Nishino Y, et al : Tobacco smoking and gastric cancer risk : an evaluation based on a systematic review of epidemiologic evidence among the Japanese population. Jpn J Clin Oncol 2006 ; 36 (12) : 800-807.

4) Tsugane S, et al : Salt and salted food intake and subsequent risk of gastric cancer among middle-aged Japanese men and women. Br J Cancer 2004 ; 90 (1) : 128-134.

5) Wang C, et al : Changing trends in the prevalence of *H. pylori* infection in Japan (1908-2003) : a systematic review and meta-regression analysis of 170,752 individuals. Scientific reports 2017 ; 7 (1) : 15491.

6) Tanaka M, et al : Trends of stomach cancer mortality in Eastern Asia in 1950-2004 : comparative study of Japan, Hong Kong and Singapore using age, period and cohort analysis. Int J Cancer 2012 ; 130 (4) : 930-936.

7) Katanoda K, et al : An updated report on the trends in cancer incidence and mortality in Japan, 1958-2013. Jpn J Clin Oncol 2015 ; 45 (4) : 390-401.

8) Fuccio L, et al : Meta-analysis : can *Helicobacter pylori* eradication treatment reduce the risk for gastric cancer? Ann Intern Med 2009 ; 151 (2) : 121-128.

9) Seta T, et al : Effectiveness of *Helicobacter pylori* eradication in the prevention of primary gastric cancer in healthy asymptomatic people : A systematic review and meta-analysis comparing risk ratio with risk difference. PloS One 2017 ; 12 (8) : e0183321.

10) Lee YC, et al : Association Between *Helicobacter pylori* Eradication and Gastric Cancer Incidence : A Systematic Review and Meta-analysis. Gastroenterology 2016 ; 150 (5) : 1113-1124.

（片野田耕太）

Title: Potential for risk-stratification approaches from the view of statistics

Summary: Stomach cancer mortality is high in East Asia, but it is in long-term decreasing trend. *Helicobacter pylori* (*H.pylori*) infection is the greatest risk factor of stomach cancer, the effect of which is much greater than that of tobacco smoking and salt intake. In Japan, the prevalence of *H.pylori* infection lower in more recent birth year generations, which contributed to the mortality reduction. In a risk-stratification approach of cancer prevention, *H.pylori* eradication is a promising candidate. A challenge is the optimization of its effect.

Author: Kota Katanoda

Affiliation: Division of Cancer Statistics Integration, Center for Cancer Control and Information Services, National Cancer Center

胃がんリスク層別化検査を導入した胃がん検診の費用対効果

Summary 近年の疫学研究によって，ピロリ菌感染の有無と血清ペプシノゲン値による胃粘膜萎縮度から将来の胃がんのリスクを予測できることが明らかになった．それらを組み合わせて胃がん検診対象者を4つのリスク層に分割して胃内視鏡検査の頻度を変える胃がんリスク層別化検診（ABC検診）が全国各地で導入され始めている[1~4]．とりわけその医療経済的有用性が注目されており，シミュレーションモデルを用いてABC検診の費用対効果の推定を行った．

分析モデルの概要

　薬剤や医療機器，医療政策の費用対効果分析では，しばしばマルコフモデルが用いられる[5~7]．この手法は患者がとり得る複数の状態と一定期間における各状態間の遷移確率を定義し，仮想的な患者集団の長期的な状態変化を予測する．そして，予測された経時的な状態変化の情報から，患者1人あたりの延命効果（またはQOLなどの指標）と費用の期待値を算出する．一般的に費用対効果の良し悪しは増分費用効果比（効果を1単位延長するために必要な費用）をもとに判断される（**図3-9**）．

　胃がん検診対象集団へ毎年胃内視鏡検査を行う検診方法に対して，胃がんリスク層別化

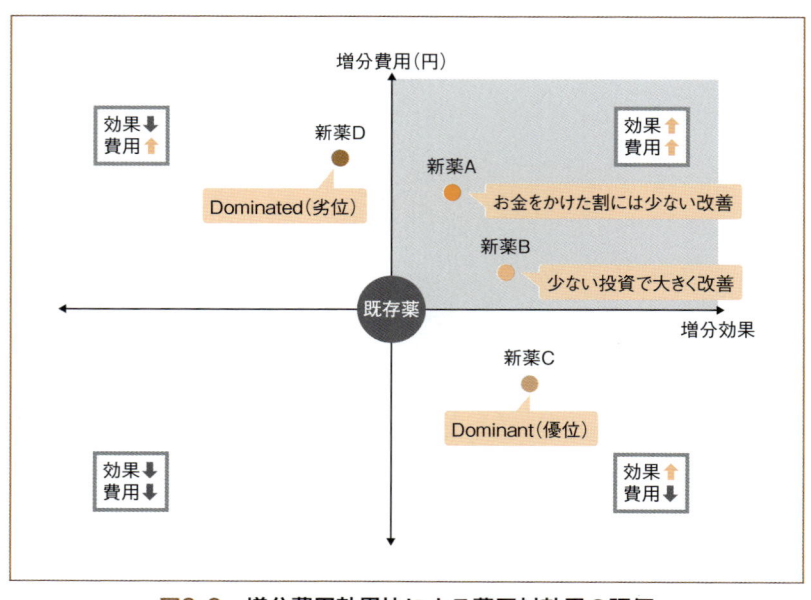

図3-9　増分費用効果比による費用対効果の評価

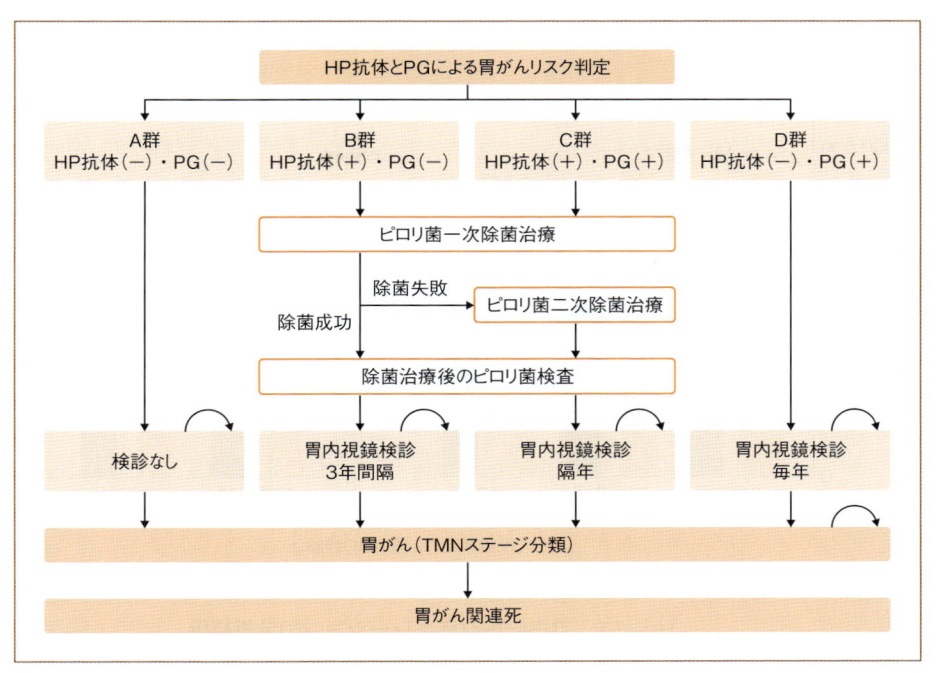

図3-10　ABC検診のマルコフモデル

(Saito S, et al：Eur J Health Econ 2018；19（4）：545-555)

を考慮した胃がんリスク層別化検診（ABC検診）の費用対効果を推定するためのマルコフモデルを構築した（**図3-10**）.

分析モデルの変数設定

　マルコフモデルに投入する疫学データは文献レビューによって収集を行った．年齢層別の胃がんリスク層の構成比率は「胃がんリスク検診マニュアル 改訂2版（南山堂）」を参考に設定した．ピロリ菌除菌による胃がん発生の相対リスクは近年報告されたメタアナリシスの結果に基づいて0.53と設定した[8]．胃がんのステージ別の死亡確率は臓器別がん登録で報告された5年生存率をもとに指数関数を用いて1サイクルあたりの死亡確率に変換した[9]．胃がんのステージ別治療費用は新潟大学医歯学総合病院の医事会計システムから抽出したレセプトデータを用いて推定した．

分析結果と考察

　コホートシミュレーションの結果，40歳集団に対する胃内視鏡検診の期待費用と期待生存年が276,561円，25.50年であるのに対し，ABC検診は128,970円，25.55年であった．リスク層の構成比が異なる50歳集団，60歳集団のすべてにおいてもABC検診は生存年を延長しつつ，胃がん関連医療費を削減した（**図3-11**）．検診対象集団に対してリスク層別化検診を導入することによって従来と同程度の効果を維持しつつ，長期的な検診費用と胃がん関連医療費を半減できる可能性があることが示唆された．日本の胃がん

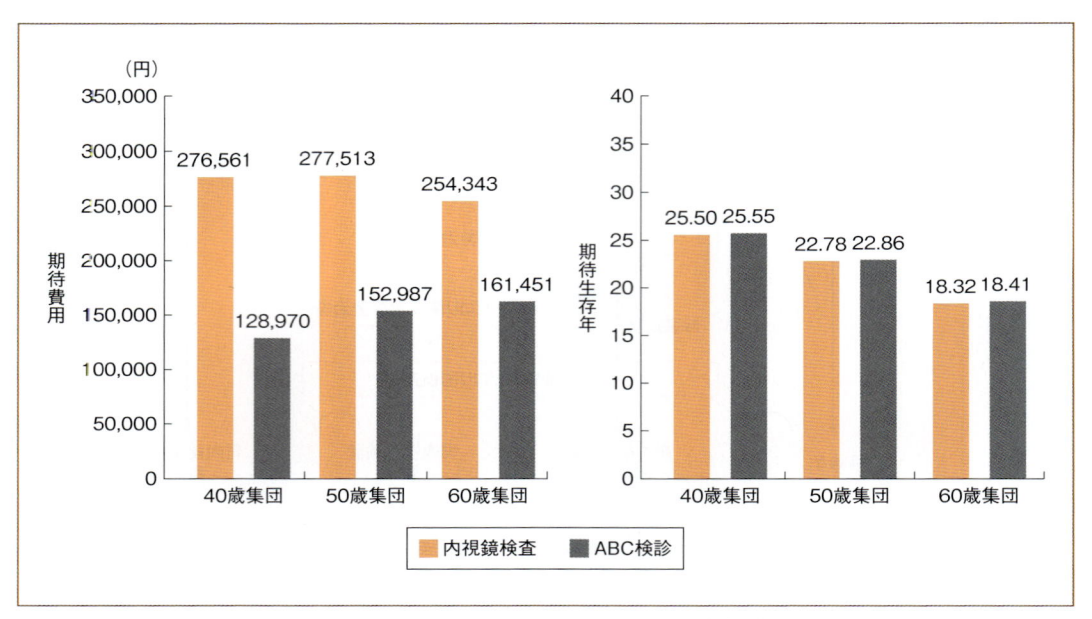

図3-11　コホートシミュレーションの分析結果

の発症率は諸外国と比較して非常に高く，発症予防と検診による早期発見に力を注ぐべき消化器疾患の一つとされている．ピロリ菌の除菌治療による胃がんの発症予防とリスクの高い対象者へ集中的に精度の高いサーベイランスを行う検診方法の有用性が医療経済的な観点から示された[10]．

　胃内視鏡検査は早期胃がんの診断精度の高い検査であるが，胃X線検査と比較して実施施設の制限があり，短い時間で多くの人数を検査することが難しい．そのため，胃内視鏡検査を効率的に胃がん検診に普及促進していくためには胃がんリスクの高い対象者を絞り込んで実施していく必要性がある．あらかじめ胃がんリスクを判定し，検診の必要性の少ない対象者と高い対象者を分類することは，不要な検診費用を削減できるため医療経済的な観点からも有用な方法である．

References

1) Ikeda F, et al : Combination of *Helicobacter pylori* Antibody and Serum Pepsinogen as a Good Predictive Tool of Gastric Cancer Incidence : 20-Year Prospective Data From the Hisayama Study. J Epidemiol 2016 ; 26 (12) : 629-636.

2) Miki K : Gastric cancer screening by combined assay for serum anti-*Helicobacter pylori* IgG antibody and serum pepsinogen levels– "ABC method". Proc Jpn Acad Ser B Phys Biol Sci 2011 ; 87 (7) : 405-414.

3) Yamaguchi Y, et al : Gastric cancer screening by combined assay for serum anti-*Helicobacter pylori* IgG antibody and serum pepsinogen levels--The ABC method. Digestion 2016 ; 93 (1) : 13-18.

4) Sasazuki S : The ABC method and gastric cancer : Evidence from prospective studies. J Epidemiol 2016 ; 26 (12) : 611-612.

5) Muennig P, Bounthavong M : Cost-effectiveness analysis in health. John Wiley & Sons Inc, New York, 2016.

6) Gray AM, et al : Applied methods of cost-effectiveness analysis in healthcare. Oxford University Press, 2010.

7) Briggs A, Sculpher M, Claxton K：Decision modelling for health economic evaluation. Oxford University Press, 2006.

8) Lee YC, et al：Association between *Helicobacter pylori* eradication and gastric cancer incidence：a systematic review and meta-analysis. Gastroenterology 2016；150 (5)：1113-1124.

9) Nashimoto A, et al：Gastric cancer treated in 2002 in Japan：2009 annual report of the JGCA nationwide registry. Gastric Cancer 2013；16 (1)：1–27.

10) Saito S, et al：Cost-effectiveness of combined serum anti-*Helicobacter pylori* IgG antibody and serum pepsinogen concentrations for screening for gastric cancer risk in Japan. Eur J Health Econ 2018；19 (4)：545-555.

（齋藤翔太）

Title: Cost-effectiveness of ABC method for gastric cancer screening

Summary: *Helicobacter pylori* (*H.pylori*) infection and the degree of chronic atrophic gastritis are significant predictors for the development of gastric cancer, especially in the Japanese population. A combination of assays for serum anti-*H.pylori* immunoglobulin G antibody (HPA) and serum pepsinogen (PG) levels can be used to identify gastric cancer risk. In Japan, this ABC method may be an effective approach for identifying high-risk individuals who should undergo gastric cancer screening. The present study's purpose was to estimate the long-term cost-effectiveness of the ABC method for assessing the gastric cancer risk in a Japanese population. We constructed a Markov cohort model to compare the lifetime expected cost of and life-years saved by two strategies: 1) the ABC method, using a combination of HPA and serum PG levels for cancer-risk screening, and scheduled endoscopy, 2) the strategy of conducting endoscopic surveillance yearly for everyone. The target population was 40 to 60-year-old Japanese individuals, who had not received *H.pylori* eradication therapy. Clinical and epidemiological data, including the model, were obtained from published literature. Analyses were conducted from the Japanese health care payer perspective. According to cohort simulation, the ABC method cost less than annual endoscopic screening (128,970 vs. 276,561 Japanese yen) and saved more lives (25.55 vs. 25.50 life years) in Japanese individuals aged 40 years. The results of individuals aged 50 and 60 years indicated prolonged life-years and a reduced cost. A combination of HPA and serum PG assays plus scheduling endoscopy accordingly is a cost-effective strategy of screening for gastric cancer risk in Japan. The present study's result provides new evidence of the economic impact of *H.pylori* eradication and scheduled endoscopy on gastric cancer screening.

Author: Shota Saito

Affiliation: Center for Clinical Epidemiology and Health Technology Assessment, St. Luke's International University

6 胃がんリスクスコアの作成とその検証
―久山町研究における胃がんの疫学調査より―

Summary 久山町の疫学研究の結果をもとに，胃がん罹患のリスク評価ツールを作成した．胃がん罹患と関連する危険因子については多変量解析の結果より年齢，性別，*H.pylori* IgG抗体とペプシノゲン検査の組み合わせ，HbA1c，喫煙の5項目を選定した．各因子を相対的に重みづけしたリスクスコアを設定したところ，スコアの上昇とともに胃がん罹患率は有意に増加した．本ツールは将来の胃がん罹患を予測するうえで良好な判別能と適合度を示した．

久山町研究は1961年から地域住民を対象に行われている前向き追跡研究であり，胃がんの発生にはピロリ菌感染をはじめとしたさまざまな環境因子が関与していることを報告してきた[1~4]．今回，筆者らはその環境因子に着目して将来の胃がん罹患を予測するリスクスコアを作成し，その妥当性を検証したので報告する[5]．

◆ 胃がんリスクスコアの作成

1988年に久山町健診を受診した40歳以上の住民のうち，胃がんや胃切除の既往がない2,444人を14年間追跡した（モデル作成コホート）．追跡期間中に90人が胃がんに罹患し，胃がん罹患と関連するリスク因子について多変量解析を用いて解析した結果，統計学的に有意水準を満たしたのは年齢，性別，*H.pylori* IgG抗体とペプシノゲン（PG）検査の組み合わせ（ABC法）[6]，HbA1c，喫煙の5項目であった．多変量調整後の胃がん罹患のハザード比，95%信頼区間，P値とパラメーター推定値のβを**表3-2**に示す．このβ値をもとに各因子を整数化して重みづけし，胃がん罹患を予測するリスクスコアを設定した．なお，本研究では食事摂取頻度調査で推定した塩分摂取量と胃がん罹患リスクの間に有意な正の関係を認めたが，通常の健診において食事摂取頻度調査により塩分摂取量を評価することは困難であるため，今回のモデル作成の候補リスク因子から除いた．

続いて本集団における各対象者個々のリスクスコアを算出し，そのスコア値を用いて集団を4分位に分けて胃がん罹患率を求めた．その結果，リスクスコアが高くなるほど胃がん罹患率は有意に高くなった（**図3-12**）．また，Hosmer-Lemeshow χ^2検定[7]を用いてこのモデルの当てはまり（適合度）を検証したところ，$P=0.31$と適合度は良好であった．さらにモデルの胃がん判別能を表すC統計量[8]は0.79であり，*H.pylori* IgG抗体とPG検査の組み合わせのみで算出した値（0.69）と比較して有意に高かった．以上のことから，ABC法のみならず胃がんのほかのリスク因子を考慮に入れることにより，将来の胃がん罹患の予測率が上がると考えられる．

表3-2　胃がんの各危険因子におけるハザード比とパラメーター推定値（β），リスクスコア

リスク因子	多変量調整モデル*			リスクスコア
	β	ハザード比（95% 信頼区間）	P値	
年齢（歳）				
40 〜 49 歳	—	1.00（基準）	—	0
50 〜 59 歳	0.89055	2.44（1.15 〜 5.18）	0.02	2
60 〜 69 歳	1.17643	3.24（1.54 〜 6.83）	0.002	3
≧ 70 歳	1.01296	2.75（1.24 〜 5.91）	0.01	2
性別				
女性	—	1.00（基準）	—	0
男性	1.18586	3.27（1.94 〜 5.51）	< 0.001	3
HP 抗体と PG 法の組み合わせ（ABC 法）				
HP 抗体（−）かつ PG 法（−）	—	1.00（基準）	—	0
HP 抗体（＋）かつ PG 法（−）	1.09607	3.00（1.17 〜 7.69）	0.02	2
HP 抗体（＋）/（−）かつ PG 法（＋）	2.11353	8.28（3.30 〜 20.8）	< 0.001	5
HbA1c（%）				
< 6.5%	—	1.00（基準）	—	0
≧ 6.5%	0.81992	2.27（1.30 〜 3.97）	0.004	2
喫煙習慣				
なし	—	1.00（基準）	—	0
あり	0.47112	1.60（1.01 〜 2.54）	0.05	1

久山町男女 2,444 人，1988 〜 2002 年.

＊：リスク因子の選定は，年齢，性別，HP 抗体と PG 法の組み合わせ，HbA1c，喫煙，飲酒，肥満のうち，Cox 比例ハザードモデル（backward 法）による多変量解析で，有意水準 P < 0.10 を満たすものとした.

（Iida M, et al：Gastric Cancer 2018；21（3）：383-390）

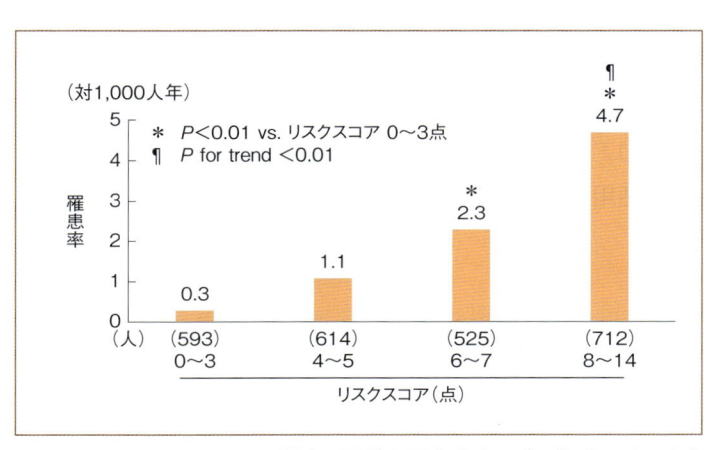

図3-12　リスクスコア4群別の胃がん罹患率（モデル作成コホート）
久山町男女 2,444 人，40 歳以上，1988 〜 2002 年.
（Iida M, et al：Gastric Cancer 2018；21（3）：383-390）

🔲 胃がんリスクスコア妥当性の検証

最後に，2002年に久山町健診を受診した40歳以上の住民のうち，胃がんや胃切除の既往がない3,204人を5年間追跡した成績（モデル検証コホート）を用いて，今回作成し

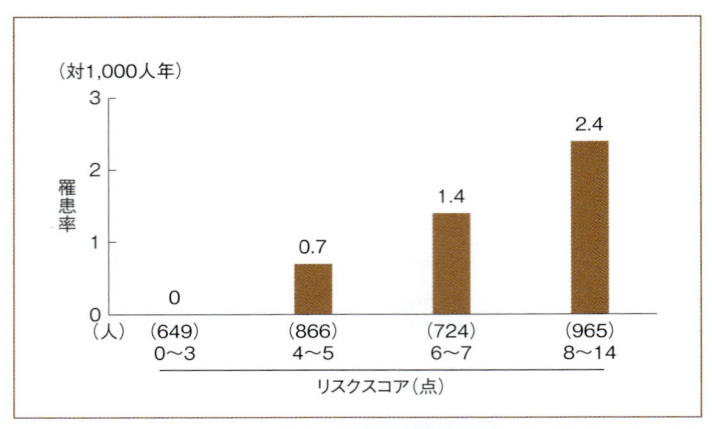

図3-13　リスクスコア4群別の胃がん罹患率（モデル検証コホート）
久山町男女3,204人，40歳以上，2002〜2007年.
（Iida M, et al : Gastric Cancer 2018 ; 21（3）: 383-390）

た胃がんリスクスコアの妥当性を検証した．5年間の追跡期間中に35人が胃がんを罹患した．この集団をリスクスコア別に4群に分けて胃がん罹患率を求めたところ，スコアの上昇に伴い胃がん罹患率は高くなった（**図3-13**）．Hosmer-Lemeshow χ^2 検定の結果は $P=0.43$，C統計量は0.76であり，モデルの適合度・胃がん判別能ともに良好であった．

　わが国の地域住民を対象とした前向き追跡調査の成績を用いて，胃がん罹患のリスクスコアを作成した．本スコアは将来の胃がん罹患を予測するうえで有用であると考えられる．一方，今回の研究ではピロリ菌除菌治療の情報については得ていない．そのため，除菌治療を受けた人の取り扱いについては今後検討の余地が残されている．また，本リスクスコアの久山町以外のほかの集団における外的妥当性の検討も必要であろう．しかしながら，本リスクスコアが胃がんハイリスク者を特定し，それに伴う効率的な胃がんの早期発見・早期治療に活用されることが期待される．

References

1) Yamagata H, et al : Impact of *Helicobacter pylori* infection on gastric cancer incidence in a general Japanese population : the Hisayama Study. Arch Intern Med 2000 ; 160（13）: 1962-1968.

2) Ikeda F, et al : Hyperglycemia increases risk of gastric cancer posed by *Helicobacter pylori* infection : a population-based cohort study. Gastroenterology 2009 ; 136（4）: 1234-1241.

3) Shikata K, et al : Population-based prospective study of the combined influence of cigarette smoking and *Helicobacter pylori* infection on gastric cancer incidence : the Hisayama Study. Am J Epidemiol 2008 ; 168（12）: 1409-1415.

4) Oishi Y, et al : The serum pepsinogen test as a predictor of gastric cancer : the Hisayama Study. Am J Epidemiol 2006 ; 163（7）: 629-637.

5) Iida M, et al : Development and validation of a risk assessment tool for gastric cancer in a general Japanese population. Gastric Cancer 2018 ; 21（3）: 383-390.

6) Miki K : Gastric cancer screening by combined assay for serum anti-*Helicobacter pylori* IgG antibody and serum pepsinogen levels—"ABC method". Proc Jpn Acad Ser B Phys Biol Sci 2011 ; 87（7）: 405-414.

7) Hosmer D, Lemeshow S : Applied Logistic Regression. New York : Wiley, 1989.

8) Pencina MJ, D' Agostino RB：Overall C as a measure of discrimination in survival analysis：model specific population value and confidence interval estimation. Stat Med 2004；23（13）：2109-2123.

（飯田真大／二宮利治）

Title: Development and validation of a risk score for gastric cancer −from the epidemiological survey of gastric cancer in Hisayama study−

Summary: We developed a risk assessment tool for gastric cancer incidence that was based on the epidemiologic data of the Hisayama study. The risk factors for gastric cancer were selected by using multivariable analysis and the variables included in the model were age, sex, the combination of *H.pylori* antibody and serum pepsinogen status, HbA1c, and smoking status. The risk score was set by weighting each factor relatively, and the gastric cancer incidence rate increased significantly with the increase of the score. This tool demonstrated good performance in regard to both discrimination and calibration for the future incidence of gastric cancer.

First Author: Masahiro Iida

Affiliation: Department of Medicine and Clinical Science, Graduate School of Medical Sciences, Kyushu University

7 若年時からの胃がん予防
―兵庫県丹波篠山市における中学生ピロリ菌検診と除菌治療―

Summary ピロリ菌は乳幼児期に感染し，萎縮性胃炎・胃がんの原因となる．早期に除菌するほど胃がん発生リスクが低くなるため，若年者での検診と治療が広がりをみせている．丹波篠山市では2014年から，検診から除菌治療まで公費で実施されるようになった．中学生ピロリ菌検診は将来の胃がん発症リスクの高い対象を早期に認識し，胃炎の程度が軽い時期に除菌し，除菌後の検診を含めた重点的な胃がん対策にもつながることが期待される．

　ピロリ菌は主として乳幼児期に家族内で感染し[1]，いったん感染が成立すると持続感染，萎縮性胃炎に進展し胃がんが発生する[2]．動物実験ではピロリ菌除菌時期が早期であるほど，胃がん発生率が低くなること[3]，萎縮性胃炎の程度が軽いほど，除菌後胃がん発生のリスクが低いことが明らかとなっている[4]．中学生でピロリ菌検診を行うことによって将来胃がん発症リスクの高い対象を早期に認識し，胃炎の程度が軽い時期に除菌し，除菌後の検診を含めた重点的な胃がん対策を実施することは，胃がん予防と同時に効率のよい胃がん検診にもつながる．胃がん予防効果に加え，中学生では受診率が高いこと，わが国では親から子への感染が主であることから，中学生に対する除菌が次世代への感染防止にもつながる．このことを踏まえて，丹波篠山市では2014年から中学生へのピロリ菌検診と感染者への除菌治療を公費で実施している．

◈ 丹波篠山市における中学生ピロリ菌検診と除菌治療 (図3-14)

　検診は中学1年生で実施しているが，尿を提出できなかった場合や転入がある場合は，2年生または3年生でも実施しており，中学生の間に可能な限り検診を受ける機会を設けている．精密検査は中学3年生まで，除菌治療は高校3年生まで，二次除菌治療まで公費で受けることができる．精密検査受診時に心窩部痛や鉄欠乏性貧血，若年者胃がんの家族歴がある場合，器質的疾患を検索するために上部消化管内視鏡検査を勧め，同意を得た場合，保険診療で内視鏡検査を実施，培養を行い，薬剤感受性試験を実施して，結果に基づいて除菌治療薬剤を選択する．症状がない場合，もしくは上部消化管内視鏡検査に同意を得られない場合は，保護者と本人に十分な説明を行って除菌治療を行う．治療薬の選択は小児におけるクラリスロマイシン耐性率が高いことから，アモキシシリン，メトロニダゾール，プロトンポンプ阻害薬の3剤併用療法7日間を用いることが多い．

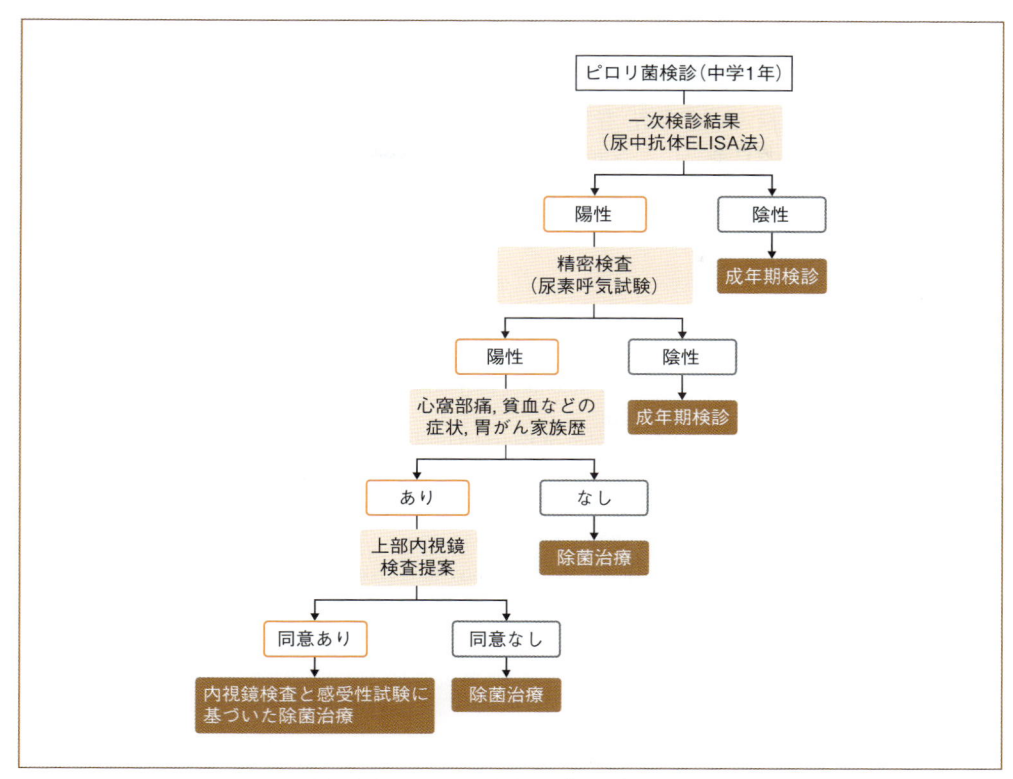

図3-14　丹波篠山市における中学生ピロリ菌検診フローチャート

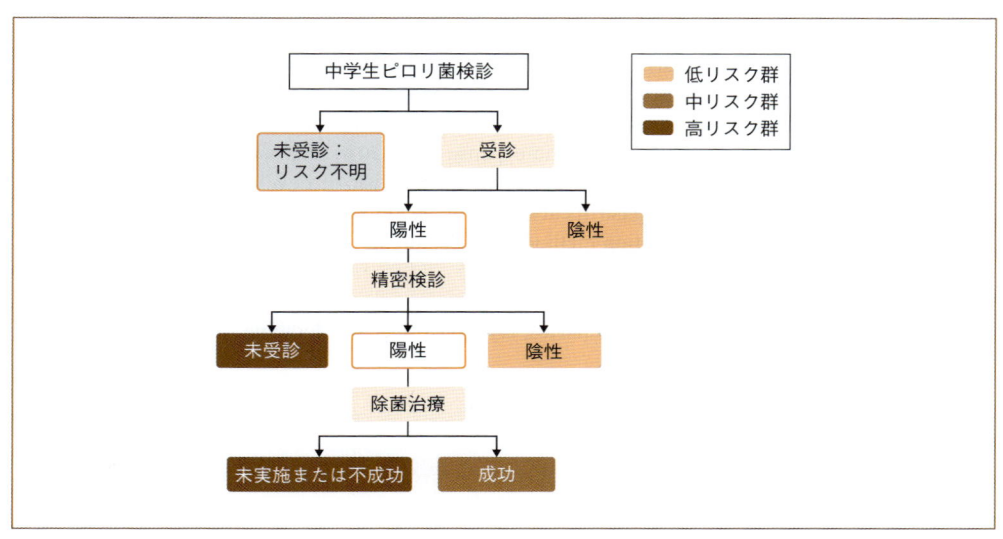

図3-15　中学生ピロリ菌検診に基づいた将来の胃がんリスク分類案

◈ 中学生ピロリ菌検診に基づいた将来の胃がんリスク分類案（図3-15）

　「*H. pylori* 感染の診断と治療のガイドライン2016改訂版」では「胃がんリスクを評価するために，早い時期にピロリ菌感染検査を受けることが望まれる」ことを述べている．

中学生ピロリ菌検診は高い受診率が期待でき，各自治体で検診や除菌の有無などを把握して，成年後の検診に応用できると考えられる．未受診者と低リスク群では成年後に胃がんリスク層別化検査（ABC法）を実施，中リスク群では内視鏡検診，高リスク群では精密検診や内視鏡検診を実施し，必要に応じて除菌治療を実施するということが可能であり，検診の方法そのものが変化していくだろう．

References

1) Konno M, et al : Five-year follow-up study of mother-to-child transmission of *Helicobacter pylori* infection detected by a random amplified polymorphic DNA fingerprinting method. J Clin Microbiol 2005 ; 43 (5) : 2246-2250.

2) Kato M, Asaka M : Recent knowledge of the relationship between *Helicobacter pylori* and gastric cancer and recent progress of gastroendoscopic diagnosis and treatment for gastric cancer. Jpn J Clin Oncol 2010 ; 40 (9) : 828-837.

3) Nozaki K, et al : Effect of early eradication on *Helicobacter pylori*-related gastric carcinogenesis in Mongolian gerbils. Cancer Sci 2003 ; 94 (3) : 235-239.

4) Take S, et al : Baseline gastric mucosal atrophy is a risk factor associated with the development of gastric cancer after *Helicobacter pylori* eradication therapy in patients with peptic ulcer diseases. J Gastroenterol 2007 ; 42 (Suppl 17) : 21-27.

（奥田真珠美／福田能啓）

Title: Screen and treat of *Helicobacter pylori* for junior high school students in Tambasasayama City

Summary: *H.pylori* infection occurs in early childhood and causes atrophic gastritis and gastric cancer. The earlier the eradication, the lower the risk of developing gastric cancer, and the screening and treatment for young people are spreading. In Tambasasayama City, from screening and detailed examination to treatment for junior high school students has come to be implemented at public expense from 2014. *H.pylori* screening for students is expected to recognize early subjects with high risk of developing gastric cancer in the future and treatment of gastritis at early time lead to gastric cancer prevention and leads to the selection of examination method after treatment.

First Author: Masumi Okuda

Affiliation: Department of Pediatrics, Hyogo College of Medicine

8 県民の胃がん予防を目指して（佐賀県）

Summary　新たな胃がん対策として，若年者へのピロリ菌検診が全国の自治体で始まっている．佐賀県でも，2016年度より県内すべての中学3年生を対象として，県からの全額公費助成で開始となった，都道府県単位での実施は全国初のことであり注目されている．毎年春実施の学校検尿で尿中*H.pylori* 抗体を検査し，陽性者は便中*H.pylori* 抗原検査を受け，除菌まで行う取り組みである．胃がん予防を目指した成人への取り組みも含めて，全国単位での体系的対策の構築が必要である．

佐賀県における若年者からの胃がん撲滅プロジェクト

　佐賀県では2016年度から，県内すべての中学校・特別支援学校の中学3年生を対象に，胃がんの一次予防を目的にピロリ菌検診が開始された[1]．今までの医学的研究結果によるエビデンス[2~8]から「予防できるがん対策」として，また，佐賀の子どもたちへ将来の胃がん予防をプレゼントするとして「子育てし大県"さが"プロジェクト」の一環として，佐賀県の予算をもとに実施するものである．ピロリ菌の感染検査から除菌，除菌判定までを県からの全額公費助成で行うもので，都道府県単位での実施は全国初のことであり注目されている[9, 10]．本事業は，佐賀県知事により「未来へ向けた胃がん対策推進事業」と命名され，毎年実施されることになった．

未来へ向けた胃がん対策推進事業

　本事業に同意された生徒には，毎年春に実施される学校検尿の残尿を利用し，尿中*H.pylori*（HP）抗体検査（一次検査）を実施する．検査結果は，佐賀大学医学部に設置した事業センターで一元管理し，個人宅に直接郵送する．陽性者には，便中HP抗原検査キットを同封し，生徒は自宅で便を採取し，事業センターに冷蔵宅配便でキットを送り返し，事業センターで検査（二次検査）を実施する．その結果，一次・二次検査ともに陽性者をピロリ菌感染者と認定し，15歳の誕生日以降に，県内の協力医療機関に出向いて担当医から再度ピロリ菌除菌の説明を受ける．それに同意すれば，上部消化管内視鏡検査を未実施のうえでピロリ菌除菌治療（一次除菌）を実施する．除菌治療終了8〜12週間後に，除菌を実施した医療機関で尿素呼気試験を用いて除菌判定を行う．除菌失敗例には，二次除菌，三次除菌を実施する（図3-16）．

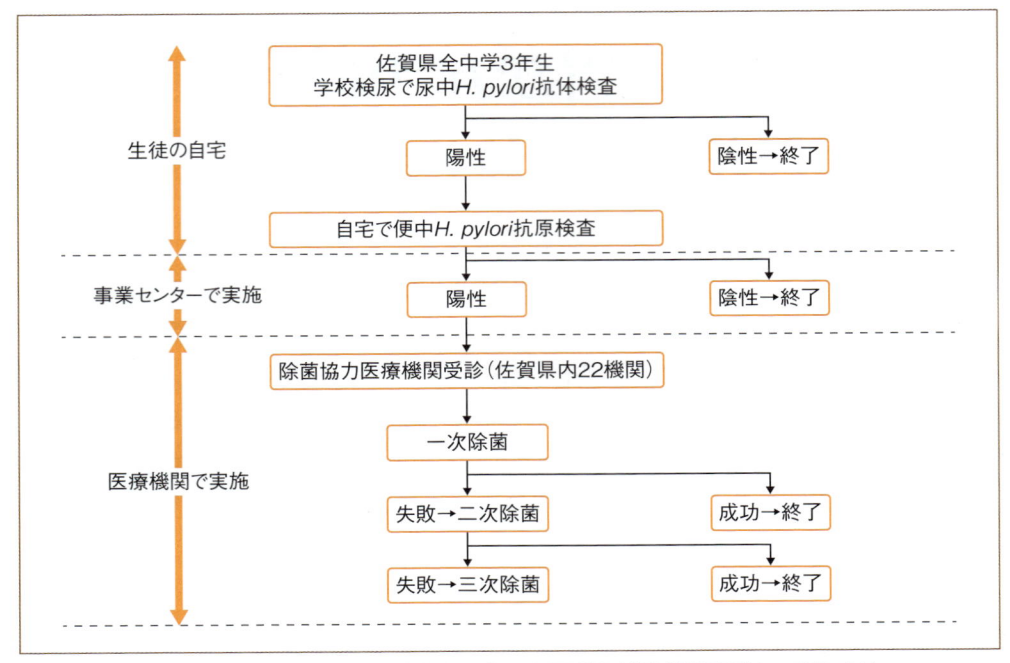

図3-16　佐賀県における「未来へ向けた胃がん対策推進事業」の実施方法

事業開始（2016年度）～ 2018年度までの検診事業結果

　2016 ～ 2018年度，検診対象となる佐賀県全中学3年生は25,702人であった．そのうち実際に21,368人（83.1%）が本事業の参加に同意された．参加率は78.5%，85.4%，85.9%と年々上昇していた（P＜0.001）．

　尿中HP抗体検査である一次検査の結果，1,014人が陽性であった．陽性者のうち，828人が便中HP抗原検査を受け，660人が陽性の結果であり，最終的にこの人数をピロリ菌感染者と判定した（**図3-17**）．この3年間での，佐賀県で検査を受けた中学3年生でのピロリ菌感染率は3.1%（PP解析）であった．感染率は3.6%，3.3%，2.5%と年々減少していた（P＝0.0001）．

　2018年12月の時点で，501人が除菌治療を受け，85.1%の生徒で一次除菌が成功し，二次除菌となった者も1人以外は除菌が成功した．副反応は，4.0%の生徒に認めたが，治療を要するような重篤なものはなかった．除菌薬としてボノプラザン，アモキシシリン，クラリスロマイシン，酪酸菌製剤を使用しており，その薬剤選択においても安全に除菌ができているものと考えられた．

佐賀県における中高年世代の胃がん対策

　佐賀県内では，各市町村単位において，胃がん対策としてピロリ菌検査に対する公費助成が行われている．佐賀県内全20市町のうち，10の市町で血清HP抗体検査，1つの市で胃がんリスク層別化検診（ABC検診）が，公費助成により自己負担額無料から1,000円

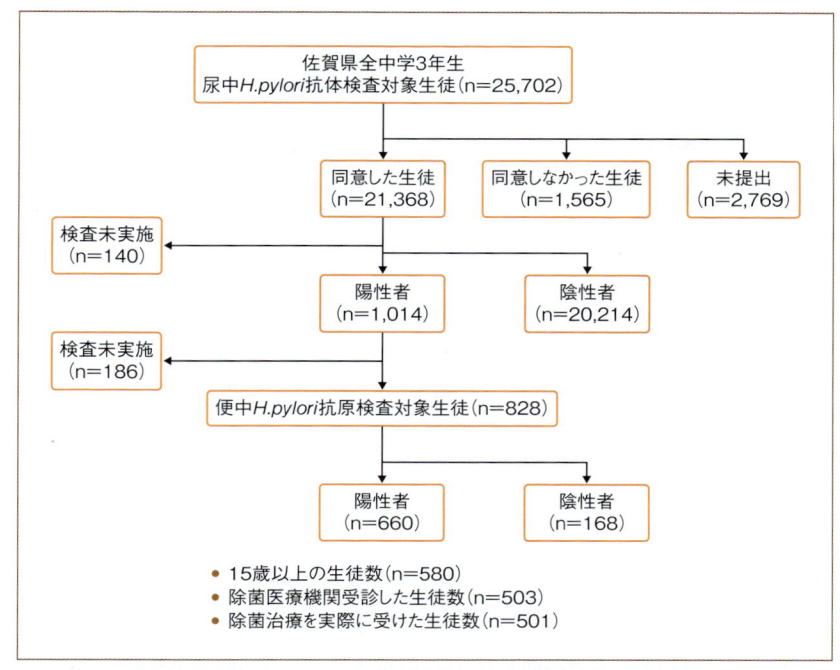

図3-17　佐賀県における「未来へ向けた胃がん対策推進事業」の実施状況（対象は2016〜2018年度）

以内で受けることが可能となっている．2017年度には1,496人が検査を受けるに至った．また，2018年現在，胃内視鏡検診は県内全20市町のうち14の市町で実施されており，2018年度は315人が検診を受けており，年々受検者は増加している（**図3-18**）．このほかにも，個人クリニックの医師や看護学校などの校医の協力のもと，無料でピロリ菌検査を受けることができる人達が年々増加しており，佐賀県内での胃がん撲滅プロジェクトは確実に前進していると考えている．

　胃がん撲滅のためには，胃がんとピロリ菌の医学的・疫学的観点から，各世代にあった対策が必要であり，全国統一したコンセンサスが必要であると思われる．

References

1) Kakiuchi T, et al : A *Helicobacter pylori* screening and treatment program to eliminate gastric cancer among junior high school students in Saga Prefecture : a preliminary report. J Gastroenterol 2019 ; 54 (8) : 699-707.

2) Uemura N, et al : *Helicobacter pylori* infection and the development of gastric cancer. N Engl J Med 2001 ; 345 (11) : 784-789.

3) Park JY, et al : Epidemiology of *Helicobacter pylori* and CagA-positive infections and global variations in gastric cancer. Toxins 2018 ; 10 (4) : e163.

4) Suzuki H, Mori H : World trends for *H. pylori* eradication therapy and gastric cancer prevention strategy by *H. pylori* test-and-treat. J Gastroenterol 2018 ; 53 (3) : 354-361.

5) Hatakeyama H : *Helicobacter pylori* CagA and cancer : a paradigm for hit-and-run carcinogenesis. Cell Host Microbe 2014 ; 15 (3) : 306-316.

6) Kikuchi S, et al : Effect of age on the relationship between gastric cancer and *Helicobacter pylori*. Jpn J Cancer Res 2000 ; 91 (8) : 774-779.

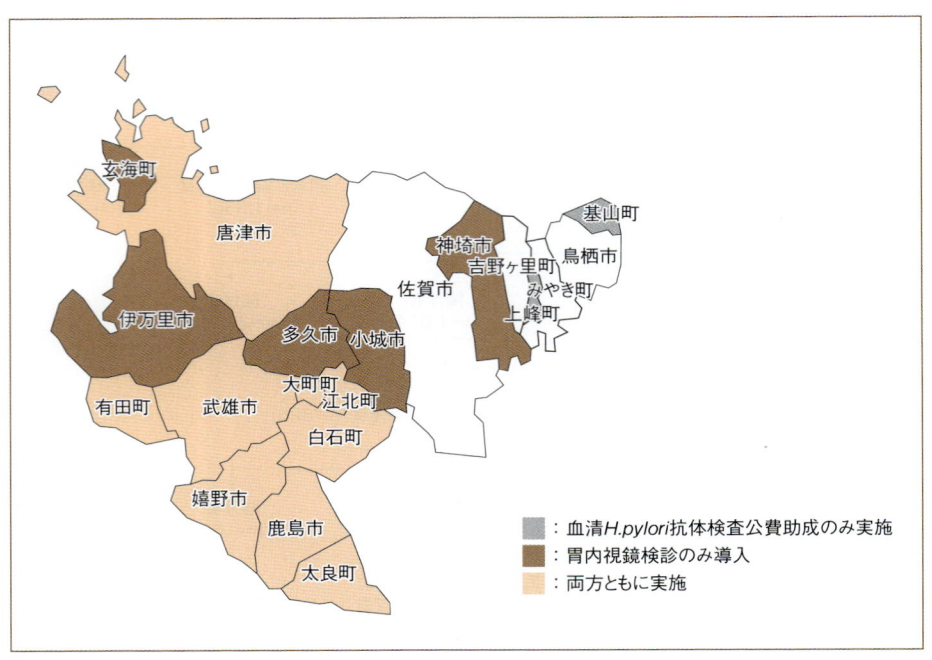

図3-18　佐賀県における血清*H. pylori*抗体検査公費助成および胃内視鏡検診実施の状況

Within the figure legend:
: 血清*H.pylori*抗体検査公費助成のみ実施
: 胃内視鏡検診のみ導入
: 両方ともに実施

7) Ekstöm AM, et al：*Helicobacter pylori* in gastric cancer established by CagA immunoblot as a marker of past infection. Gastroenterology 2001；121 (4)：784-791.

8) Horiuchi Y, et al：Biological behavior of the intramucosal *Helicobacter pylori*-negative undifferentiated-type early gastric cancer：comparision with *Helicobacter pylori*-positive early gastric cancer. Gastric cancer 2016；19 (1)：160-165.

9) Akamatsu T, et al：Introduction of an examination and treatment for *Helicobacter pylori* infection in high school health screening. J Gastroenterol 2011；46 (12)：1353-1360.

10) Kusano C, et al：The administrative project of *Helicobacter pylori* infection screening among junior high school students in an area of Japan with a high incidence of gastric cancer. Gastric Cancer 2017；20 (Suppl 1)：S16-19.

（垣内俊彦）

Title: Project for gastric cancer prevention in Saga Prefecture

Summary: As a new approach for stomach cancer prevention, *H.pylori* screening and treatment in young individuals has been initiated by local governments throughout Japan. In Saga Prefecture, it was initiated with full public grand from Saga Prefecture for all third graders in junior high school from 2016. This is the first implementation on a prefectural level in Japan. This screening and treatment is a method to test urinary *H.pylori* antibodies in school urine examinations to conduct positive *H.pylori* stool antigen tests and to administer *H.pylori* eradication therapy. Systematic measures are needed on a national level, including both children and adults.

Author: Toshihiko Kakiuchi

Affiliations: Department of Pediatrics, Faculty of Medicine, Saga University / Gastric Cancer Prevention Center, Saga University Hospital

ピロリ菌感染症の学校検診への導入による費用対効果

Summary ピロリ菌感染症を全国の学校検診に導入する場合，一次検診および二次検診と除菌治療に必要な1年間の総費用は約14億3千万円である．ピロリ菌感染者が生涯のうちに胃がんに罹患する危険性を14.8%，10代のうちに除菌を行った場合の胃がん発生抑制率を80%と仮定すると，胃がんの一次予防に必要な費用は1人あたり約28万円と算出される．さらに消化性潰瘍やMALTリンパ腫などの予防も期待でき，医療経済的にも優れていると考えられる．

背　景

　Nozakiらの動物実験の報告[1]によってピロリ菌の除菌は感染期間が短いほど胃がん抑制効果が高いことが証明されたことから，近年胃がんの一次予防の目的で中学生や高校生を対象にしたピロリ菌感染症の学校検診への導入が検討されている．筆者ら[2~4]は2007年度より毎年，長野県内の1つの高等学校の2学年（16 ～ 17歳）の生徒全員を対象に，尿中抗体を用いたピロリ菌のスクリーニング検査（一次検診）を行い，陽性者を医療機関に誘導して内視鏡を用いた二次検診および除菌治療を行ってきた．当初の3年間の結果では，①ピロリ菌の感染率は5.2%，②内視鏡所見の特徴は鳥肌胃炎と軽度の萎縮性胃炎（いずれもclosed type）であること，③クラリスロマイシン（CAM）耐性の頻度が成人に比べて高いことなどを報告した[2]．同時に，ピロリ菌の学校検診を全国規模で行った場合のシミュレーションでは，除菌治療を含めて総費用は年間約35億円，胃がんの一次予防に必要な費用は1人あたり約45万円と算出した[2]．

費用対効果

　近年，若年者の人口減少やピロリ菌感染率の低下傾向[4]が認められる．また，①ピロリ菌の学校検診を全国に拡大した場合，一次検診陽性者全員に内視鏡を行うことは現実的でないことから，二次検診は尿素呼気試験を用いること，②10代ではCAM耐性の比率が40%程度に達する[4]ことから除菌治療はメトロニダゾール（MNZ）ベースのレジメン（酸分泌抑制薬はボノプラザンを使用）を初回から用いること，③ピロリ菌感染者が生涯のうちに胃がんに罹患する確率は14.8%[2]で，この年代で除菌治療を行った場合の胃がん発生抑制率を80%[2]と仮定して費用対効果を新たに算出した．

　表3-3に一次検診，二次検診および除菌治療（除菌判定費用を含む）に必要な1人あたりの費用を示す．一次検診にラピラン®を用いる場合は単価が700円である（検査判断料は除く）．二次検診と除菌治療を医療機関で行う場合，尿素呼気試験は薬剤薬価（ユービッ

表3-3　ピロリ菌検診における1人あたりの費用

1. 一次検診に必要な1人あたりの費用
   尿中抗 *H.pylori* 抗体測定キット（ラピラン®）　700円
2. 二次検診および除菌治療に必要な1人あたりの費用
   尿素呼気試験（二次検診）5,304円
   除菌治療に用いる薬代（ボノピオン®を用いた場合）615.7円×7＝4,310円
   尿素呼気試験（除菌判定）5,304円

                                          計　14,918円

表3-4　ピロリ菌感染症を全国規模で学校検診に導入した場合に必要な1年間の費用

1. 日本の10代の1学年の人数　1,130,000人[*]
2. 一次検診にかかる費用　　　　　　700円×1,130,000＝791,000,000円（A）
3. 一次検診における陽性率　3.8%[**]
4. 二次検診者数　1,130,000人×0.038＝42,940人
5. 二次検診および除菌治療にかかる費用
                      14,918円×42,940＝640,578,920円（B）

                      合計（A＋B）1,431,578,920円

＊：2018年11月の総務省統計局による人口推計より
＊＊：Akamatsu T, et al：J Gastroint DigSyst 2016；6（4）：454,doi

表3-5　費用対効果のシミュレーション

1. ピロリ菌感染者が生涯で胃がんに罹患する確率
   14.8%[*]
2. 将来胃がんになると予想される1学年あたりの人数
   42,940人×0.148＝6,355人
3. 10代における除菌治療で胃がんの発生が抑制できる確率
   80%[*]
4. 除菌治療によって胃がんの発生が抑制できる人数
   6,355人×0.8＝5,084人
5. 胃がんの一次予防に必要な1人あたりの費用
   1,431,578,920円÷5,084＝281,585円

＊：Akamatsu T, et al：J Gastroenterol 2011；46（12）：1353-1360

ト®錠）や検査判断料を含めて1回あたり5,304円，除菌治療薬としてボノピオン®を7日間投与すると約4,310円となり，除菌治療まで行った場合には除菌判定を含めて併せて14,918円となる.

　表3-4に全国で学校検診に導入した場合に必要な年間の費用を示す．最近の総務省統計局の人口推計では，現在のわが国の10代の年齢各歳別人口は平均すると113万人であり，一次検診にかかる費用は約7億9千万円である．一次検診陽性率を3.8%[4)]とすると，約4万3千人が医療機関を受診して二次検診と除菌治療を受けた場合は約6億4千万円が必要で，併せて1年間にかかる費用は約14億3千万円である.

　表3-5に胃がんの一次予防に必要な1人あたりの費用を示す．前述したようにピロリ菌

感染者が生涯で胃がんになる可能性は14.8%であることから，1学年の生徒のなかで将来胃がんに罹患する人数は6,355人と推定される．この年代で除菌することによる胃がん発生抑制効果が80%と仮定すると，そのうち5,084人が胃がん予防の恩恵を受けることになる．したがって，1年間にかかる総費用を5,084人で除すると，胃がんの一次予防に必要な1人あたりの費用は約28万円と算出される．さらに消化性潰瘍やMALTリンパ腫などの予防も期待でき，医療経済的に優れていると考えられる．

　今回示した費用対効果の計算のリミテーションとして，①学校検診にかかわる人件費，②一次検診での正診率の問題，③除菌不成功例への対応，④ペニシリンアレルギーなどの副作用に対する対策，が含まれていないことがあげられる．

References

1) Nozaki K, et al：Effect of early eradication on *Helicobacter pylori*-related gastric carcinogenesis in *Mongolian gerbils*. Cancer Sci 2003；94（3）：235-239.

2) Akamatsu T, et al：Introduction of an examination and treatment for *Helicobacter pylori* infection in high school heath screening. J Gastroenterol 2011；46（12）：1353-1360.

3) Akamatsu T, et al：Screening to identify and eradicate *H.pylori* infection in teenagers in Japan. Edit. Shiotani A, Graham DY：Management of *Helicobacter pylori*-related diseases. Gastroenterology Clinics of North America (Clinical Review Articles) 2015；44（3）：667-676.

4) Akamatsu T, et al：Screening and treatment for *Helicobacter pylori* infection in teenagers in Japan. J Gastroint Dig Syst 2016；6（4）：454. doi：10.4172/2161-069X.1000454

（赤松泰次）

Title: Cost-effectiveness of screening and treatment for *Helicobacter pylori* infection in school health screening

Summary: I calculated cost of screening and treatment for *Helicobacter pylori* (*H. pylori*) infection in school health screening. Total cost of the first screening, further examination, and treatment for *H.pylori* infection in nationwide health screening of school students was calculated about 1,430,000,000 yen per year. If the rate of persons with *H.pylori* infection who will suffer from gastric cancer in their lifetime were 14.8% and if the rate of persons who will be prevented against suffering from gastric cancer by curing *H.pylori* infection in teenagers were 80%, cost of prevention of gastric cancer for each person would be calculated about 280,000 yen. Furthermore, curing *H.pylori* infection will prevent peptic ulcer and gastric MALT lymphoma etc, too. From these reasons, this procedure is thought to be excellent from the standpoint of medical economy.

Author: Taiji Akamatsu

Affiliation: Endoscopy Center, Nagano Prefectural Shinshu Medical Center

第4章

胃がんリスク層別化検査と検診

WHO 主導多施設ランダム化比較試験研究（GISTAR 研究）報告

Summary　ピロリ菌除菌とペプシノゲン法で胃がん死亡予防の有無を検証する，萎縮性胃炎を予知して胃がんを予防する研究（GISTAR研究）のプロトコルが作成され，40 ～ 64歳の男女3万人を対象に，RCT研究が開始された．介入群と非介入群（対照群）の両群間で，35％の死亡率減少効果が90％の確率で15年間，検証される予定である．

　2014年9月24日，WHO（世界保健機関）の一機関であるIARC（国際がん研究機関）の胃がん予防戦略として「ピロリ菌除菌　IARC作業部会報告（第8巻）」が，フランスのリヨンから全世界各国へ向けて発信された．2012年において，胃がんは毎年，全世界で約100万人が罹患し，そのなかで最も多いのは東アジア諸国で，そのほぼ50％が中国である．ついで多い国はラテンアメリカ，東欧諸国であり，胃がんの予防対策としてはピロリ菌除菌療法が推奨されている．毎年723,000人が死亡している[1]．LejaらのWHO IARC主導のランダム化比較試験（RCT）研究，すなわち「GISTAR研究」が報告[2, 3]されたが，これらは，筆者が報告[4]した胃がんリスク層別化検診（ABC検診）が有効である可能性を示唆している．

　GISTAR研究は，ラトビア，ベラルーシ，ロシア連邦の男女同数の15,000人，計30,000人の，40 ～ 64歳までの住民を対象に，ピロリ菌感染陽性の症例に対する除菌療法を行う．また，血清ペプシノゲン（PG）検査による萎縮性胃炎（PG I／II 比低値）の症例に対しては，筆者もガイドライン作成委員の一人として参加したMAPSガイドライン[5]に則り，胃がんリスク層別化検査（ABC法）後の上部消化管内視鏡検査，すなわち，胃がんリスク層別化検診（ABC検診）後，15年間の経過観察を行い，胃がん死亡減少効果の有無を検討する．15年後，または十分な症例が蓄積した時点で介入群（I群）と非介入群（対照群）（II群）両群間での統計学的に有意な胃がん死亡の差の有無を検討する．両群間で35％の死亡率減少効果が，90％のパワー，有意水準5％で検出されることが期待される．異なったPG測定試薬の検討[6]，非侵襲的検査の感度，全体の精度を計測するために，対照群にも上部消化管内視鏡検査を実施する．

　GISTAR研究の概念・要旨原文に，筆者が加筆・改変した総合企画図を図4-1に示す．

　血清PG測定は栄研化学株式会社のラテックス法，ピロリ菌感染測定は^{13}C-UBT（呼気試験），PG法のカットオフ値はPG I／II ≦2かつPG I ≦30ng/mLで要内視鏡精検者とし，生検病理組織は改訂シドニー分類で診断する．ピロリ菌陽性者は全員，マーストリヒト・ガイドライン[7]に従い，一次除菌療法を行い，上部消化管内視鏡検査で前がん病変の

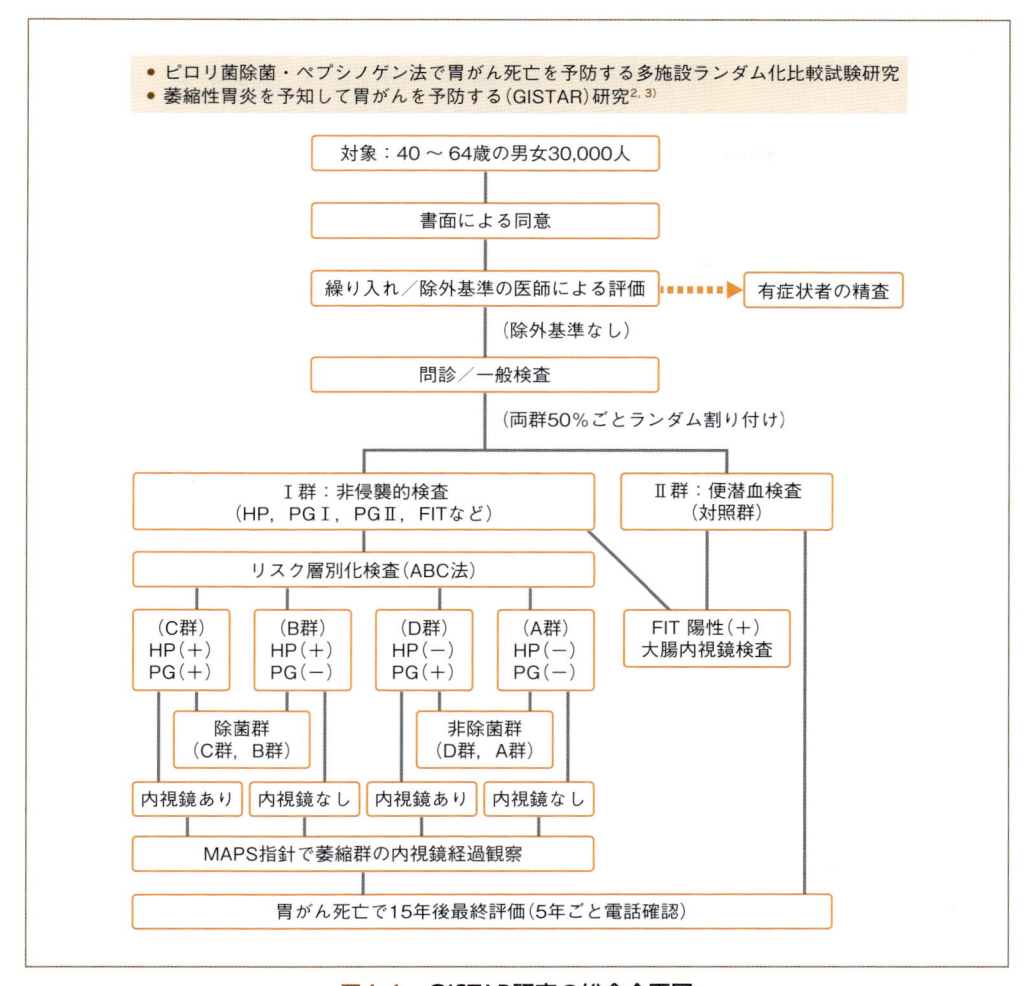

図4-1　GISTAR研究の総合企画図

HP：*Helicobacter pylori*（ピロリ菌），PG：pepsinogen（ペプシノゲン），FIT：fecal immunochemical test（免疫化学法便潜血検査），MAPS：Management of precancerous conditions and lesions in the stomach（前がん胃病変管理指針）

（WHO IARC Report 2014；8：152より改変）

症例も，MAPSガイドラインに準じて経過観察する．対照群は，参加者全員に便潜血検査（栄研化学株式会社のFIT DC-Sensor）を無料で行い，陽性（10μg/g便）の場合は大腸内視鏡検査を行う．その後は，各国の大腸がん検診プログラムのなかで管理する．

　除菌の有効性や薬剤耐性の疫学的知見は^{13}C-UBTを用いて除菌後6〜24ヵ月後に，副作用は45〜60日後に電話で問診調査する．5年ごとの面談か電話調査が行われ，胃がんの記録は国家がん罹患登録と死亡登録データベースにリンクし，英語・ラトビア語・ロシア語などの多言語による，ウェブ電子データ補束中央システムが構築され，調査結果はデータとして保存され，個人情報の管理が行われる．全データはマイクロソフト SOLに収められ，サンプルサイズは「グロボキャン2008」[8]により推定される．

　胃がん死亡は，5，10，15，20年後の経過観察で，観察期間15年間に5％の有意差，90％のパワーで，3万人の参加対象者で行われ，対照群で112人，介入群では73人と

推定される．胃がん死亡率，生存率，そのほかに，得られた各種データを用いた，費用対効果分析[9]も行う．血清PG値は胃粘膜萎縮の指標であり，低値は胃がんリスクと相関する．さらに，PG測定法とピロリ菌感染有無の両者を用いることは，現在，広く使用することができ，最もよい非侵襲的方法と考えられる．

　生涯一度で済むピロリ菌除菌療法とPG法のような血清マーカーによる検査の組み合わせで，胃がん死亡率減少効果を検討するRCTでの報告はいまだなく，本研究が最初である．とくにバルト諸国や東欧諸国などの胃がん多発国では，住民への胃がん対策は公衆衛生上の主要な施策である．IARCは，2013年3月26日に研究プロトコル，2015年10月2日に関連プロトコルを認可し，ラトビア中央医学倫理委員会もこれを許可し，独立したデータ安全性モニタリング委員会（DSMB）が設立された．

　本研究の成果は学会で発表され，査読付きの学術雑誌にて出版される．その結論は，胃がん予防やピロリ菌管理のための欧州および国際ガイドラインの改訂を考慮する際に必要な情報を提供することになると予測される．

　中間結果発表（第2報）が待たれる．

References

1) Working Group Report : IARC *Helicobacter pylori* Working Group (2014) . *Helicobacter pylori* Eradication as a Strategy for Preventing Gastric Cancer. Lyon, France : International Agency for Research on Cancer (IARC Working Group Reports, No. 8) .

2) Leja M, et al : Multicentre randomized study of *Helicobacter pylori* eradication and pepsinogen testing for prevention of gastric cancer mortality (Gastric cancer prevention study by predicting atrophic gastritis ; GISTAR) . IARC Working Reports 2014 ; 8 : 147-153.

3) Leja M, et al : Multicentric randomized study of *Helicobacter pylori* eradication and pepsinogen testing for prevention of gastric cancer mortality : the GISTAR study. BMJ Open 2017 ; 7 (8) : e016999.

4) Miki K : Gastric cancer screening by combined assay for serum anti-*Helicobacter pylori* IgG antibody and serum pepsinogen levels- "ABC method". Proc Jpn Acad Ser B Phys Biol Sci 2011 ; 87 (7) : 405-414.

5) Dinis-Ribeiro M, et al : Management of precancerous conditions and lesions in the stomach (MAPS) : guideline from the European Society of gastrointestinal endoscopy (ESGE) , European Helicobacter study Group (EHSG) , European Society of Pathology (ESP) , and the Sociedade Portuguesa de Endoscopia Digestiva (SPED) . Endoscopy 2012 ; 44 (1) : 74-94.

6) Leja M, et al : Detection of gastric atrophy by circulating pepsinogens : A comparison of three assays. *Helicobacter* 2017 : 22 (4) : e12393.

7) Malfertheiner P, et al : Management of *Helicobacter pylori* infection-the Maastricht V/Florence Consensus Report. Gut 2017 ; 66 (1) : 6-30.

8) Ferlay J, et al : GLOBOCAN 2008 v1.2, Cancer Incidence and Mortality Worldwide : IARC CancerBass No.10. Lyon, France : International Agency for Research on Cancer, 2010. (http://globocan.iarc.fr)

9) Saito S, et al : Cost-effectiveness of combined serum anti-*Helicobacter pylori* IgG antibody and serum pepsinogen concentration for screening for gastric cancer risk in Japan. Eur J Health Econ 2018;19 (4) : 545-555.

（三木一正）

Title: Report of a gastric cancer prevention RCT study by predicting atrophic gastritis; GISTAR conducted by WHO

Summary: The primary objective of gastric cancer prevention RCT study by predicting atrophic gastritis; GISTAR is to determine whether *H. pylori* eradication combined with pepsinogen testing reduces mortality from gastric cancer among 40-64-year-old individuals. A 35% difference in gastric cancer mortality between the groups of intervention and control is expected to be detectable at 90% power after 15 years if 30,000 individuals are recruited.

Author: Kazumasa Miki

Affiliations: Certified Non Profitable Organization President, Japan Research Foundation of Prediction, Diagnosis and Therapy for Gastric Center (JRF PDT GC) / Professor Emeritus, Toho University

NIH主導フィンランド人男性における大規模前向きコホート研究報告

Summary　フィンランド人男性21,859人を対象に平均13.9年間，NIH主導で初めての大規模前向きコホート研究を行った結果，329人の胃がんを発見し，*H.pylori* IgG抗体価・血清ペプシノゲンⅠ併用法の，胃がん発見予知指標としての有用性が示された.

　2018年3月現在のインターネット上での調査によれば，わが国では，胃がんリスク層別化検査（ABC法）を採用している自治体数は307（全自治体数の17.7％；東京都13区および8中核都市，京都府京都市，大阪府堺市，福岡県福岡市，北海道札幌市の4政令指定都市を含む），および200社を超える主要企業で，胃がんの一次スクリーニング法として，2種の血清マーカー〔ペプシノゲン（PG）値と*H.pylori* IgG抗体価〕を組み合わせる手法が使用されており，ABC法として知られている．2018年，NIH（アメリカ国立衛生研究所）のSongらによる報告[1]は，筆者の報告[2]の追試報告ともいえる内容であった.

　欧州での対象住民は，肺がん一次予防のためのαトコフェロール，βカロテンがん予防（ATBC）研究[3]のなかで，一般住民の血清検体を対象検体として用いた．南フィンランドの白人・喫煙歴あり・男性，年齢50〜59歳，1985〜1988年の間に参加した29,133人が検討対象である．参加者全員から家族歴，既往歴，生活歴，食生活などに関する問診項目を聴取し，空腹時血清は3年間収集され，測定時まで−70℃で保存された．NIHとフィンランドヘルシンキ両者の国際レビュー委員会から許可され，3〜5年間，最初のコホートの75％に相当する21,895人で測定され，血清PGⅠ値低値者を上部消化管内視鏡検査対象者とした.

　血清PGⅠ値は胃がん発生との関連で用いて，*H.pylori* 抗体価は各種消化器がんのコホート研究時に測定された値を使用した．3,555人の住民で胃がん発生リスクに関して，血清PGⅠ値と *H.pylori* 抗体価両者併用の有用性が評価され，胃がん発生の平均観察期間は13.9年（標準偏差6.8年）である．血清PGⅠ値は2ヵ所の研究所で測定された．1989〜1991年の間はアメリカカリフォルニアの研究所で測定されたが，サンフランシスコ地震による研究所倒壊のため，1992〜1993年の間はフィンランドのヘルシンキの研究所で測定された．両研究所間での血清PGⅠ値は調整され，血清PGⅠ値低値は2mg/L以下と決定された．血清 *H.pylori* 抗体価は2つの測定法の間で調整され，低PGⅠ値の胃がん発生のハザード値と95％信頼区間が，ハザードモデルを用いて測定された．ランダム化された日から，胃がん発生から死亡，あるいは2014年12月31日までの追跡期間が計算された.

　3,555人では，研究開始時の血清PGⅠ値と血清 *H.pylori*（HP）抗体価が判明しており，オッズ比と4つの分類，A群〔HP（−）・PGⅠ（正常）；対照群〕，B群〔HP（＋）・PGⅠ（正常）〕，C群〔HP（＋）・PGⅠ（低値）〕，D群〔HP（−）・PGⅠ（低値）〕で測定された．研究開始時と3年間追跡後，A，B，C，D各群それぞれの血清PGⅠ値の変化が分析され，3,462人（約97.4％）の参加者で開始時血清PGⅠ値と *H.pylori* 抗体価の両者が使用された．5年，5〜10年，および10年以上の潜在胃がんの発生と両指標との関連性が推定され，感度分析も行われた．各種の統計学的分析は，9.3（SAS Institute Inc. Cary NC）を用いて行い，*P* 値は両側で検討し，*P*＜0.05を有意とした．

　結果は，血清低PGⅠ値は胃がんリスク因子（ハザード比2.68，95％，信頼区間1.99〜3.61）であり，血清PGⅠ値とHP値と抗体価両者併用による4群（A,B,C,D）では，それぞれA群に対しB群1.79（1.21〜2.64），C群3.85（2.26〜6.28），D群6.35（2.20〜18.34）と，胃がん発生のオッズ比がA→B→C→Dへと増加した．今回の分析は，日本のABC法で低PGⅠ値が定義されたもの（PGⅠ≦70ng/mLかつPGⅠ/Ⅱ≦3）と類似した4群に基づいた検討結果である．PGⅠ値低値の定義が異なっているとはいえ，噴門部胃がん（67人）発生数は非噴門部胃がん（197人）より少なく，日本からの既報[4]と類似していた．

　本報告は，血清 *H.pylori* 抗体とPGⅠ値との関連性を欧州一般住民で検討した最初の報告である．また，*H.pylori* 抗体価と血清PGⅠ値が研究開始時にすでに測定してあり，13.9年間という長期間前向きに検討し，その間に329人の胃がん発生をとらえ，欧州一般住民を対象としたこれまでで最も大きな集団での検討で，ABC法4群分類別，発生部位別，および病理組織学的分類別の検討などを可能とした．

　結論として，*H.pylori* 抗体価と血清PGⅠ値は胃がん，とくに非噴門部胃がん発生の予知因子として有用である．この非侵襲的で，比較的安価な方法であるABC法は，住民個々人への内視鏡検査勧奨，あるいはピロリ菌除菌治療推奨の方法として用いることも可能である．

　今後は，費用対効果[5]に関する研究やリスク分類別検診間隔の研究などが，いわゆるテーラーメイド検診の確立には必要となる．わが国でのABC法の有用性を示唆する報告[6〜8]，およびABC法に関する中国での大規模治験開始の報告[9,10]などもあり，わが国でもABC法を使用した胃がんリスク層別化検診（ABC検診）の普及が期待される．

References

1) Song M, et al：Serum pepsinogen 1 and anti-*Helicobacter pylori* IgG antibody as predictors of gastric cancer risk in Finnish males. Aliment Pharmacol Ther 2018；47（4）：497-503.

2) Miki K：Gastric cancer screening by combined assay for serum anti-*Helicobacter pylori* IgG antibody and serum pepsinogen levels-"ABC method". Proc Jpn Acad Ser B Phys Biol Sci 2011；87（7）：405-414.

3) The Alpha-Tocopherol, Beta Carotene Cancer Prevention Study Group：The effect of vitamin E and beta carotene on the incidence of lung cancer and other cancers in male smokers. N Engl J Med 1994；330（15）：1029-1035.

4) Charvat H, et al：Prediction of the 10-year probability of gastric cancer occurrence in the Japanese population：the JPHC study cohort II. Int J Cancer 2016；138 (2) ：320-331.

5) Saito S, et al：Cost-effectiveness of combined serum anti-*Helicobacter pylori* IgG antibody and serum pepsinogen concentration for screening for gastric cancer risk in Japan. Eur J Health Econ 2018；19 (4) ：545-555.

6) Ikeda F, et al：Combination of *Helicobacter pylori* antibody and serum pepsinogen as a good predictive tool of gastric cancer incidence：20-year predictive data from the Hisayama study. J Epidemiol 2016；26 (12) ：629-636.

7) Yamaguchi Y, et al：Gastric cancer screening by combined assay for serum anti-*Helicobacter pylori* IgG antibody and serum pepsinogen levels--The ABC Method. Digestion 2016；93 (1) ：13-18.

8) Taniyama Y, et al：Estimation of lifetime cumulative incidence and mortality risk of gastric cancer. Jpn J Clin Oncol 2017；47 (11) ：1097-1102.

9) Chen XZ, et al：Gastric cancer screening by combined determination of serum *Helicobacter pylori* antibody and pepsinogen concentrations：ABC method for gastric cancer screening. Chin Med J 2018；131 (10) ：1232-1239.

10) Cai Q, et al：Development and validation of a prediction rule for estimating gastric cancer risk in the Chinese high-risk population：a nationwide multicentre study. Gut 2019. [Epub ahead of print]

（三木一正）

Title: Report of a prospective cohort study with a large population of Finnish male conducted by NIH

Summary: A prospective cohort study with a large population of 21,895 Finnish male report conducted by NIH that there were 329 gastric cancers diagnosed an average of 13.9 years after baseline shows that joint consideration of serum pepsinogen 1 and anti-*Helicobacter pylori* IgG antibodies is potentially useful predictor for the development of gastric cancer risk.

Author: Kazumasa Miki

Affiliations: Certified Non Profitable Organization President, Japan Research Foundation of Prediction. Diagnosis and Therapy for Gastric Center (JRF PDT GC) / Professor Emeritus, Toho University

3 胃がん生涯累積発生および死亡リスクの推定

Summary 生涯累積リスクは，一生のうちにその病気に罹患する確率を表し，年齢階級別の罹患率と死亡率をもとに，生命表の手法を用いて算出することができる．*H.pylori* IgG抗体価とペプシノゲン値の組み合わせによるリスク層別化検査による胃がんの生涯累積罹患リスクは，男性でA群2.4%，B群10.8%，C群26.7%，D群35.5%であり，女性でそれぞれ1.2%，5.5%，13.5%，18.0%である．同様に生涯死亡リスクでは，男性でそれぞれ0.8%，3.6%，9.0%，12.0%，女性でそれぞれ0.4%，1.7%，4.2%，5.7%である．

2人に1人ががんになる

　国立がん研究センター「がん情報サービス」では，生涯累積がん罹患リスクを算出して毎年公開している．累積リスクは，ある年齢までにある病気に罹患する（その病気と診断される）確率であり，生涯累積罹患リスクの場合は，一生のうちにある病気に罹患する確率を表す．がん情報サービスで掲載している累積罹患リスクの値は，年齢階級別の罹患率と死亡率をもとに，生命表の手法を用いて算出されている．この手法では，0歳の人100人からなる集団を想定し，その集団を加齢させて，発生したがん罹患者と死亡者を減らしていき，最終的に0人になった時点で，それまでのがん罹患者の数を合計する．それが生涯累積罹患リスク（100人中何人が，一生のうちにがんに罹患するか）に相当する．2014年のデータでは，がん全体の生涯累積罹患リスクは男性62%，女性47%であり，男女とも2人に1人が一生のうちにがんと診断されると解釈される．胃がんの場合は男性11%，女性5%で，それぞれ9人に1人，19人に1人である．

リスク因子別の生涯累積リスク

　上記の確率はあくまで男性なら日本人男性全体の値であり，リスク因子による違いを考慮していない．しかし，喫煙と肺がん，ピロリ菌と胃がんのように，大きなリスク因子の有無によって当然生涯リスクは異なるはずである．そこで，最近はリスク因子別にがんの生涯累積リスクを算出する取り組みが始まっている．胃がんについては，*H.pylori* IgG抗体価とペプシノゲン値の組み合わせを用いたABCD群別に[1]，生涯累積リスクを算出した結果が報告されている[2]．

　図4-2および図4-3に，男性および女性のABCD群別の胃がんの生涯累積罹患リスクを示す．A群，B群，C群，D群の生涯累積胃がん罹患リスクは，男性でそれぞれ2.4%，10.8%，26.7%，35.5%，女性でそれぞれ1.2%，5.5%，13.5%，18.0%である．

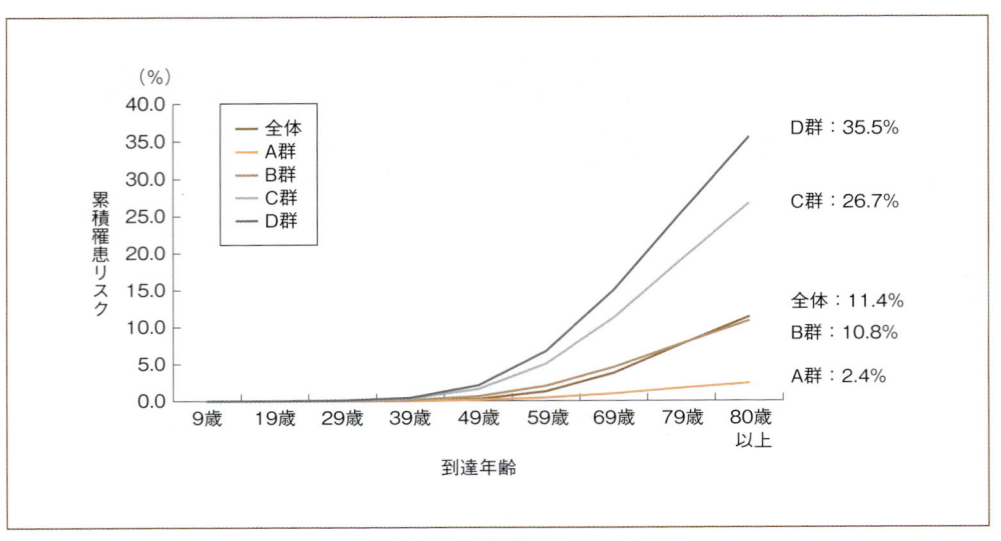

図4-2　胃がん累積罹患リスク（男性）

A：ピロリ菌（−）・萎縮性胃炎（−），B：ピロリ菌（＋）・萎縮性胃炎（−）
C：ピロリ菌（＋）・萎縮性胃炎（＋），D：ピロリ菌（−）・萎縮性胃炎（＋）

(Taniyama Y, et al：Jpn J Clin Oncol 2017；47（11）：1097-1102)

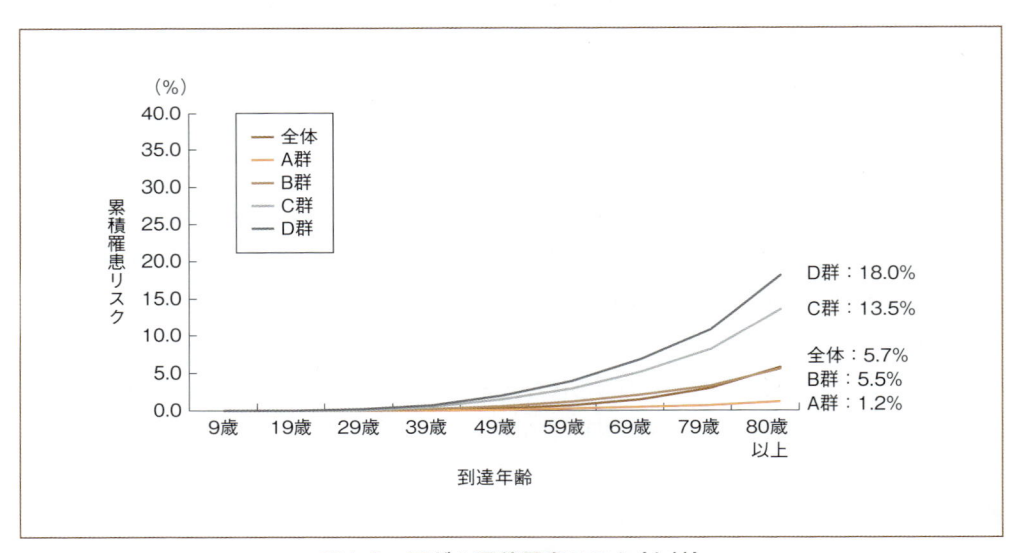

図4-3　胃がん累積罹患リスク（女性）

A：ピロリ菌（−）・萎縮性胃炎（−），B：ピロリ菌（＋）・萎縮性胃炎（−）
C：ピロリ菌（＋）・萎縮性胃炎（＋），D：ピロリ菌（−）・萎縮性胃炎（＋）

(Taniyama Y, et al：Jpn J Clin Oncol 2017；47（11）：1097-1102)

男女とも，全群を合わせたリスクはB群の値に近い．リスクが最大のD群では，男性で3人に1人，女性で6人に1人が一生のうちに胃がんと診断される計算となる．特定の部位のがんのリスクがこれほど大きくなることは，ピロリ菌による胃がんリスクの大きさを物語っている．

　図4-4および**図4-5**は死亡率で同様に男女別生涯累積リスクを算出した結果であり，男

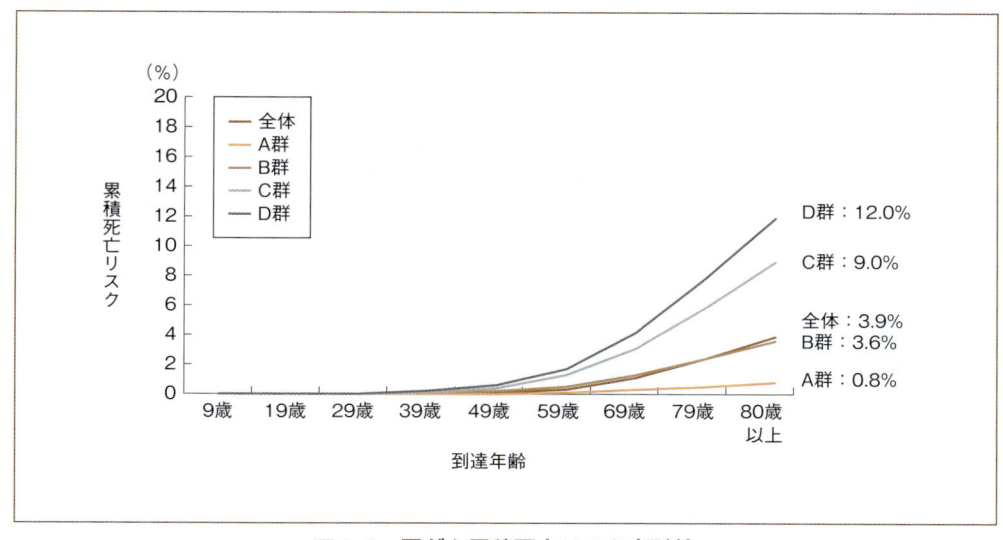

図4-4　胃がん累積死亡リスク（男性）
A：ピロリ菌（−）・萎縮性胃炎（−），B：ピロリ菌（＋）・萎縮性胃炎（−）
C：ピロリ菌（＋）・萎縮性胃炎（＋），D：ピロリ菌（−）・萎縮性胃炎（＋）
(Taniyama Y, et al：Jpn J Clin Oncol 2017；47（11）：1097-1102)

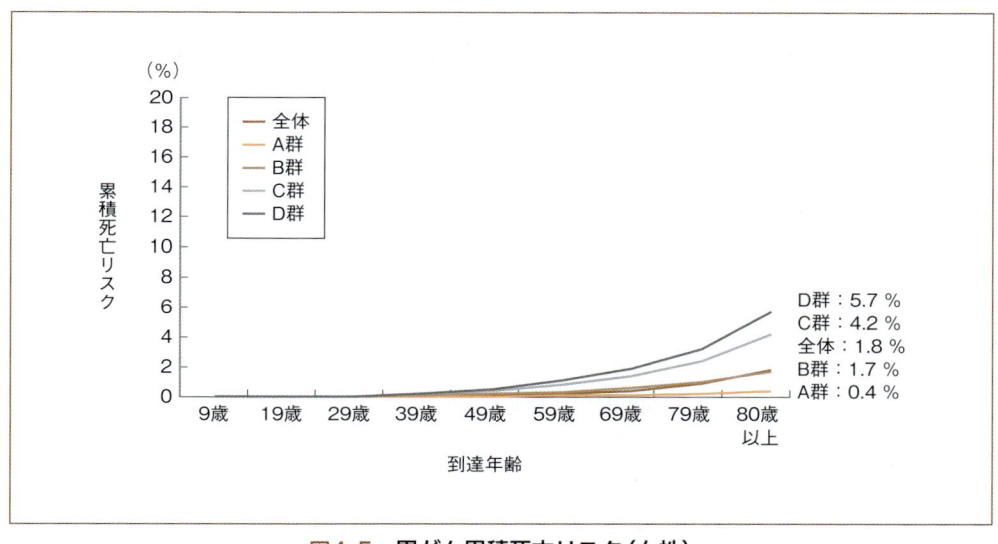

図4-5　胃がん累積死亡リスク（女性）
A：ピロリ菌（−）・萎縮性胃炎（−），B：ピロリ菌（＋）・萎縮性胃炎（−）
C：ピロリ菌（＋）・萎縮性胃炎（＋），D：ピロリ菌（−）・萎縮性胃炎（＋）
(Taniyama Y, et al：Jpn J Clin Oncol 2017；47（11）：1097-1102)

性でA, B, C, D群それぞれ0.8%, 3.6%, 9.0%, 12.0%, 女性でそれぞれ0.4%, 1.7%, 4.2%, 5.7%である．リスクが最大のD群では，男性で8人に1人，女性で18人に1人が胃がんで死亡する計算となる.

✛ 除菌による効果

　ピロリ菌除菌の効果については，無症候者の胃がん発症リスクをおおむね30～40%低下させるという結果が報告されている[3～5]．仮に除菌がB群およびC群の胃がん発症リスクを30%低下させると仮定すると，男性でB群の10.8%が7.6%に，C群の26.7%が18.7%に，女性でB群の5.5%が3.9%に，C群の13.5%が9.5%になる計算となり，男女とも除菌後のリスクは1つ下の群（B群の場合A群，C群の場合B群）のリスクより高いままである．除菌後の胃がん発症リスクの減少効果は，萎縮性胃炎の有無などによって効果が異なることが指摘されている[4]．リスク層別化による胃がん予防を実装していく際の課題として，除菌による効果を最大化する方策を検討することが必要だと考えられる．

References

1) Miki K : Gastric cancer screening by combined assay for serum anti-*Helicobacter pylori* IgG antibody and serum pepsinogen levels- "ABC method". Proc Jpn Acad Seri B Phy Biol Sci 2011 ; 87 (7) : 405-414.

2) Taniyama Y, et al : Estimation of lifetime cumulative incidence and mortality risk of gastric cancer. Jpn J Clin Oncol 2017 ; 47 (11) : 1097-1102.

3) Fuccio L, et al : Meta-analysis : can *Helicobacter pylori* eradication treatment reduce the risk for gastric cancer? Ann Intern Med 2009 ; 151 (2) : 121-128.

4) Seta T, et al : Effectiveness of *Helicobacter pylori* eradication in the prevention of primary gastric cancer in healthy asymptomatic people : A systematic review and meta-analysis comparing risk ratio with risk difference. PloS One 2017 ; 12 (8) : e0183321.

5) Lee YC, et al : Association Between *Helicobacter pylori* Eradication and Gastric Cancer Incidence : A systematic review and meta-analysis. Gastroenterology 2016 ; 150 (5) : 1113-1124.

（片野田耕太）

Title: Estimated lifetime cumulative risk of stomach cancer incidence and mortality

Summary: Lifetime cumulative risk is the probability of incidence of a given disease through lifetime, which is calculated from age-specific incidence and mortality rates using a lifetable method. Lifetime cumulative incidence risk of stomach cancer, according to a combination of *Helicobacter pylori* antibody test and pepsinogen test, is Group A: 2.4%, B: 10.8%, C: 26.7%, and D: 35.5% among males, A: 1.2%, B: 5.5%, C: 13.5%, and D: 18.0% among females. Corresponding lifetime mortality risk is A: 0.8%, B: 3.6%, C: 9.0%, and D: 12.0% among males, and A: 0.4%, B: 1.7%, C: 4.2%, and D:5.7% among females.

Author: Kota Katanoda

Affiliation: Division of Cancer Statistics Integration, Center for Cancer Control and Information Services, National Cancer Center

4 胃がん罹患予測への有用性

Summary 地域住民を対象とした前向きコホート研究（久山町研究）の成果を用いて，将来の胃がんの罹患予測におけるABC法（*H.pylori* IgG抗体価＋ペプシノゲン値によるリスク層別化）の有用性を検討した．その結果，A群に比べ，B，C＋D群の順で胃がん罹患のリスクは有意に上昇した．また，*H.pylori* 抗体と胃がんのほかのリスク因子からなるモデルより，ABC法を含むモデルのほうが，胃がん罹患の予測能が高かった．ABC法は胃がん高リスク者の特定に有用と考えられる．

■ ABC法と胃がん罹患のリスク

ピロリ菌の感染が胃がん罹患の重要なリスク因子であることは知られており，ピロリ菌の感染者は将来の胃がん罹患の高リスク者として，多くの医療現場で治療や予防対策が行われている．一方，ピロリ菌の持続感染から起こる萎縮性胃炎は胃がんの発生母地であることが知られているが，*H.pylori* 抗体価と萎縮性胃炎の指標であるペプシノゲン法を組み合わせたABC法が，胃がんの罹患予測に有用なツールであるかどうかを検討した報告はほとんどない．そこで，1961年から福岡県糟屋郡久山町で継続中の地域住民を対象とした前向きコホート研究（久山町研究）の成績を用いて，将来の胃がんの罹患予測におけるABC法の有用性を検討した[1]．

1988年に久山町健診を受診した40歳以上の住民のうち，胃がんや胃切除の既往がない2,446人（男性 1,016人，女性 1,430人，平均年齢 58.3歳）を20年間追跡し，胃がん新規罹患の有無を調査した．ABC法に基づき，追跡開始時の*H.pylori*（HP）抗体価とペプシノゲン（PG）値によりA群〔HP（−）・PG（−）〕，B群〔HP（＋）・PG（−）〕，C群〔HP（＋）・PG（＋）〕，D群〔HP（−）・PG（＋）〕の4群に対象者を分類した．

追跡期間中に123人が胃がんに罹患した．20年間での胃がんの累積罹患率は，A群に比べ，B，C，D群の順で有意に上昇したが，C群とD群の間に有意差は認められなかった（図4-6）．そこで，PG値が陽性であるC群とD群は，胃がん罹患のリスクに差がないと考え，以後の検討はC＋D群として行った．

次に，A群に対するB，C＋D群の胃がん罹患リスクをコックス比例ハザードモデルを用いて算出した（表4-1）．性年齢調整後の胃がん罹患のハザード比は，B群 4.43，C＋D群 11.6とA群と比べ有意に高かった（両$P<0.05$）．この関係は性別，年齢に加え，胃がんのほかのリスク因子（BMI，血清総コレステロール，HbA1c，喫煙習慣，総エネルギー摂取量，塩分摂取量）を用いた多変量調整後も認められた．

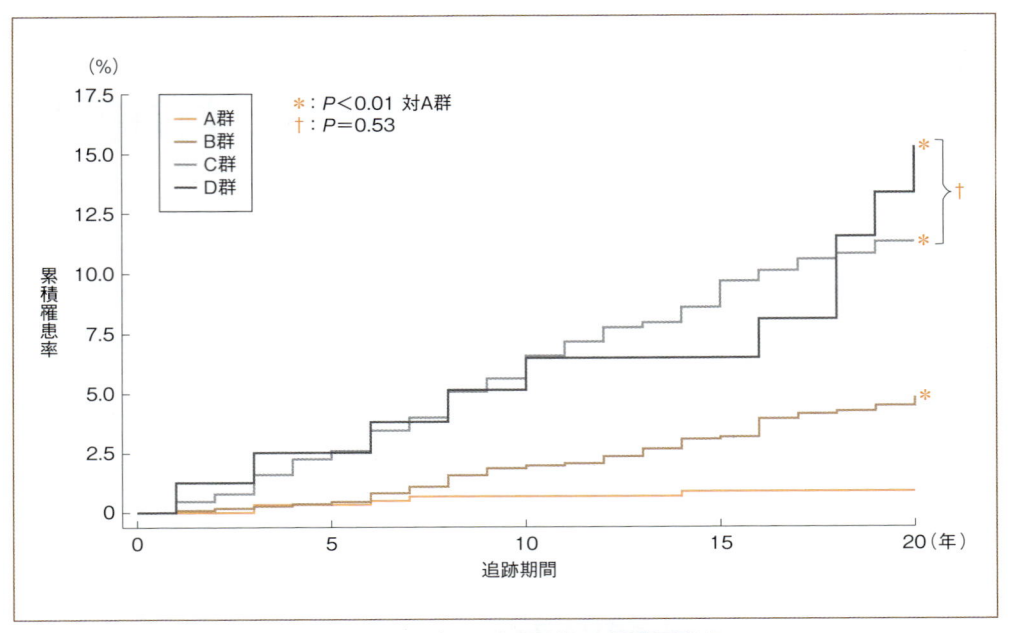

図4-6　ABC法による胃がんの累積罹患率

久山町男女2,446人，40歳以上，1988～2008年.

(Ikeda F, et al：J Epidemiol 2016；26（12）：629-636)

表4-1　ABC法による胃がんの罹患率，ハザード化

	A群	B群	C＋D群
対象者数（人）	606	1,126	714
罹患者数（人）	5	48	70
性年齢調整後の 1,000人年あたりの罹患率	0.6	2.4	6.7
性年齢調整後のハザード比 （95％信頼区間）	1.00	4.43[*] （1.76～11.14）	11.6[*] （4.68～28.87）
多変量調整[†]後のハザード比 （95％信頼区間）	1.00	4.08[*] （1.62～10.28）	11.1[*] （4.45～27.46）

久山町男女 2,446人，1988～2008年.

＊：$P < 0.01$ 対A群

†：性別，年齢，BMI，総コレステロール値，HbA1c値，喫煙習慣，総エネルギー摂取量，塩分摂取量で調整.

(Ikeda F, et al：J Epidemiol 2016；26（12）：629-636)

⬛ ABC法の胃がん罹患予測能

　　続いて，罹患予測モデルの疾患発症の判別能の指標であるROC曲線下面積，net reclassification improvement（NRI）とintegrated discrimination improvement（IDI）を用いて，将来の胃がん罹患予測におけるABC法の有用性を検討した．前述の胃がんのほかのリスク因子に*H.pylori*抗体陽性の有無を加えたモデルのROC曲線下面積は0.732であったが，*H.pylori*抗体陽性の有無の代わりにABC法を加えることにより0.773へと有意に上昇した（$P = 0.005$）．さらに，NRIおよびIDIについても，three category NRI 0.153（Z_{NRI}＝2.76，P=0.006），continuous NRI 0.591（Z_{NRI}＝6.38，$P<0.001$），IDI 0.038（Z_{IDI}＝4.56，$P<0.001$）とABC法を追加することにより，罹患予測モデルによる追跡期間中の胃がん罹患者と非罹患者の判別能の精度は有意に改善した．このように，ピロリ菌の感染の有無のみならず萎縮性胃炎の有無を考慮したABC法を用いた罹患予測モデルは，将来の胃がん罹患の判別能が高いことがわかった．

　以上の結果から，ABC法は，将来の胃がん罹患リスクを予測するうえで有用と考えられる．今後，さまざまな研究からデータが集積され，胃がん高リスク者を選別したうえでのより効率のよい胃がん検診が行われることが期待される．

Reference

1）Ikeda F, et al：Combination of *Helicobacter pylori* antibody and serum pepsinogen as a good predictive tool of gastric cancer incidence：20-year prospective data from the Hisayama Study. J Epidemiol 2016；26（12）：629-636.

（池田文惠／二宮利治）

Title: Usefulness of the ABC method as a good predictive tool of gastric cancer incidence

Summary: There have been few reports regarding whether the ABC method has a discriminatory ability for gastric cancer incidence. Therefore we examined this issue prospectively in a Japanese community-dwelling individuals aged ≥40 years (Hisayama Study). As a result, the risks of gastric cancer incidence increased with Group B and Group C and D combined, compared with Group A. Moreover, when the multivariable model with *Helicobacter pylori* antibody was changed into that with the ABC method, the discriminatory ability increased significantly. Our findings suggest that the ABC method is useful to select the high-risk individual of gastric cancer incidence.

First Author: Fumie Ikeda

Affiliation: Department of Medicine and Clinical Science, Graduate School of Medical Sciences, Kyushu University

胃がんリスクチェック
ツールの開発

Summary 多目的コホート研究（JPHC研究）において，質問票への回答と血液の提供があった40〜69歳の地域住民約19,000人を対象とし，性別，年齢，ABC法，喫煙習慣，胃がんの家族歴，高塩分食品摂取により，10年間の胃がん罹患確率を予測するモデルを開発した．胃がんの罹患については，1993〜2009年までの追跡調査のデータを用いた．これをもとに，インターネット上で簡便に利用できる「胃がんリスクチェックツール」の公開を行った．

　国立がん研究センターでは，いろいろな生活習慣と，がん・脳卒中・虚血性心疾患・糖尿病などの病気との関係を明らかにし，日本人の生活習慣病予防と健康寿命の延伸に役立てるため，「多目的コホート研究（JPHC研究）」を実施している．本項では，多目的コホート研究の成果をもとにした，「胃がんリスクチェックツール」の開発について解説する．

多目的コホート研究での胃がんリスク予測モデル

　対象は，1993〜1994年の調査で生活習慣についての質問票への回答と血液の提供があった，全国6地域の40〜69歳の住民約19,000人である．胃がんの罹患について，16年間追跡したデータを用い，ABC法，生活習慣により10年間で胃がんに罹患する確率を予測するモデルを報告した[1]．ABC法は，血漿の測定値によりピロリ菌感染（抗 *H.pylori* IgG抗体価 10U/mL以上）と萎縮性胃炎（ペプシノゲン I 70ng/mL以下，かつペプシノゲン I／II比3.0以下）を定義することにより行った．また，喫煙習慣，胃がんの家族歴，高塩分食品の摂取が胃がんリスクに関連することがわかっているため，これらの生活習慣を含めた胃がんリスク予測モデルの構築も行った．

ABC法，性別，年齢および生活習慣から胃がんの罹患確率を予測

　図4-7にABC法，性別，年齢および生活習慣（喫煙習慣，胃がんの家族歴，高塩分食品摂取）から予測される10年間の胃がん罹患確率を男女別，年齢別に示した．性別・年齢とABC法のみを用いて算出した場合の確率を中央の棒グラフで示し，両側は胃がんリスクに関係する生活習慣の有無別の確率を示している．ABC法が同じ群で同じ年齢であっても，生活習慣によって胃がんの罹患確率に違いがみられた．

　男性が10年間で胃がんに罹患する確率は，0.04％（40歳，A群，生活習慣リスクなし）〜14.87％（70歳，D群，生活習慣リスクあり）であった．一方，女性では，確率は0.03％（40歳，A群，生活習慣リスクなし）〜4.91％（70歳，D群，生活習慣リスクあり）であっ

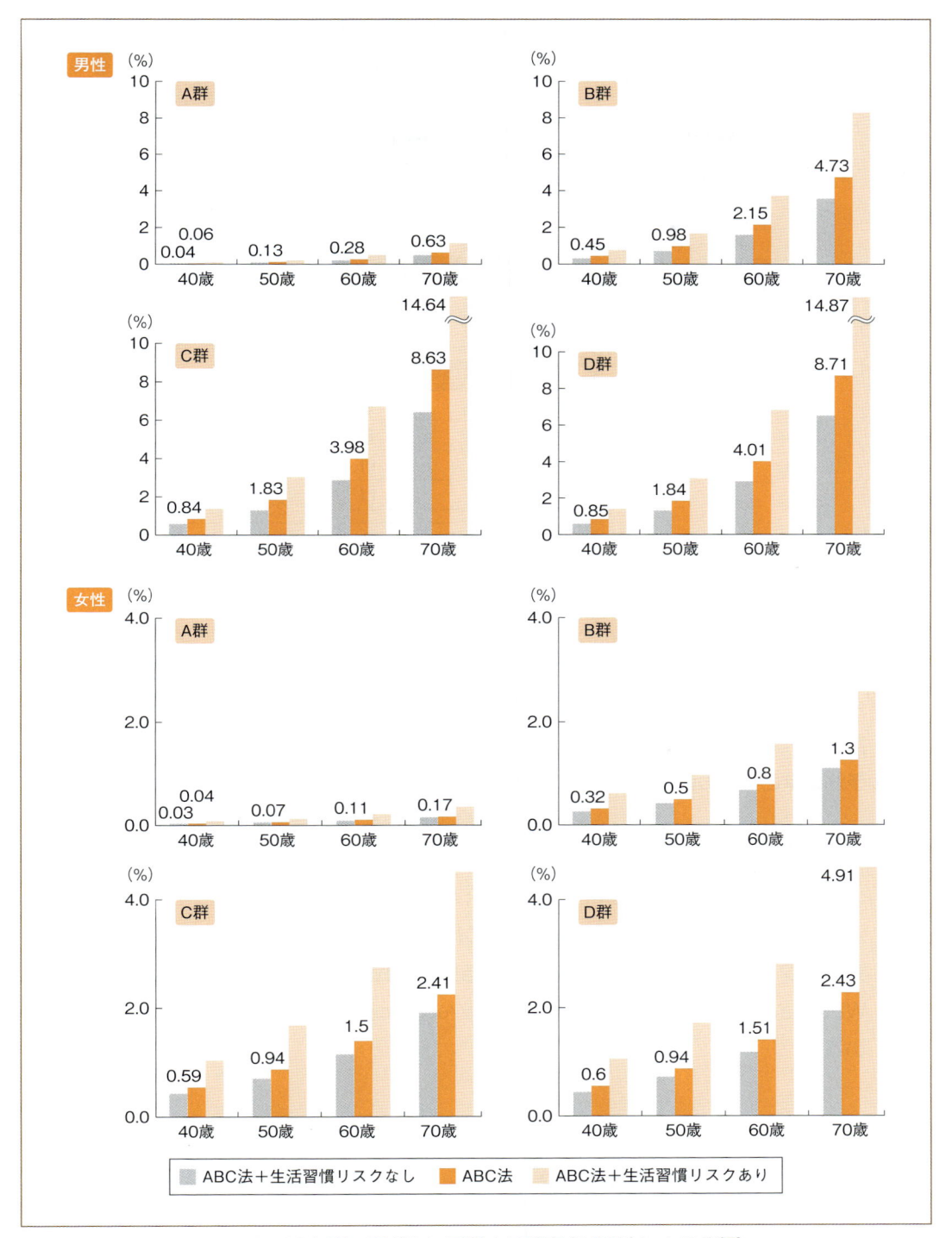

図4-7　10年間で胃がんに罹患する確率（ABC法による分類）

A群：ピロリ菌（−）・萎縮性胃炎（−）　　B群：ピロリ菌（＋）・萎縮性胃炎（−）
C群：ピロリ菌（＋）・萎縮性胃炎（＋）　　D群：ピロリ菌（−）・萎縮性胃炎（＋）

（Charvat H, et al：Int J Cancer 2016；138（2）：320-331）

表4-2　10年間の胃がん罹患確率を算出する簡易スコア

年齢（女性）		喫煙		スコア	10年間での確率（%）
40～44	0	非喫煙・過去喫煙	0	0～10	≦0.4
45～49	1	現在喫煙	1	11	0.6
50～54	2	**高塩分食品**		12	0.7
55～59	3	なし	0	13	0.9
60～64	4	あり	1	14	1.2
65～70	5	**胃がんの家族歴**		15	1.5
年齢（男性）		なし	0	16	1.9
40～44	1	あり	1	17	2.5
45～49	3	**ABC法**		18	3.2
50～54	4	A	0	19	4.1
55～59	6	B	8	20	5.2
60～64	8	C	11	21	6.6
65～70	10	D	11	22	8.3
		計	/24	23	10.6
				24	13.4

(Charvat H, et al：Int J Cancer 2016；138（2）：320-331)

た．簡易に罹患確率がわかるスコアの作成も併せて行った（**表4-2**）．たとえば，スコアを合計して，0～10点の場合，10年間で胃がんに罹患する確率は0.4%以下，スコアの合計が15点の場合，確率は1.5%となる．今後，独立した別のコホートで，モデルによる予測確率と実際の確率が一致することを確認する必要がある．

◼ WEBによる胃がんリスクチェックツール

　個人の胃がんリスクが確率として示されることにより，国民がリスクを正しく知り，生活習慣の改善や，胃がん検診の受診などの行動に結びつくことが期待される．国立がん研究センターでは，胃がんリスク予測の結果を国民が簡便に知ることができるように，WEBによるリスクチェックツール（https://epi.ncc.go.jp/riskcheck/gastric/）を提供している．

◤ Reference

1) Charvat H, et al：Prediction of the 10-year probability of gastric cancer occurrence in the Japanese population：the JPHC study cohort II. Int J Cancer 2016；138（2）：320-331.

（島津太一）

Title: Development of gastric cancer risk check tool

Summary: We developed a risk prediction model allowing the estimation of the 10-year cumulative probability of gastric cancer occurrence. The study population consisted of about 19,000 community dwelling individuals aged 40-69 years from the Japanese Public Health Center-based Prospective Study who responded self-administered questionnaire and provided blood samples. They were followed-up from 1993 to 2009. The final model included age, gender, the ABC method, smoking status, family history of gastric cancer and consumption of highly salted food. Based on the resulting model, we provided a user-friendly on-line gastric cancer risk check tool.

Author: Taichi Shimazu

Affiliation: Division of Prevention, Center for Public Health Sciences, National Cancer Center

6

胃がんリスク層別化の
疫学的評価

Summary　筆者らは，地域住民健診のデータを利用したコホート研究によって，*H.pylori* 抗体測定と萎縮性胃炎の血清診断法であるペプシノゲン法の組み合わせ（ABC法）により胃がんのリスクが層別化できることを示した．近年，日本ではピロリ菌の感染率が急速に低下しつつある．胃がんの高リスク群を適切に設定し，胃がん検診の対象を絞り込むことが必要である．

■ 京都府で行ったコホート研究

　H.pylori 抗体測定と萎縮性胃炎（AG）の血清診断法であるペプシノゲン（PG）法[1]の組み合わせにより胃がんの高リスク群が設定できることを証明するため，地域住民健診のデータを利用したコホート研究を行った[2]．

　対象は，京都府の2つの町で1987年に基本健康診査を受けた35歳以上の住民2,859人（男性1,011人，女性1,848人）である．健診時の血清を用いて*H.pylori* IgG抗体価とPG値を測定した．対象者の性別・年齢分布と，ピロリ菌感染，AGの頻度を**表4-3**に示す．

　2つの町のがん登録により胃がんの追跡調査を行った．がん登録は病院からの報告や保健師の調査活動，死亡個票などから成り立っている．住民の流動性が低く，死亡個票のみで確認された患者（DCO）は8.2%であり，比較的精度の高い情報と考えられた．また，ピロリ菌の除菌が保険適用となる前の調査であり，対象者に除菌治療を受けた者は含まれ

表4-3　対象者の性別・年齢分布，ピロリ菌感染と萎縮性胃炎（AG）の頻度

年齢	男性			女性		
	対象者数	ピロリ菌感染（%）	AG（%）	対象者数	ピロリ菌感染（%）	AG（%）
35 ～ 54	162	74.7	27.2	492	68.7	28.3
55 ～ 74	633	82.5	45.0	1,100	74.3	40.6
75 ～	216	78.7	44.4	256	70.3	43.8
計	1,011	80.4	42.0	1,848	72.2	37.8

表4-4　ピロリ菌感染と萎縮性胃炎（AG）それぞれの胃がん発生数，
性年齢調整ハザード比と95%信頼区間

リスク因子		人数	胃がん発生数	ハザード比	95%信頼区間	*P*値
ピロリ菌感染	（－）	711	5	1.00		
	（＋）	2,148	56	3.42	1.37 ～ 8.56	0.008
AG	（－）	1,736	17	1.00		
	（＋）	1,123	44	3.74	2.13 ～ 6.57	< 0.001

表4-5　ピロリ菌感染と萎縮性胃炎（AG）の組み合わせによる胃がん発生数，
性年齢調整ハザード比と95％信頼区間

	リスク因子	人数	胃がん発生数	ハザード比	95％信頼区間	P値
A群	HP 感染（−）・AG（−）	642	2	1.00		
B群	HP 感染（＋）・AG（−）	1,094	15	4.20	0.96 〜 18.40	0.057
C群	HP 感染（＋）・AG（＋）	1,054	41	11.23	2.71 〜 46.51	0.001
D群	HP 感染（−）・AG（＋）	69	3	14.81	2.47 〜 88.80	0.003
	計	2,859	61			

ていない．1996年末までの観察（平均観察期間9.3年）で，61人の胃がん患者（男性33人，女性28人）が確認された．ピロリ菌感染（*H.pylori* 抗体陽性）およびAG（PG法陽性）の性年齢調整ハザード比（95％信頼区間，*P*値）を，コックス比例ハザードモデルを用いて解析した．

　ピロリ菌感染およびAGそれぞれからみた胃がん発生数と性年齢調整ハザード比を**表4-4**に示す．ピロリ菌感染はハザード比3.42（95％信頼区間1.37 〜 8.56，*P*＝0.008），AGの存在はハザード比3.74（95％信頼区間2.13〜6.57，*P*＜0.001）と，いずれも胃がん発生率が有意に高かった．ピロリ菌感染とAGを組み合わせた場合，いわゆるABC法の胃がん発生数と性年齢調整ハザード比を**表4-5**に示す．ピロリ菌感染者において，AGがない場合（B群）のハザード比は4.20（95％信頼区間0.96〜18.40，*P*＝0.057）であったが，AGがある場合（C群）のハザード比は11.23（95％信頼区間2.71〜46.51，*P*＝0.001）と大きく上昇した．また，AGが存在しながらピロリ菌陰性（*H.pylori* 抗体陰性）の群（D群）では，ハザード比が14.81（95％信頼区間2.47 〜 88.80，*P*＝0.003）と最も高いことが示された．なお，この群の大部分は，AGおよび腸上皮化生が高度に進行して胃粘膜にピロリ菌が生息しにくくなった状態と考えられる．

◆ 胃がんリスク検診としての応用

　日本における胃がんの年齢調整死亡率はこの半世紀で急激に減少しているが，胃がん死亡数は高齢化の影響を受けて5万人前後と高止まりしてきた．2011年以降徐々に減少しているものの，早期診断のための社会的な対策は今なお重要である．胃X線検査および内視鏡検査を用いた胃がん検診は，疫学的に胃がん死亡率の減少が証明されている[3]．しかし，胃がんの主な原因であるピロリ菌の感染率は低下し，筆者が関与する胃がん内視鏡検診の受診者にもピロリ菌未感染例が少なからず含まれるようになってきている．

　地域住民を対象としたコホート研究の結果から，血清*H.pylori* IgG抗体価とPG値を組み合わせて評価することにより，胃がんの高リスク群を設定できることが示された．このABC法は，胃がん検診対象者を絞り込んで検診の効率を高めるという点において有用と思われる．

References

1) Miki K, et al: Serum pepsinogens as a screening test of extensive chronic gastritis. Gastroenterol Jpn 1987; 22 (2): 133-141.

2) Mizuno S, et al: Prescreening of a high-risk group for gastric cancer by serologically determined *Helicobacter pylori* infection and atrophic gastritis. Dig Dis Sci 2010; 55 (11): 3132-3137.

3) Hamashima C, et al: Update version of the Japanese guidelines for gastric cancer screening. Jpn J Clin Oncol 2018; 48 (7): 673-683.

（水野成人）

Title: Epidemiological evaluation of gastric cancer risk stratification

Summary: Our cohort study using community health check-up data demonstrated that the gastric cancer risk can be stratified by anti-*Helicobacter pylori* (HP) antibody measurements and the pepsinogen method, which is a serological diagnostic method for atrophic gastritis. Currently, the HP infection rate is rapidly decreasing in Japan. It is necessary to identify the high-risk group for gastric cancer and to narrow down subjects for gastric cancer screening.

Author: Shigeto Mizuno

Affiliation: Endoscopy Department, Kindai University Nara Hospital

東京都における胃がんリスク層別化検診の追跡研究

7

Summary　胃がんリスク層別化検診（ABC検診）は死亡率減少効果の有無を判断する証拠が不十分で，対策型検診としては認められていない．国立がん研究センターと東京都医師会・地区医師会・区市町村が共同して「東京胃がん検診追跡調査」を2016年から行っている．ABC検診群と従来型胃がん検診群の長期追跡により，ABC検診による胃がん死亡率減少効果を評価するものである．追跡期間は10年間で，登録数は2019年1月には2,000例を超え，必要登録数は3,000例である．これまでにこのような東京発の広域的な調査研究はなく，東京都医師会・地区医師会が一体となって組織的に研究に加わった意義は大きい．ABC検診の有効性評価を行ううえで，極めて重要な試みと考えている．

　　胃がんリスク層別化検診（ABC検診）は死亡率減少効果の有無を判断する証拠が不十分で，対策型検診としては認められていない．*H.pylori* 抗体価のカットオフ値やペプシノゲン値による萎縮度の判定基準，それぞれの群に対する内視鏡検査の間隔やその後の内視鏡対象者の増加など，いくつもの課題を抱えているABC検診ではあるが，導入する自治体の増加傾向を考えるとこのままでは"なし崩し的に"広まってしまい，しっかりとした有効性の検証ができない可能性が高い．そのような状況のなか，国立がん研究センターと東京都医師会・地区医師会・区市町村が共同して「東京胃がん検診追跡調査」を2016年から行っている．

　　研究の目的は，ABC検診群と従来型胃がん検診群の長期追跡により，ABC検診による胃がん死亡率減少効果を評価するものであり，研究の流れを**図4-8**に示す．研究方法として，対象者は地区医師会で実施している対策型検診の受検者であり，方法はABC検診実施群と従来型胃がん検診実施群に分けて行う．研究の手順としては，検診当日に研究内容の説明・確認と同意書（**図4-9**）の取得，自記式質問票（がんの既往歴，胃がん検診歴，除菌歴，喫煙状況，高塩分食品摂取頻度，胃がん家族歴など，**図4-10**）の回収を行う．区市町村は，住民向けの胃がん検診のお知らせとともに本研究の説明書を同封し，従来どおりに検診結果を提供する．同意書と自記式質問票の回収は地区医師会が行い，研究事務局に郵送する．ABC検診施行群においては，その結果と精検結果・除菌結果情報などを提供するが，A～D群の判定だけでなく *H.pylori* 抗体価とペプシノゲン値も記載する．今後，*H.pylori* 抗体価のカットオフ値やペプシノゲン値による萎縮の判定の妥当性についても，有益な知見が得られると予想される．その後は，年に1回程度定期的に研究事務局より受検者本人への郵送による調査を行っている．

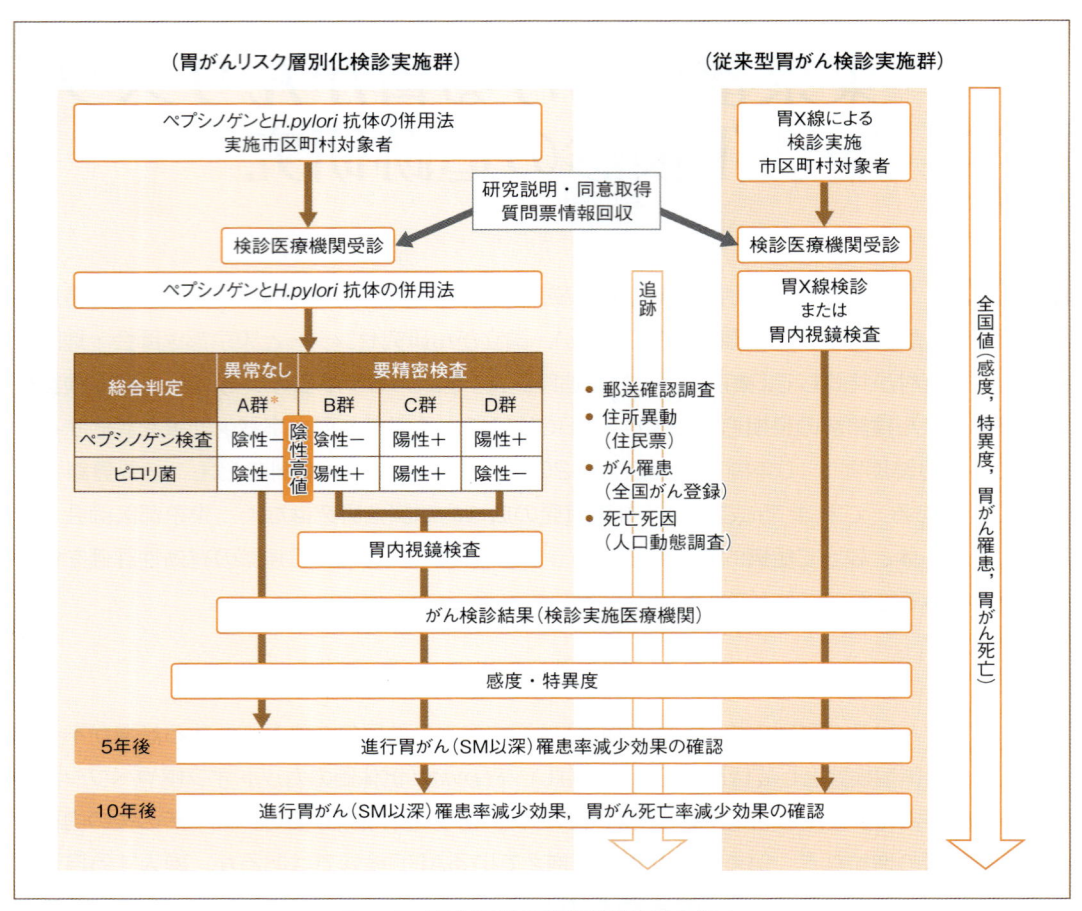

図4-8　東京胃がん検診追跡調査の流れ

＊：判定には陰性高値を考慮

　本研究の追跡期間は10年間で，両群とも全国がん登録によるがん罹患確認，住民票照会と人口動態統計による死因確認を行う．評価は，①胃がんの死亡率減少効果，②従来型がん検診実施群との比較と併せ東京都値，全国値との比較も行う，③検診受診率や精密検査実施率などの"検診実現性"についても評価し，ほかの検診方法との比較も行う，④医療経済学的評価も実施予定である．

　2018年10月の時点で，都内47地区医師会中7地区医師会にて本研究が継続されている．その登録数は，2018年5月に1,000例，2019年1月には2,000例を超えた．イベント（胃がん死亡）数を100件以上とした場合，必要登録数は3,000例となり，登録継続中である．

　10年に及ぶ追跡調査であるが，これまでにこのような東京発の広域的な調査研究はなく，また東京都医師会・地区医師会が一体となって組織的に研究に加わった意義も大きい．ABC検診の有効性評価を行ううえで，極めて重要な試みと考えている．

【研究事務局控】

東京都における対策型胃がん検診受診者の長期影響を評価するための追跡調査

東京胃がん検診追跡調査

研究協力への同意書

研究代表者　殿
[市区町村長]　殿

　　私は，上記研究への協力にあたり，説明書を読み（説明を受け），以下の項目について十分理解しました．

☐　本研究の目的は，リスク層別化を組み合わせた胃がん検診の長期有効性を評価するためのものです．

☐　研究に提供された問診票，検診結果，追跡の情報が研究に利用されます．

☐　本研究の目的に限り，法律などで定められている正当な手続きの上，検診記録，医療機関の診療録（カルテ），行政情報（住民票，死亡小票・死亡票），全国がん登録，診療情報明細書情報などを利用した追跡調査が行われます．

☐　[市区町村]が，本研究の目的に限り，同意日より10年間に関する下記の個人情報を，本調査研究代表者に提供します．
　　　　住民票の写し等の記載事項（氏名，性別，生年月日，現住所，住民票異動内容（転居・転出，死亡）及び異動年月日，転居・転出の場合の異動先住所. ただし，個人番号，住民票コードは除く.）胃がんリスク検診検査結果（精密検査結果を含む），対策型胃がん検診結果（精密検査結果を含む）

☐　研究への協力は自由によるものであり，いつでも撤回可能です．

☐　研究に参加しなくても，不利益はありません．

☐　個人の情報は，国が定めた基準に従い，研究事務局において厳重に管理・保護されます．また，本研究と同じ目的の研究と合わせて解析される場合があります．

☐　研究結果が公表される場合は，その結果が誰のものであるかがわからないようにして学術発表されます．

上記の項目を理解した上で，本研究への協力に同意いたします．

同意日	年　　　　　月　　　　　日		
氏名（ご署名）		生年月日	
		年　　　　月　　　　日	
住所			

【研究事務局使用欄】
説明者氏名と説明日

医療機関名	氏名	年　　　月　　　日

図4-9　東京胃がん検診追跡調査（同意書）

東京胃がん検診追跡調査　問診票

以下の**太ワク**内にご記入ください．わからない時は，医師にお尋ねください．

問診票記入日	年　　月　　日	受診券番号	
住　　所	区／市		
フリガナ		生年月日	西暦　　年　　月　　日
氏　　名			男・女

	質　問　事　項	回　答　欄			
1.	現在の身長・体重は．	身長　　　　cm　　体重　　　　kg			
2.	これまでにがんと診断されたことがありますか．当てはまるものすべてを○で囲んで下さい．	なし	ある：胃がん，大腸がん，肺がん，肝がん，乳がん，前立腺がん，その他のがん（　　）		
3.	過去に胃がん検診として胃X線（バリウム）検査を受けたことがありますか．	なし	不明	ある：1年未満，2年以内，3年以上前	
4.	過去に胃がん検診として胃内視鏡（胃カメラ）検査を受けたことがありますか．	なし	不明	ある：1年未満，2年以内，3年以上前	
5.	過去に胃がん検診<u>以外</u>で胃の検査を受けたことがありますか．	なし	不明	ある：1年未満，2年以内，3年以上前	
6.	いわゆるABC検診（胃がんリスク検診）を受けたことがありますか．	なし	不明	ある：西暦　　　　年頃	
	<u>ありの場合</u>，結果（判定）はどうでしたか．	A　／　B　／　C　／　D　／　E　／　不明			
7.	ヘリコバクター・ピロリ菌の除菌治療を受けたことがありますか．	なし	不明	ある：1年未満，1-5年前，6年以上前	
	<u>ありの場合</u>，除菌療法が成功したかどうか検査（呼気検査など）で確認しましたか．	いいえ	不明	はい	
	除菌療法を受けたきっかけはなんですか．	症状はないが，ピロリ菌の検査を受けたこと			症状があった
8.	<u>血縁関係のある</u>ご両親やご家族の方で，胃がんと診断された方はいますか．	父	いいえ	不明	はい
		母	いいえ	不明	はい
		兄弟（　人）	いいえ	不明	はい（　人）
		姉妹（　人）	いいえ	不明	はい（　人）
9.	あなたはたばこを吸いますか．	吸わない	吸う： 　習慣的に吸い始めたのは　　　歳のとき 　1日に吸う本数は平均　　　本 やめた： 　やめたのは　　　歳のとき 　習慣的に吸い始めたのは　　　歳のとき 　1日に吸っていた本数は平均　　　本		
10.	たらこ，いくら，塩から，練りうに等の塩蔵品をどのくらいの頻度で食べますか．	ほとんど食べない	週1-2日	週3-4日	ほとんど毎日

[医療機関記入欄]	医療機関名：

胃がん検診方法（いずれかに○をつけてください）　　1．胃X線　　2．胃内視鏡　　3．ABC（胃がんリスク）検診

図4-10　東京胃がん検診追跡調査（問診票）

References

1) Miki K：Gastric cancer screening by combined assay for serum anti-*Helicobacter pylori* IgG antibody and serum pepsinogen levels-"ABC method". Proc Jpn Acad Ser B Phys Biol Sci 2011；87 (7)：405-414.

2) Yamaguchi Y, et al：Gastric cancer screening by combined assay for serum anti-*Helicobacter pylori* IgG antibody and serum pepsinogen levels – the ABC method. Digestion 2016；93 (1)：13-18.

（角田　徹／鳥居　明）

Title: Prospective study of the screening using a test of risk stratification for gastric cancer in Tokyo Metropolis

Summary: The screening using a test of risk stratification for gastric cancer (ABC screening) has not been recognized as the population-based screening yet, because of the insufficiency of the evidence for judgment of the effectiveness of decreasing in mortality rate. National Cancer Center Japan and Tokyo Medical Association, regional Medical Association, and ward or municipal offices has been jointly implementing "Tokyo gastric cancer screening prospective study" since 2016. The study is to evaluate the effectiveness of decreasing in mortality rate by ABC screening according to the long follow-up of the both groups of ABC screening group and conventional gastric cancer screening group. The follow-up period is 10 years, and the registration number has been over 2,000 cases at January 2019, however, the necessary number of registration is 3,000 cases. There has never been such a wide geographical survey from Tokyo ever, so it is highly significant that Tokyo Medical Association and regional Medical Association participated in the study together in an organized manner. We think that this study is crucially important trial to evaluate the usefulness of ABC screening.

First Author: Tohru Kakuta

Affiliations: Kakuta Clinic / Tokyo Medical Association

8 地域検診の実施報告①
東京都町田市

Summary 東京都町田市で2013年度から胃がんリスク層別化検診（ABC検診）を行った. 2013 〜 2017年の5年間に累計55,513人が受診し267人の胃がんを発見した. がん発見率は0.48%（267/55,513）, B群0.8%（85/10,604）, C群2.2%（148/6,870）, D群2.5%（34/1,356）であった. ABC検診で, がん発見1人あたりの費用は190万円, これまでの胃X線検査による検診（1人あたり424万円）と比べ, 費用対効果は高く, 受診者は増加し, がん発見率は高かった.

　町田市は人口42.8万人, 高齢化率25.7%, 東京都多摩南部の住宅都市である. 毎年男性約100人, 女性約50人, 計150人ほどが胃がんで死亡している. 推定される罹患者数は毎年400人ほどになる.

　2009 〜 2013年度の胃X線検査による胃がん検診は, 毎年の受診者数約3,000人, 受診率2%にすぎず, 発見胃がんは1 〜 6人で, 胃がん発見率は0.12%, 市の決算額からは胃がん発見1人あたりの費用は約380万円であった. 精密検査費用を1件16,390円とすると, それを含めての1人あたりの費用は約424万円である（**表4-6**）.

　より効率的な検診を求め, 町田市医師会と町田市が協力し, 2013年秋に55 〜 64歳に胃がんリスク層別化検診（ABC検診）が行われた. 2014年度からは胃X線検査は全廃して, 35歳以上の市民を対象とし, 40歳以上5歳ごとは無料, ほかの年齢は800円の自己負担で施行した. 方法は「胃がんリスク検診マニュアル（南山堂）」による. 2016年度は日本ヘリコバクター学会からの注意喚起を踏まえて, *H.pylori* 抗体価陰性高値群（3U/mL以上10U/mL未満, Eプレート'栄研' H.ピロリ抗体Ⅱ）は「A？群」として, 内

表4-6　胃がん検診（X線）年度別成績

年度	受診者数	受診率	要精密検査者数	精密検査受診者数	精密検査受診率	胃がん発見数	胃がん発見率	決算額
2009	3,216	2.1%	161	108	67.1%	6	0.19%	13,150,000 円
2010	3,054	2.0%	160	113	70.6%	1	0.03%	12,645,855 円
2011	3,235	2.1%	141	129	91.5%	5	0.15%	14,676,780 円
2012	3,216	2.0%	110	92	83.6%	4	0.12%	14,650,848 円
2013	2,935	1.8%	77	70	90.9%	3	0.10%	17,074,580 円
合計	15,656		649	512	78.9%	19	0.12%	72,198,063 円

胃がん発見率 0.12%	胃がん発見 1 人あたり約 380 万円
精密検査費用 1 件 16,390 円	精密検査を含めて胃がん発見 1 人あたりの費用約 424 万円

視鏡推奨とした．2017年度からは，*H.pylori* 抗体価3U/mL以上は陽性としている．現在は137の医療機関で一次検診を行い，44の医療機関で精密検査を行っている．

累計55,513人が受診し，2013年度5人，以後各年度133人，76人，31人，22人と5年間で計267人の胃がんを発見できた．がん発見率0.48%，精検受診率75.0%，がん発見1人あたりの費用は約101万円であった．精密検査費用を含めての1人あたりの費用は約190万円である（表4-7）．これまでの胃X線検査による検診と比べて2〜8倍の受診者があり，がんの発見数は3倍以上，がんの発見率は4倍で，胃がん発見1人あたりの費用は決算額で1/4，精密検査費用を含めても1/2以下であった．

年代別各群の内訳では30〜40代85%，50代75%，60代60%，70代以上50%ほどで，全体では64.9%がリスクの低いA群であった（表4-8）．

表4-7　ABC検診年度別成績

年度	対象者数	受診者数	受診率	検査結果				
				A群	A？群	B群	C群	D群
2013	30,474	2,180	7.2%	1,354		461	320	45
2014	159,950	23,631	14.8%	14,970		4,803	3,256	602
2015	133,149	14,615	11.0%	9,860		2,608	1,737	410
2016	119,687	8,508	7.1%	5,477	649	1,261	891	230
2017	112,629	6,579	5.8%	4,373		1,471	666	69
合計		55,513		36,034	649	10,604	6,870	1,356

年度	要精密検査者数	精密検査受診者数	精密検査受診率	胃がん発見数	胃がん発見率	胃がん発見数			決算額
						B群	C群	D群	
2013	826	581	70.3%	5	0.23%	2	3		12,557,154 円
2014	8,661	6,694	77.3%	133	0.56%	42	74	17	108,427,983 円
2015	4,755	3,677	77.3%	76	0.52%	24	43	9	71,282,987 円
2016	3,031	2,084	68.8%	31	0.36%	10	14	7	42,634,642 円
2017	2,206	1,566	71.0%	22	0.33%	7	14	1	33,831,646 円
合計	19,479	14,602	75.0%	267	0.48%	85	148	34	268,734,412 円

胃がん発見率 0.48%	胃がん発見 1 人あたり約 101 万円	
精密検査費用 1 件 16,390 円	精密検査を含めて胃がん発見 1 人あたりの費用約 190 万円	

表4-8　ABC検診年代別成績

年齢	受診者数	要精密検査者数	要精検率	精密検査受診者数	精密検査受診率	胃がん発見数	胃がん発見率	陽性反応適中度
30 代	1,073	145	13.5%	97	66.9%	0	0.00%	0.00%
40 代	11,274	1,811	16.1%	1,249	69.0%	4	0.04%	0.22%
50 代	9,794	2,400	24.5%	1,708	71.2%	13	0.13%	0.54%
60 代	15,178	6,048	39.8%	4,605	76.1%	69	0.45%	1.14%
70 代	13,925	6,740	48.4%	5,378	79.8%	128	0.92%	1.90%
80 代	3,995	2,200	55.1%	1,511	68.7%	50	1.25%	2.27%
90 代	272	134	49.3%	54	40.3%	3	1.10%	2.24%
100 代	2	1	50.0%	0	0.0%	0	0.00%	0.00%
合計	55,513	19,479	35.1%	14,602	75.0%	267	0.48%	1.37%

群別では，B群の0.8％，C群の2.2％，D群の2.5％から，がんを発見している．年代別では，40代0.2％，50代0.5％，60代1.1％，70代以上2.0％ほどの陽性反応的中度であった（表4-8）．これからの内視鏡検診では省かれてしまう40代では，内視鏡検査を15％に集約でき，そのうえで4人の胃がんを発見できている．40代については，最初から内視鏡検査を全員に施行するのでは，発見率が低く検診としては不十分であろうが，このようにABC検診を施行することは有用と考えられる．また，この年代であれば除菌による将来の発がん予防効果も期待できる．

　全発見がん267例中少なくとも154例（58％）は早期がんであり，83例（31％）は内視鏡による切除術が行われた．

　また，B,C群の精密検査受診者の77％に除菌を行い，全体で11,000人を除菌治療へ誘導できた．

　これまでの受診者の平均年齢は60歳程度であったが，2019年度からは30歳以上の市民を対象とし，30歳，40歳は無料，ほかの年齢は800円の自己負担で施行され，より若年での受診者の増加が期待される．

　今後は検診後の陽性群（高リスク群）へのフォローアップの内視鏡施行体制の確立，長期追跡調査における陽性群でのがん発見率とA群における胃がん陰性的中率のエビデンスの構築が求められる．

　以上のように，ABC検診は受診しやすく，受診者は大幅に増加し，がん発見数・率ともに多く，費用対効果もよい．全国で広く行われることを願う．

（関　盛仁）

Title: Gastric cancer risk screening in Machida City

Summary: Gastric cancer risk screening (ABC stratified examination) was performed in 2013 in Machida City, Tokyo. A total of 55,513 people visited the medical institution for five years from 2013 to 2017 and found 267 gastric cancer. The cancer detection rate was 0.48％ (267/55,513), 0.8％ (85/10,604) in group B, 2.2％ (148/6,870) in group C, and 2.5％ (34/1, 356) in group D.

Gastric cancer risk screening, the cost per cancer detection per person is 1.9 million yen, cost-effectiveness is high compared to the previous screening with X-ray examination (4. 24 million per person), the number of examinees increases, cancer detection rate was high.

Author: Morihito Seki

Affiliations: Machida City Medical Association / Director, Tamagawa Clinic

9

地域検診の実施報告②
東京都西東京市

Summary 西東京市は，東京都多摩北部医療圏に位置する人口約19万人の自治体である．停滞している胃がん対策は当市でも急務の課題であった．一方，近年胃がん発症や予防においてピロリ菌感染が最重要とされ，感染の有無を取り入れた胃がんリスク層別化検診（ABC検診）は極めて合理的である．そこで筆者ら西東京市医師会では状況を打破すべく当検診の導入を模索し，2011年度より運用を開始した．当市では当初から多くの早期胃がんを発見しており，導入から7年を経て改めて効果がみえてきたので課題とともに概説する．

西東京市での特徴

①医師会公益事業として導入し3年間の運用を行ったのち，4年目から行政（市）の事業へ移行した．

②一次検診（リスク層別化）は，特定健診と同時に，全対象者に対し採血の1項目として任意で実施している．

③医師会と市が緊密に協力して運用している．

受診状況

西東京市の7年間（2011〜2017年）における一次検診受診者総数は25,111人で，男女比は1:1.4であった．うち10,973人が上部消化管内視鏡検査による二次精密検査の対象とされ，実際に内視鏡を実施した精検受診者数は4,847人で精検受診率は39.3%であった．経過観察（フォローアップ内視鏡）での内視鏡受診者数は534人であった（**表4-9**）．

発見された胃がん総数は84例であった（**表4-10**）．そのほか，腺腫，食道がんを含めた関連疾患を合計75例認めた．胃がん発見率は0.33%であった．胃がんを進行度別でみると，早期胃がん68例，進行胃がん16例であり，早期胃がんの占める割合は81%であった．

一方，経過観察における内視鏡実施数534例のうち発見された胃がんは12例で，進行度別では，すべてが早期がんであった．リスク群と発見された胃がん症例の関連を**図4-11**

表4-9 西東京市における一次および二次精検の受診動向（2011〜2017年）

一次検診受診者数	25,111 人
男女比	1：1.4
二次精検対象者数	10,973 人
二次精検受診者数[*]	4,847 人

＊：このうち経過観察での受診者数は534人

表4-10　西東京市における疾病の発見内訳（2011〜2017年）

疾病	初回	経過観察	合計（例）
早期胃がん	56	12	68
進行胃がん	16	0	16
小計	72	12	84
その他の疾患			
腺腫 *	50	12	62
食道がん	4	0	4
その他の消化管腫瘍	5	4	9
小計	59	16	75
合計（例）	131	28	159

＊：疑い含む

（永田靖彦, 他：都医雑誌2014；67（4）：59-67より改変）

に示す．早期がんと進行がんいずれもC, B, D群の順にがんの発見が高かった（$P=0.085$）．A群から1例の腺がんを認めた.

■ 西東京市における効果と対策

① 受診状況からみた効果

　当市では検診の対象者数を広げ，多くの受診者が実施に同意し，関心を示した．その結果，受診数，二次精検（胃内視鏡）受診数，がん発見数ともに従来の胃がん検診の動向を大きく改善させることができた（**表4-9**）．血液で判定できる当検診の利点が活かされ，公的な健診と同時に実施することで受診者に受容されやすかったと思われる．導入形態の工夫は重要であると考えられた．一方，二次精検受診率の伸び悩みなど課題も認められた.

　疾患の内訳では，がん発見数，発見率ともに継続して高値を示している．2回目以降のフォローアップ内視鏡での疾病の発見も認められている．また，食道がんなどほかの腫瘍の発見も随伴してみられた.

　発見された胃がんの進行度で特筆すべきは，早期胃がんの占める割合が81％と高率であったことである（**表4-10**）.

　胃がんとリスク群の関係では（**図4-11**），必ずしも高リスク群からがん発見が多くなるとは限らず，内視鏡検査実施時の参考になり得る．一方，A群から1例の胃がんを認めた．運用の改善の一環として，当市でも学会勧告に従い，抗体測定におけるカットオフ値の変更，キットの統一化を行っているが，低リスク群からの疾病発生を考慮し，画像検査の必要性についてさらに周知する必要性がある.

　さらに，当市での治療内訳をみると，高い早期胃がん発見率を反映し内視鏡的治療および外科治療でも縮小手術で治療できた症例が多くを占めた（**図4-12**）．Yamaguchiら[1]による従来のバリウム検診との費用対効果の比較（当市3年間）においても効果が示された（**表4-11**）.

　いずれも，胃内視鏡検査の有用性を活かした当検診が胃がんの早期発見に極めて有効で

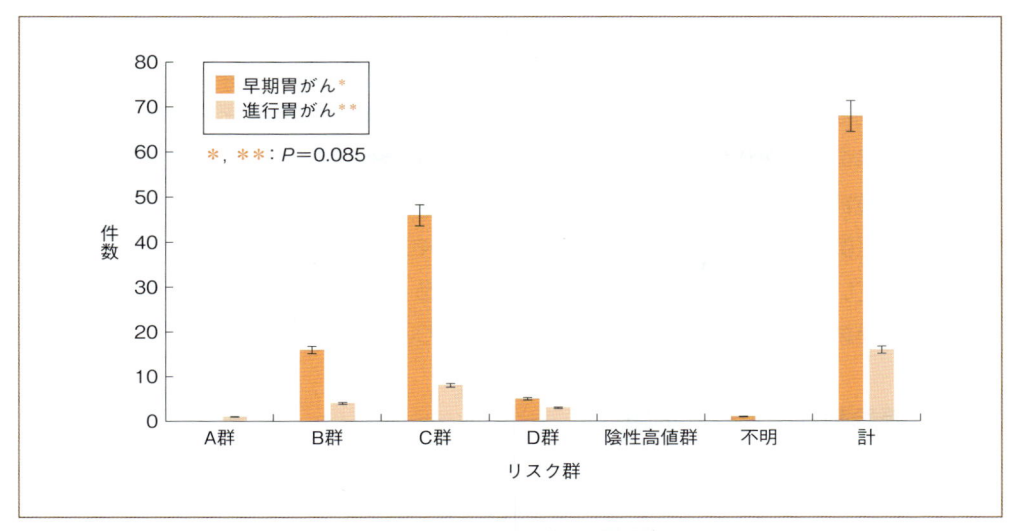

図4-11　西東京市におけるリスク群と胃がん進行度の関係（2011〜2017年）

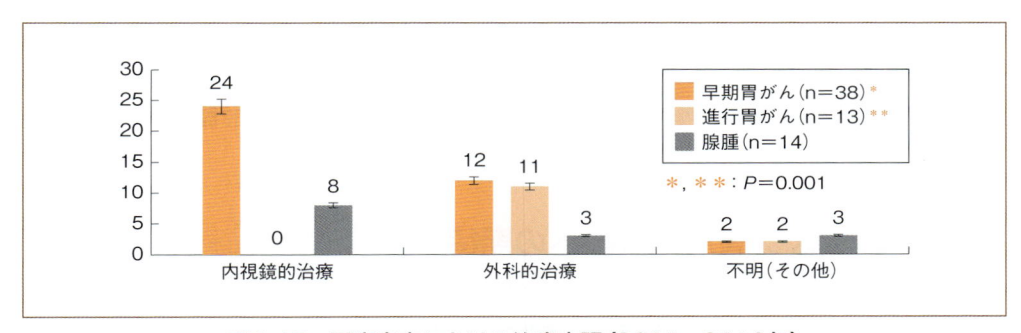

図4-12　西東京市における治療内訳（2011〜2012年）

表4-11　西東京市におけるリスク検診における費用対効果（2011〜2013年）

	胃X線	ABC法
一次検診受診者数	10,259	16,965
一次検診総費用	46,165,500 円	49,199,000 円
二次精検総費用	7,182,000 円	33,185,400 円
胃がん発見数	19	65
1 がん発見にかかった費用	2,807,763 円	1,267,452 円

（Yamaguchi Y, et al：Digestion 2016；93（1）：13-18）

あることが示唆された.

② 検診の位置付けと連携

　がん検診は，科学的根拠に基づき適切な精度管理のもとで行うとされている．現時点で，当検診は指針で認められた位置付けでなく，受診者への不利益を避ける点から任意検診と

していっそう慎重な運用を行う必要がある.

　また，当検診は，既存のがん検診と異なり，リスク判定やフォローなどやや煩雑で専門的な判断を要する．したがって，消化器専門医の積極的な参加と医療機関および受診者への検診の仕組みの周知が大切である．当市では，受診者のみならず医療関係者に対して，検査趣旨や文章を含めた同意の取得の説明を詳しく行っている．さらに現在は行政が運用し，医師会と密に連携を行い，検診の詳細なマニュアルを毎年更新して適時運用の改善を行っている．安定した運用を行ううえで，こうした行政や専門医との連携は大変重要であり，継続した精度管理を行う点でも大きなメリットとなっている.

❸ 受診動向の把握と追跡

　胃がんリスク層別化検診（ABC検診）は，フォローアップ検診であり，生涯一度の一次検診の後，二次精密検査として胃内視鏡検査の繰り返しを行う[2]．また，検診のメリットの一つとして除菌療法への移行が認められているため，別の医療機関で治療を移行するケースも多い．つまり，検診の各段階で，経過観察の把握が十分になされていない可能性もあり，受診動向の情報収集が比較的難しいことがわかった．受診動向の把握は，精度管理と検診の継続のうえで重要である．当市では，前述のごとく行政の運用と医師会との連携の利点を活かし，受診者に対しての受診勧奨，リスク検診受診歴の手帳を配布するなどしているが，さらに工夫を要すると思われる.

▣ 胃がんリスク層別化検診への期待

　胃がん診断，予防や治療においてピロリ菌感染の有無は最重要であり[3,4]，感染の考えを取り入れた当検診は極めて合理的かつ画期的である.

　一方，対策型検診に胃内視鏡検査が導入されたが，対象者が多く検査医不足などの課題もあり，現にマニュアル自体に中核都市以外での普及に否定的な記述がされている．対策の一つとして対象者を選別する観点で胃がんリスク層別化検診が取り上げられているものの，現時点で連携に否定的な記述となっている.

　しかしながら，胃がんリスク層別化検診は，東京都内の市区町村においてもおよそ42%と普及し追跡調査も開始された．将来，指針に示された試金石になることが十分想定され，すでに導入し効果を上げている地区も含めていっそう統一された運用を目指すことが重要である.

　当市での7年の運用を経て何よりも胃がんリスク層別化検診（ABC検診）の有用性が示された．筆者らの取り組みが一助となり，当検診が速やかに活用されることを期待する.

⬞ References

1) Yamaguchi Y, Nagata Y, Ishida S : Gastric cancer screening by combined assay for serum anti-*Helicobacter pylori* IgG antibody and serum pepsinogen levels : The ABC method. Digestion 2016 ; 93 (1) : 13-18.

2) Miki K : Gastric cancer screening by combined assay for serum anti-*Helicobacter pylori* IgG antibody and serum pepsinogen levels- "ABC method". Proc Jpn Acad Ser B Phys Biol Sci 2011 ; 87 (7) : 405-414.

3) A Review of Human Carcinogens : Part B. Biological Agents. Volume 100, IARC Press Lyon 2011.

4) International Agency for Research on Cancer : *Helicobacter pylori* Eradication as a Strategy for Preventing Gastric Cancer. IARC Working Group Report, Volume 8, Lyon, 2014.

（永田靖彦）

Title: The effect of the ABC method in Nishitokyo City

Summary: Nishitokyo city in the northwestern Tokyo area currently has a population of 195,000. Recently X-ray examination for gastric cancer screening is not having much effect on detection rate for gastric cancer in this city. A new mass screening, the ABC method, for gastric cancer using the combination assay of Hp IgG and serum pepsinogen method was useful for identifying a high-risk and low-risk populations of developing of gastric cancer. The ABC method was carried out as a gastric cancer mass-screening in Nishitokyo city from 2011. Between 2011 and 2017, the total of 25,111 residents received blood examination for the ABC method. Of those, 10,973 planned to undergo endoscopic examination according to stratification of the risk for the development of gastric cancer. In fact, a total of 4,847 individuals underwent endoscopic examination. Gastric cancer was detected in 84 patients, including 68 (81%) diagnosed of early gastric cancer. In conclusion, this paper has been reporting a cancer detection rate better than conventional X-ray mass screening. Thus, we can expect greater ability to reduce gastric cancer incidence and mortality through the ABC method in future.

Author: Yasuhiko Nagata

Affiliation: Director, Nagata Surgery and Gastroenterological Clinic

10

地域検診の実施報告③
神奈川県横須賀市

Summary 横須賀市は2012年度からX線法を全廃し，胃がんリスク層別化検診（ABC検診）を導入し，B，C，D群に内視鏡検査を行った．5年間で対象者の35.1%が受診し，249例の胃がんが発見され，発見率は0.51%だった．78.7%の196例が早期がんだった．胃がん以外にも，食道がん，胃悪性リンパ腫，十二指腸がんなどが発見された．ABC検診は費用対効果もよく，またピロリ菌陽性者に対して除菌が行われるので，今後の胃がん発生の抑制が期待される．

　国際がん研究機関（IARC）は1994年に「ピロリ菌は胃がんの確実な発がん因子である」と報告し，2014年にはピロリ菌除菌治療による胃がん予防効果について報告している[1]．Uemuraらは10年間にわたる研究でピロリ菌未感染者からは胃がん発生はなく，感染者からは年率0.4～0.5%の割合で，胃がんが発生したことを示し[2]，Matsuoらは胃がん3,161人中ピロリ菌未感染者は21人（0.66%）のみであったことを報告している[3]．ピロリ菌持続感染の結果起こる萎縮性胃炎が高度の人ほど胃がんリスクが高く[4]，血清ペプシノゲン（PG）は萎縮性胃炎のマーカーである．胃がんリスク層別化検診（ABC検診）は*H.pylori* IgG抗体価とPG法を組み合わせてリスクを層別化し，胃がんリスクがある人を内視鏡検査に誘導するものである．わが国では対策型胃がん検診としては，胃X線検査（X線法），胃内視鏡検査が標準となっており，ABC検診は推奨されていない[5]．

　神奈川県横須賀市は人口約40万人で，胃がん検診は2001年10月からはX線法に加えて，PG法を導入し，受診者の希望でどちらかを行っていた．2006，2007，2010年度のX線法での発見胃がんは0例だったこともあり，2012年度からX線法を全廃して，40歳以上の市民全員を対象としてABC検診を行うことになった（**表4-12**）．

　「胃がんリスク検診（ABC検診）マニュアル」に従い，陽性基準値を*H.pylori* IgG抗体価（Eプレート'栄研' H.ピロリ抗体）10U/mL以上，PGⅠ70ng/mLかつPGⅠ/Ⅱ 3.0以下とし，A～D群に分類した．A群のうち除菌歴のある人と，胃・十二指腸潰瘍の既往がある人は，修正してB群に組み入れた．B，C，D群を要精査群として内視鏡検査を行い，その後は内視鏡での経過観察とし，以後検診対象から除外した．A群は5年間再受診できないこととしたが，内視鏡検査はいつでも受けることができるようにした．2016年度からは基準値を*H.pylori* 抗体価3.0U/mL以上に変更し，3.0～9.9U/mLの場合は内視鏡検査後，尿素呼気試験またはピロリ菌便中抗原検査（便中抗原）を行い，陰性のときにピロリ菌陰性とした．

　再受診ができない2012年度から5年間の対象者数は139,290人で，受診者数

表4-12　横須賀市胃がん検診（2001～2011年度）

年度	対象者数		受診者数	受診者数（計）	受診率(%)	受診率(計)	要精検数	要精検数（計）	精検受診者数	精検受診者数（計）	精検受診率(%)	精検受診率（計）	発見胃がん		発見胃がん（計）
2001	107,400	X線	1,982	6,742	1.8	(6.0)	353	1,547	158	1,041	44.8	(67.3)	X線	3	19
		PG法	4,490		4.2		1,194		883		74.0		PG法	16	
2002	108,100	X線	1,919	13,955	1.8	(12.9)	310	3,900	120	2,247	38.7	(57.6)	X線	3	42
		PG法	12,036		11.1		3,590		2,127		59.2		PG法	39	
2003	108,900	X線	2,286	12,206	2.1	(11.2)	349	2,989	135	1,480	38.7	(49.5)	X線	5	25
		PG法	9,920		9.1		2,640		1,345		50.9		PG法	20	
2004	109,700	X線	2,282	13,173	2.1	(12.0)	351	3,241	171	1,725	48.7	(53.2)	X線	4	37
		PG法	10,891		9.9		2,890		1,554		53.8		PG法	33	
2005	119,900	X線	2,421	14,065	2.0	(11.7)	356	3,848	164	2,132	46.1	(55.4)	X線	2	35
		PG法	11,644		9.7		3,492		1,968		56.4		PG法	33	
2006	119,900	X線	2,378	15,787	2.0	(13.2)	372	3,687	147	1,967	39.5	(53.3)	X線	0	27
		PG法	13,409		11.2		3,315		1,820		54.9		PG法	27	
2007	120,500	X線	2,299	16,909	1.9	(14.0)	389	3,434	202	1,757	51.9	(51.2)	X線	0	34
		PG法	14,610		12.1		3,045		1,555		51.1		PG法	34	
2008	121,960	X線	2,015	14,535	1.7	(11.9)	384	3,310	230	1,740	59.9	(52.6)	X線	2	20
		PG法	12,520		10.3		2,926		1,510		51.6		PG法	18	
2009	132,918	X線	2,432	18,958	1.8	(14.3)	397	4,594	259	2,854	65.2	(62.1)	X線	2	47
		PG法	16,526		12.4		4,197		2,595		61.8		PG法	45	
2010	124,519	X線	2,245	19,064	1.9	(15.3)	388	4,174	254	2,644	65.5	(63.3)	X線	0	31
		PG法	16,639		13.4		3,786		2,390		63.1		PG法	31	
2011	124,519	X線	2,947	20,809	2.4	(16.7)	455	3,907	310	2,460	68.1	(63.0)	X線	3	39
		PG法	17,862		14.3		3,452		2,150		62.3		PG法	36	

表4-13　胃がんリスク層別化検診の結果（2012～2016年度）

対象者数（12～16年度）	年度	受診者数(%)	要精検者数	精検受診者数(%)	発見胃がん 発見数(%)	発見胃がん 早期(%)	発見胃がん 進行(%)	胃がん以外の消化器がん
139,290	12	21,772 (15.6)	10,304	8,162 (79.2)	115 (0.53)	88 (76.5)	27 (23.5)	食道がん 28例 胃悪性リンパ腫 5例 十二指腸がん 3例 胃カルチノイド 1例 胃MALTリンパ腫 5例 膵臓がん胃浸潤 1例
	13	10,038 (8.5)	4,688	3,631 (77.5)	45 (0.45)	31 (68.9)	14 (31.1)	
	14	7,408 (6.9)	3,214	2,454 (76.4)	30 (0.40)	27 (90.0)	3 (10.0)	
	15	5,409 (5.4)	2,249	1,817 (80.8)	36 (0.67)	29 (80.6)	7 (19.4)	
	16	4,323 (3.1)	1,978	1,527 (77.2)	23 (0.53)	21 (91.3)	2 (8.7)	
	計	48,950 (35.1)	22,433	17,591 (78.4)	249 (0.51)	196 (78.7)	53 (21.3)	

表4-14　2017年度胃がんリスク層別化検査

受診者数 （受診率）		要精検者数 （要精検率）		精検受診者数 （精検受診率）		発見胃がん（発見率）			
9,469（9.3%）		2,358（24.9%）		1,811（76.8%）		17（0.18%）			
初回	4,004 （3.9%）	初回	1,632 （40.8%）	初回	1,229 （75.2%）	初回	14 （0.3%）	早期（率）	8（57.1%）
								進行（率）	6（42.9%）
非初回	5,463 （5.4%）	非初回	726 （13.3%）	非初回	583 （80.3%）	非初回	3 （0.1%）	早期（率）	1（33.3%）
								進行（率）	2（66.7%）

対象者数（101,808 人）

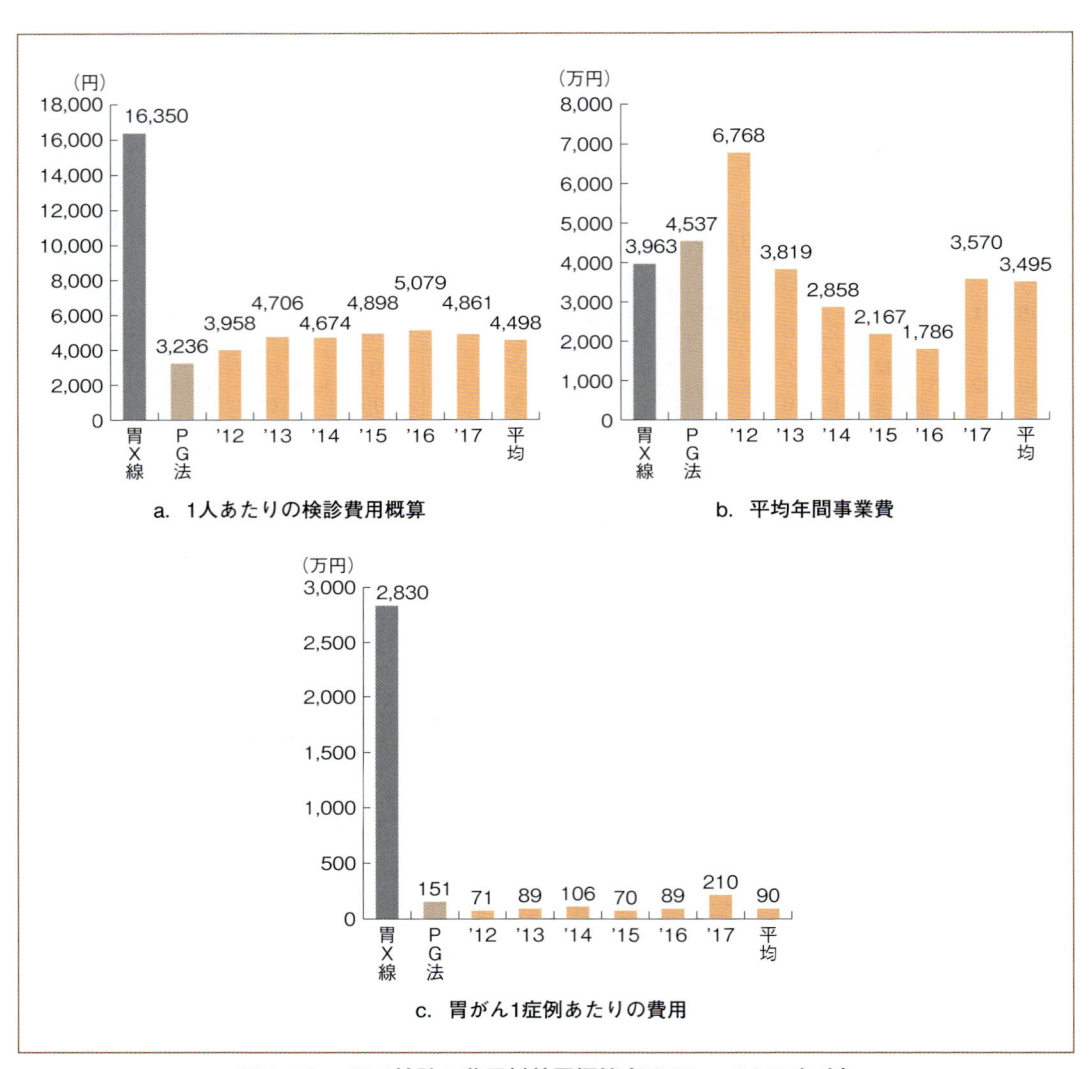

a.　1人あたりの検診費用概算

b.　平均年間事業費

c.　胃がん1症例あたりの費用

図4-13　ABC検診の費用対効果概算（2012 ～ 2017年度）

48,950人，受診率35.1%，要精検者数22,433人，要精検率45.8%，精検受診者17,591人，精検受診率78.4%であり，発見胃がん249例〔早期がん196例（78.7%），進行がん53例（21.3%）〕で，がん発見率0.51%だった．胃がん以外の消化器がんは，

食道がん28例，胃悪性リンパ腫5例，十二指腸がん3例，胃MALTリンパ腫5例，胃カルチノイド1例などの計43例発見できた（**表4-13**）．2012年度に受診したA群が再受診できる2017年度は9,469人が受診し，17例の胃がんが発見されたが，2012年度に受診した非初回者が過半数を占めたため，発見率は0.18%だった（**表4-14**）．2016 〜 2017年度，*H.pylori* 抗体価10U/mL未満の発見胃がんは11例あり，3.0U/mL未満は1例みられたが，PG法陽性であった．2012 〜 2017年度までに3.0U/mL未満で発見された胃がんは7例あり，PG法陰性が1例あった．

　ABC検診は費用対効果もよく（**図4-13**），胃がん発見という目的以外にも，ピロリ菌陽性者に対して除菌が行われるので，今後の胃がんの発生抑制が期待される．

References

1) IARC *Helicobacter pylori* Working Group：*Helicobacter pylori* Eradication as a Strategy for Preventing Gastric Cancer, International Agency for Research on Cancer (IARC Working Group Reports, No. 8), Lyon, France, 2014.

2) Uemura N, et al：*Helicobacter pylori* infection and the development of gastric cancer. N Engl J Med 2001；345 (11)：784-789.

3) Matsuo T, et al：Low prevalence of *Helicobacter pylori*-negative gastric cancer among Japanese. Helicobacter 2011；16 (6)：415-419.

4) Masuyama H, et al：Relationship between the degree of endoscopic atrophy of the gastric mucosa and carcinogenic risk. Digestion 2015；91 (1)：30-36.

5) Hamashima C, et al：Update version of Japanese guidelines for gastric cancer screening. Jpn J Clin Oncol 2018；48 (7)：673-683.

（松岡幹雄／水野靖大）

Title: Gastric cancer risk screening in Yokosuka City

Summary: Yokosuka City has abolished the X-ray method for gastric cancer screening since the fiscal year of 2012, and introduced the screening using a test of risk stratification for gastric cancer (ABC screening) as well as further examination by endoscopy the group B, C, and D. Among the 35.1% participants of the total subjects of screening during 5 years, 249 gastric cancers were detected, and the detection rate was 0.51%. 196 cases of 78.7% were in the early stage, and esophageal cancer, malignant lymphoma of stomach, or duodenal carcinoma were also detected. The ABC screening is cost-effective, and it is expected to inhibit the incidence for gastric cancer owing to the eradication of *Helicobacter pylori* can be done for the reactors.

First Author: Mikio Matsuoka

Affiliation: Chuou Naika Clinic

職域検診の実施報告①
神戸製鋼所健康保険組合
―新たな胃検診の導入評価報告―

Summary 神戸製鋼所健康保険組合（以下，神鋼健保）では2010年度より35歳以上全員に胃がんリスク層別化検診（ABC検診）と40歳時全員に内視鏡検診を実施する新しい胃検診を導入し，検診精度の向上を図った．国内罹患率上位の胃がんの早期発見と，ピロリ菌除菌を積極的に推奨し，将来の胃がんリスクの低減と，医療費の抑制を目的とした．

新たな胃がん検診の方法

　　2010年度より企業健診時に被保険者（35〜39歳希望者と40歳以上全員）に胃がんリスク層別化検診（ABC検診）と上部消化管内視鏡検査（以下，内視鏡）を導入した．

　　内視鏡の受診サイクルはABC検診結果と内視鏡の萎縮度判定によって決定し管理する．さらに内視鏡管理サイクルより受診間隔があくことによる受診者不安を考え，ペプシノゲン法を毎年実施することとした．

　　また，ピロリ菌感染者に対しては内視鏡受診時に除菌を勧めることで，徹底した胃がん予防対策を行った．ABC法から内視鏡（病理検査含む），除菌（除菌確認検査含む）までかかるすべての費用を全額健保補助とし，受診率の向上を目指した．

評価（2018年3月末現在）

　　新胃検診導入後8年が経過し，がん発見状況と関連医療費の検証を行った（2010年4月〜2018年3月までの8年間）．

① 年度別内視鏡受診状況（表4-15）

　　初年度は40歳以上全員が対象となるため，2年間に分けて実施した．40歳以上の受診率は約82％となり，従来の胃X線検査と変わらない受診率となった．未受診者に対しては権利を持ち越し，翌年も案内を行い内視鏡受診の促進を行っている．

② 年度別がん発見状況（表4-15），年代別がん発見状況（表4-16）

　　新検診導入後8年間で，初回受診数18,605人，再受診者16,624人，総数35,229人のうち，胃がん93例，十二指腸がん3例，食道がん20例の発見があった．

　　従来の検診では発見できない食道がんが多数発見された．発見率は初回受診者0.27％，再受診者0.45％，総数0.34％となり，再受診者において高い発見率となった（2011年度全国統計0.28％）．発見年齢構成では50代33例，60代以上70例と50歳

表4-15　年度別内視鏡受診状況（年度起算4月1日～翌年3月末）

		受診者状況					がん発見状況				参考
		～39	～49	～59	60～	計	胃がん	十二指腸	食道がん	計	除菌数
2010年度	初回	491	1,741	2,672	1,873	6,777					
	再受診	0	1	1	0	2					
	計	491	1,742	2,673	1,873	6,779	31	1	2	34	2,536
2011年度	初回	208	2,282	2,159	829	5,478					
	再受診	10	32	50	40	132					
	計	218	2,314	2,209	869	5,610	2	1	5	8	1,604
2012年度	初回	126	828	312	220	1,486					
	再受診	158	485	990	908	2,541					
	計	284	1,313	1,302	1,128	4,027	16	1	1	18	674
2013年度	初回	113	639	144	126	1,022					
	再受診	114	420	611	550	1,695					
	計	227	1,059	755	676	2,717	9	0	3	12	248
2014年度	初回	88	658	97	125	968					
	再受診	107	578	741	865	2,291					
	計	195	1,236	838	990	3,259	7	0	4	11	192
2015年度	初回	122	611	91	84	908					
	再受診	77	845	1,125	1,068	3,115					
	計	199	1,456	1,216	1,152	4,023	5	0	2	7	173
2016年度	初回	141	625	181	139	1,086					
	再受診	117	1,376	1,267	1,237	3,997					
	計	258	2,001	1,448	1,376	5,083	18	0	2	20	161
2017年度	初回	131	546	110	93	880					
	再受診	139	1,053	833	826	2,851					
	計	270	1,599	943	919	3,731	5	0	1	6	119
	初回合計	1,420	7,930	5,766	3,489	18,605					
	再受診合計	722	4,790	5,618	5,494	16,624					
	合計	2,142	12,720	11,384	8,983	35,229	93	3	20	116	5,707

表4-16　年代別がん発見状況

年代	胃がん	十二指腸	食道がん	計	年代別割合（%）
35歳～	2	0	0	2	1.7
40歳～	8	1	2	11	10.3
50歳～	27	0	6	33	28.4
60歳～	56	2	12	70	60.3

以上が全体の88.8%を占めている。また，発見数については，初年度はABC法結果リスク該当者（A群以外）を対象に実施したため件数が多く，2011年度はリスクのない人と初年度未受診者を対象にしたため発見数が少なかったとみている。2013年度はピロリ菌除菌後に胃粘膜が観察しやすくなったため，胃がんが多く発見されたと推測する。

② 胃がん関連医療費状況（図4-14）

被保険者「胃の悪性新生物 分類コード201」の推移をみると，新検診導入後胃がんなどの発見により医療費は増加したが，全体的には減少傾向となっている．また，「胃潰瘍及

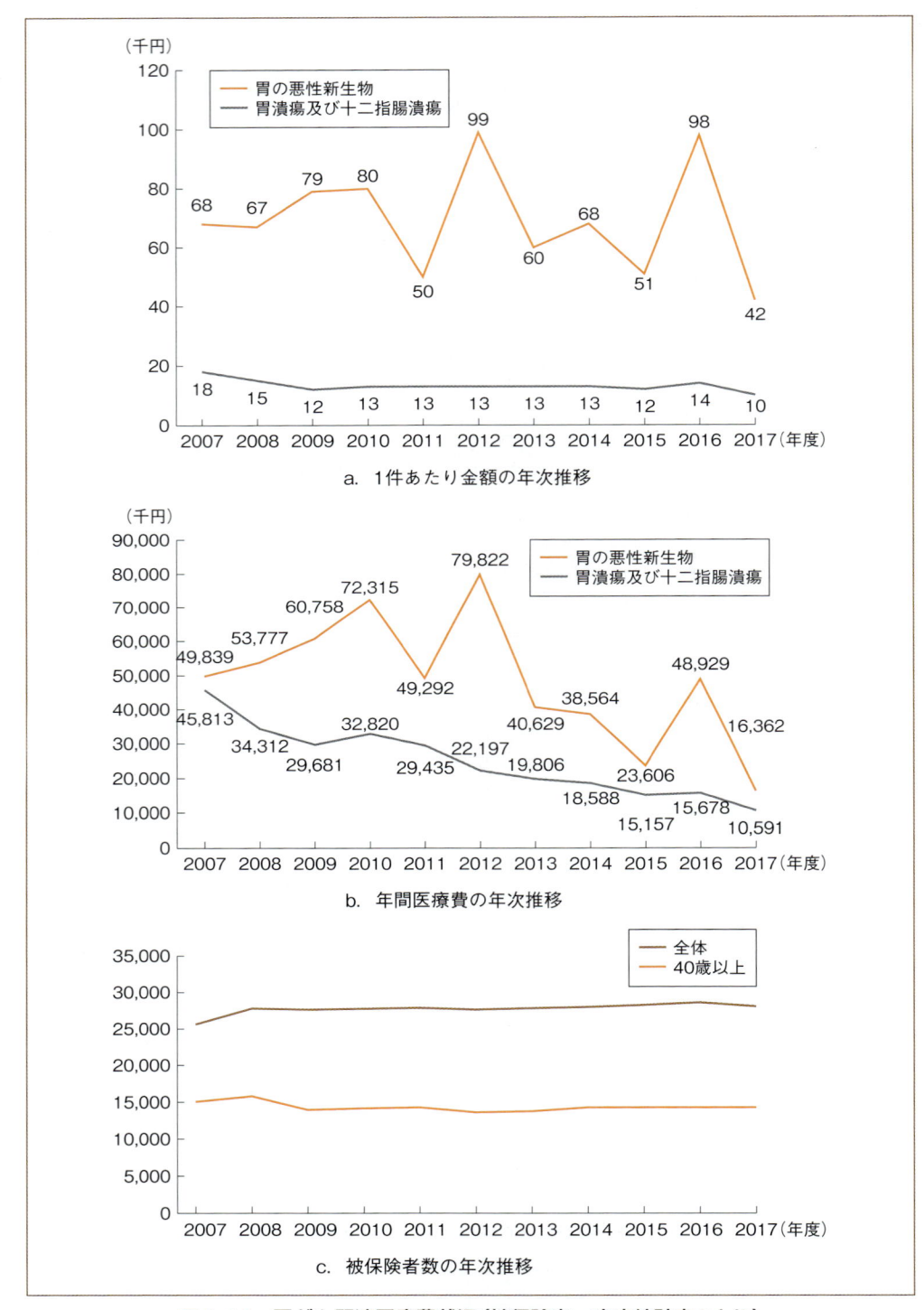

図4-14　胃がん関連医療費状況（被保険者，疾病統計表Aより）

び十二指腸潰瘍 分類コード1104」では2010年度以降減少傾向となり，ピロリ菌除菌効果の結果と推測される．具体的には2009年度と2017年度の比較で△44,396千円，ピロリ菌除菌関連として「胃潰瘍及び十二指腸潰瘍」の医療費も△19,090千円と年々大幅な減額となっている．医療保険者に課せられたデータヘルス計画の保健事業運営に合致した取り組みとなった．

　今回の取り組みは，事業主・健康保険組合・実施医療機関の3者が，貴重な人材保護と年々高騰する医療費の抑制効果につながったことが示された，今後の取り組みは，内視鏡未受診者に対する受診勧奨，若年者への*H.pylori* 抗体検査の導入，感染者に対する除菌対策を徹底し，胃がんによる死亡率ゼロを目指す．

（木村秀和）

Title: Kobe Steel Health Insurance Association
An evaluation report of newly introduced gastric screening

Summary: Kobe Steel, Ltd. health insurance society has introduced the new screening system for stomach diseases to conduct the screening using a test of risk stratification for gastric cancer (ABC screening) to cover the all members of 35 years old or older, as well as implementing the endoscopic screening for the all members at their 40 years old, in order to enhance the accuracy of the screening, since the fiscal year of 2010. They actively recommend the early detection of the gastric cancer whose domestic disease prevalence is on the high level and the eradication of *Helicobacter pylori*, aiming at the lowering risk of the stomach cancer in the future along with the reducing the medical expenses.

Author: Hidekazu Kimura

Affiliation: Shinko Hospital Health Care Center

12 職域検診の実施報告②
日本中央競馬会健康保険組合

Summary データヘルス計画の一環として始めた胃がんリスク層別化検査（ABC法）の有効性を，バリウム検査との相関性や実施後のレセプトチェックによる徹底的な受療勧奨での早期がんの発見などから体現できた．

日本中央競馬会健康保険組合では，厚生労働省選出のデータヘルス計画のモデル健康保険組合になったのをきっかけに医療費分析を行った．その結果，全国統計と比較しても消化器系疾患・新生物の医療費が多く，さらに細かい分析を進めた（**表4-17，18**）．

当健保では，被保険者に対して，春・秋の2回ほぼ同じような内容で定期健康診断を行っていたが，2013年度の秋季健診から受診対象者を40歳以上に絞り，より高度な検査（腹部超音波，PSA，肝炎検査，眼底検査など）に特化した健診内容に変更し，このころから胃がんリスク層別化健診（ABC検診）導入の検討を始めた．

そうしたなか，データヘルス計画作成に伴って行った医療費の細かい分析から，消化器系の疾病が多く，さらに細かくみていくと，胃が悪い人が多いこと，がんの急増，とくに胃がんが増えていることがわかった．このようなこともあり，三木氏（認定NPO法人胃がん予知・診断・治療研究機構）の講習会にも何度も足を運んで勉強し，ピロリ菌除菌による胃がんの撲滅の実現に少しでも協力したいという気持ちが強くなり，データヘルス計画には必ずABC検診を取り入れることを決断した．

ABC検診を導入するにあたって一番悩んだのが，実施費用（経費）の面である．とくに単一健康保険組合の場合は事業主の了承が必須となるが，健保財政に余裕があれば，B，C，D判定者すべてに胃内視鏡検査費用の補助を出すのが最善の方法となる．しかし，総報酬制が始まろうとしていたこの時期，診療費支出の増加は直接保険料の値上げにつながりかねない状況であった．

幸いにして，2013年2月よりピロリ菌除菌と胃内視鏡検査は保険適用となっていたので，健康保険組合は実質，費用の7割を負担している（個人負担3割）ということもあり，自分の健康は自分で守る「ヘルスリテラシー」の向上のためにも，自ら進んで胃内視鏡検査を受けてピロリ菌除菌を行ってもらうという強い信念のもと，補助は出さずにABC検診実施に踏み出した．

結局，現在でも根強いバリウム信者が多く，希望者には受診させている現状ではあるが，B，C，D判定者に胃内視鏡を受診させることを考えても費用は抑えられている．

表4-17　当健保組合疾病分類金額別（上位5傷病）

2009年度			2010年度		
傷病名	金額	割合	傷病名	金額	割合
消化器系疾患	140,856,972	19.1%	消化器系疾患	132,241,919	18.6%
新生物	120,633,311	16.3%	新生物	125,905,147	17.7%
循環器系疾患	88,014,001	11.9%	循環器系疾患	96,460,075	13.6%
筋骨格系疾患	60,640,193	8.2%	呼吸器系疾患	57,456,889	8.1%
呼吸器系疾患	58,028,707	7.9%	腎尿路生殖器疾患	47,361,701	6.7%
その他	270,452,413	36.6%	その他	251,592,128	35.4%

2011年度			2012年度		
傷病名	金額	割合	傷病名	金額	割合
新生物	137,602,282	17.9%	新生物	135,926,997	16.6%
消化器系疾患	136,797,432	17.8%	消化器系疾患	134,458,460	16.5%
循環器系疾患	98,111,447	12.7%	循環器系疾患	95,707,896	11.7%
呼吸器系疾患	56,163,702	7.3%	呼吸器系疾患	59,888,508	7.3%
筋骨格系疾患	55,849,246	7.3%	筋骨格系疾患	45,696,418	5.6%
その他	285,532,407	37.1%	その他	345,389,485	42.3%

表4-18　厚労省発表：国民医療費の概況「傷病分類別一般診療医療費」（上位5傷病）

2008年度		2009年度	
傷病名	割合	傷病名	割合
循環器系疾患	20.4%	循環器系疾患	20.7%
新生物	12.8%	新生物	12.7%
呼吸器系疾患	7.8%	呼吸器系疾患	7.8%
腎尿路生殖器疾患	7.4%	筋骨格系疾患	7.5%
筋骨格系疾患	7.4%	腎尿路生殖器疾患	7.4%
その他	44.2%	その他	43.9%

2010年度		2011年度	
傷病名	割合	傷病名	割合
循環器系疾患	20.8%	循環器系疾患	20.8%
新生物	12.8%	新生物	13.1%
呼吸器系疾患	7.8%	呼吸器系疾患	7.8%
筋骨格系疾患	7.4%	筋骨格系疾患	7.5%
内分泌，栄養および代謝疾患	7.3%	内分泌，栄養および代謝疾患	7.2%
その他	44.0%	その他	43.6%

　図4-15，16に当健保のABC法の判定結果を示す．B，C，D判定の割合は他健保・自治体と比べ若干多い結果となった．

　表4-19は春季健診で胃部X線（バリウム）検査実施者のABC法判定結果の相関関係を表したもので，バリウム検査で全く異常なしだった人でもこれだけB, C, D判定が出てしまっている．これだけでも，ABC法の有効性を感じられるが，ABC法はがん検診ではなく，あくまでも胃がんのリスク層別化検査である．B，C，D判定の人をいかにして胃内視鏡

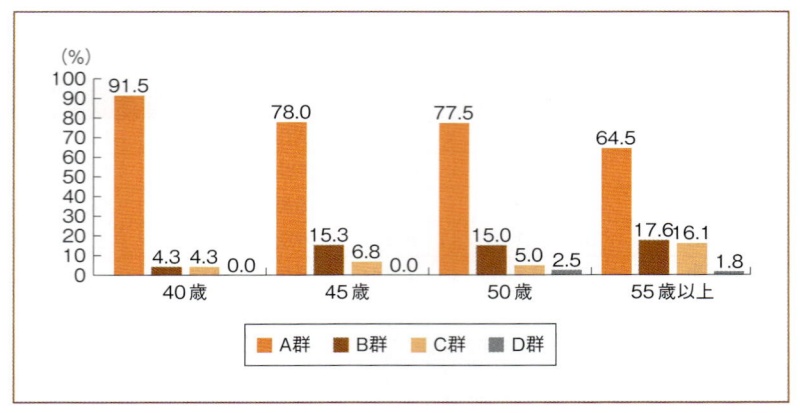

図4-15　2014年度秋期健診におけるABC法判定結果（年齢別）

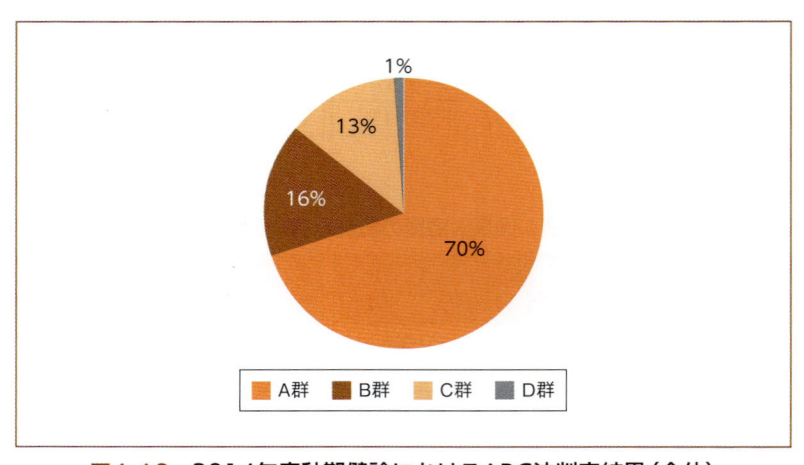

図4-16　2014年度秋期健診におけるABC法判定結果（全体）

検査に行かせるかが重要である.

　B，C，D判定の全員に必ず胃内視鏡検査を受けてもらうため，健診機関（日本予防医学協会）と相談して，まず結果説明書を各個人に通知した．とにかく受診してもらえるように，少し強めの表現を用いた内容になっている.

　その後，翌年5月より対象者全員のレセプトチェックを開始した．B，C判定者全員（140人）には胃内視鏡検査を行い，ピロリ菌を除菌し，D判定者全員（7人）には胃内視鏡検査を行い，治療を目標に受療勧奨通知を再度行い，同年10月以降は直接電話やメールで受療勧奨を行った.

　ABC法で重要なのは，とにかくB，C，D判定者に胃内視鏡検査をしてもらうことである. その方法は自治体や健康保険組合の規模や財政状況などさまざまな事情で違ってくるが，健診業者やレセプト点検業者・データヘルス支援業者など，アフターフォローを支援してくれる仲間が必ずいる.

　加入者全員に胃内視鏡検査を行うだけの余裕があればABC検診の必要はない．低コストで胃がん患者を早期に見つけ出し，ピロリ菌除菌により胃がんのリスクをなくすことは

表4-19　春季健診胃X線（バリウム）検査実施者のABC法判定結果

ABC法	A	B	C	D	合計
40歳	43	2	2	0	47
45歳	46	9	4	0	59
50歳	31	6	2	1	40
55歳以上	220	60	55	6	341
合計	340	77	63	7	487

		ABC法				
		A	B	C	D	合計
胃X線	異常なし	127	10	12	1	150
	有所見健康	19	17	13	0	49
	要経過観察	10	5	4	0	19
	要精密検査	3	3	1	1	8
	合計	159	35	30	2	226

注）261人が検査未受診

自治体や健康保険組合の安定運営にも将来直接結びついてくるものになるのではないか．

　レセプトチェックの結果，C判定者のなかから実際に早期胃がんが2人に見つかったが，1人は手術，1人は手術せずに完治した．

　早期がんが見つかった人から健康保険組合あてにお礼の電話があった．筆者ら健康管理に携わっている者にとっての最高に至福の瞬間である．ABC検診を迷っている間にも胃がんが進行している加入者がいる．残念ながらX線（バリウム）検査で見つかる胃がんはほとんど末期がんだったという事実を知り，1日も早くABC検診の導入を考えてもらいたいと思っている．

　日本中央競馬会健康保険組合では20〜30代の人にもABC検診を実施し，その結果は予想に反して10％近くのB，C，D判定者が出た．そのことから，現在では新入職員にもABC検診を実施し，ピロリ菌保有者は除菌することで，生涯胃がんのリスクなく職場で頑張ってもらえるよう支援している．

（関　勝廣）

Title: Medical examination report for Japan Racing Association Health Insurance Society

Summary: Japan Racing Association Health Insurance Society demonstrated the effectiveness of the test of risk stratification for gastric cancer (ABC method) which they introduced as part of the Data Health Promotion Plan, by detection of the cancers and diseases in the early stage that could be achieved owing to the thorough recommendation of the treatment through checking of the correlation between the barium method and ABC method and the statement of medical expenses after examinations.

Author: Katsuhiro Seki

Affiliation: JRA (Japan Racing Association)

13 職域検診の実施報告③
三菱診療所

Summary　都内グループ企業診療所において職域検診として胃がんリスク層別化検診（ABC検診）を2007年4月〜2011年3月まで行った．総受診者は延べ61,106人であり，各群の割合はA群74.2%，B群15.5%，C群9.2%，D群1.2%であった．8,199人が内視鏡二次精検対象者となり，そのうち内視鏡を受診したのは4,658人であった．発見された胃がんは24症例であり（陽性反応的中率は0.52%，胃がん発見率は0.039%），発見胃がんの約80%が早期がんで，進行がんであった5例は当胃がん検診を初回受診した人であった．

対策型検診に分類される職域検診は，その対象が無症状の40〜60歳を中心とする比較的若年であるため，有病率が低く，効率性の高い検診方法が望ましい．都内の企業グループ診療所である三菱診療所では，1991年以降，職域検診における胃がん検診としてペプシノゲン（PG）法を用いた「血清ペプシノゲン一次スクリーニング・内視鏡二次精検法」を行っていたが[1]，2007年から，「胃がんリスク層別化検診（ABC検診）」を開始した[2]．

■ 三菱診療所における ABC 検診の結果

本検診では，三菱診療所における職域検診受診者に対し毎年の健康診断時に血清 *H. pylori*（HP）抗体価（Eプレート'栄研' H. ピロリ抗体：EIA法）およびPG法（LZテスト'栄研'ペプシノゲンⅠ・Ⅱ：LA凝集法）を測定し，それらの検査結果の組み合わせで胃がんのリスクをA〜D群に層別化を行った〔A群：HP抗体（−）・PG法（−），B群：HP抗体（＋）・PG法（−），C群：HP抗体（＋）・PG法（＋），D群：HP抗体（−）・PG法（＋）〕．各受診者に対してはその結果に基づき，内視鏡二次精検をB群：3年，C群：2年，D群：1年ごとに実施するよう指導を行った．A群に対しては内視鏡二次精検対象から除外した．2007年4月〜2011年3月までの4年間で総受診者は延べ61,106人であり，男/女＝3.6，平均年齢47.4歳であった．4年間の各群の割合は，A群74.2%，B群15.5%，C群9.2%，D群1.2%であった．総受診者のうち8,199人（総受診者の13.4%）が内視鏡二次精検対象者となり，そのうち実際に内視鏡精検を受診したのは4,658人であった（内視鏡精検受診率：56.8%）（**表4-20**）．発見された胃がんは計24症例であり（陽性反応的中率は0.52%，胃癌発見率は0.039%），B群内視鏡受診者の0.64%，C群内視鏡受診者の0.38%，D群内視鏡受診者の0.30%に認められた．また，発見胃がんの約80%が早期がんであり，進行がんであった5例はいずれも中途採用などのため当胃がん検診を初回受診した人であった．また，内視鏡による治療で根治が得られた症例は12症例（50%）

表4-20　ABC検診受診者数と各群の割合

	2007〜2010	2007	2008	2009	2010
総受診者	61,106	15,043	16,080	16,950	13,033
A群	45,324 74.2%	10,628 70.6%	11,696 72.7%	12,853 75.8%	10,147 77.9%
B群	9,477 15.5%	2,911 19.4%	2,681 16.7%	2,291 13.5%	1,594 12.2%
C群	5,592 9.2%	1,374 9.1%	1,527 9.5%	1,588 9.4%	1,103 8.5%
D群	713 1.2%	130 0.9%	176 1.1%	218 1.3%	189 1.5%
内視鏡精検対象者	8,199 13.4%	3,346 22.2%	2,154 13.4%	1,465 8.6%	1,234 9.5%
内視鏡精検受診者	4,658	1,627	1,535	759	737

表4-21　ABC検診による発見胃がん

	2007〜2010	2007	2008	2009	2010
発見胃がん	24	12	8	3	1
B群	16	8	5	3	0
C群	7	4	3	0	0
D群	1	0	0	0	1
早期胃がん／進行胃がん	19/5	10/2	7/1	1/2	1/0
分化型胃がん／未分化型胃がん	12/12	9/3	3/5	0/3	0/1
内視鏡治療適応病変数	12	8	4	0	0

であった（**表4-21**）．また，期間内にA群の受診者から胃がんが認められたという報告はなかった．また若年層のピロリ菌の感染率低下から，当職域検診で内視鏡精検を除外しているA群の割合は本検診受診者において年率約3%で増加していた（**表4-20**）．

　ABC検診により胃がんを効率的に発見できた．本検診は有病率の低い職域検診における胃がん検診に対しても非常に効率的な方法であると考えられた．

📌**References**

1) Miki K, et al : Long-term results of gastric cancer screening using the serum pepsinogen test method among an asymptomatic middle-aged Japanese population. Dig Endosc 2009 ; 21 (2) : 78-81.
2) Miki K : Gastric cancer screening by combined assay for serum anti-*Helicobacter pylori* IgG antibody and serum pepsinogen levels-"ABC method". Proc Jpn Acad Ser B Phys Biol Sci 2011 ; 87 (7) : 405-414.

（小田島慎也）

Title: Medical examination report for Mitsubishi Clinic

Summary: ABC method were performed in asymptomatic individuals at a work place in Tokyo between April 2007 and March 2011. In a total of 61,106 participating individuals, the ratio of Group A, B, C, and D were 74.2%, 15.5%, 9.2%, and 1.2%, respectively. 8,199 individuals were advised to undergo the secondary endoscopic examination, and 4,658 underwent the secondary endoscopic examination. Gastric cancer was detected in 24 patients, which corresponded to 0.039% of all participants and to 0.52% of those with endoscopic examination. Although 5 patients were diagnosed with the advanced gastric cancers, it was the first time for all of 5 advanced cancers to have this screening program for reasons such as mid-career hiring.

Author: Shinya Kodashima

Affiliation: Associate Professor, Internal Medicine, Teikyo University School of Medicine

第5章

胃がん内視鏡検診・診断および人工知能（AI）の活用

胃がん内視鏡検診の現状と今後の展望

Summary 「対策型検診のための胃内視鏡検診マニュアル」では，内視鏡機器に関して，あまりに旧式な機器の使用は避けるべきとしている．さらに経鼻内視鏡の改善が進み，観察可能な視野も経口内視鏡と同等レベルとなっていると記載されている．無症状者を対象とするがん検診に用いられる内視鏡機器は受診者の負担が少ないことが条件となる．狭帯域光観察併用ならびにピロリ菌感染診断を記載するなどの項目は今後の問題である．

2016年4月に対策型胃がん検診に内視鏡検査が推奨され，日本全国にて普及しつつある．内視鏡胃がん検診を行ううえでは，日本消化器がん検診学会編集の「対策型検診のための胃内視鏡検診マニュアル」に準じて行う必要がある．マニュアルには内視鏡検査において，以下のことが記載されている．

◆ 内視鏡に関して

内視鏡は経口内視鏡と経鼻内視鏡に大別される．検査医が手慣れた機器を用いることが好ましいが，機器の改良が進み，画像の鮮鋭度が増しているので，あまりに旧式な機器の使用は避けるべきである．経鼻内視鏡でも生検は可能であり，受診者の負担を軽減できる．また，近年では経鼻内視鏡の改善が進み，観察可能な視野も経口内視鏡と同等レベルとなっている．無症状者を対象とするがん検診に用いられる内視鏡機器は，受診者の負担が少ないことが条件となる．そのためには内視鏡外径が細く，咽頭や舌根に対する刺激が少ないものから選択することが望ましいと，経鼻を中心とした細径内視鏡が推奨されている．実際の内視鏡画像を比較しても，2008年の報告（**図5-1**）に比べ，2018年の報告（**図5-2**）では，経口内視鏡と経鼻内視鏡の画像に差がなくなっていることがわかる．

◆ 内視鏡機器に関して

画像強調観察（image-enhanced endoscopy：IEE）として，病変の性状をより詳しく観察するために，検診に引き続いて生検を実施する場合は，色素散布（0.4％インジゴカルミンを2〜5倍に希釈したものを散布）を行ってもよい．狭帯域光観察（narrow band imaging：NBI，blue lazer imaging：BLI）などは検診には馴染まず，この観察法は白色光観察で拾い上げられた病巣の性状診断に有用ではあっても，拾い上げそのものに対する効果は小さいので，装備される必要はなく，病巣のない領域を狭帯域光で記録する必要はないとマニュアルに記載されている．NBIなどの狭帯域光観察において，病変の拾い上

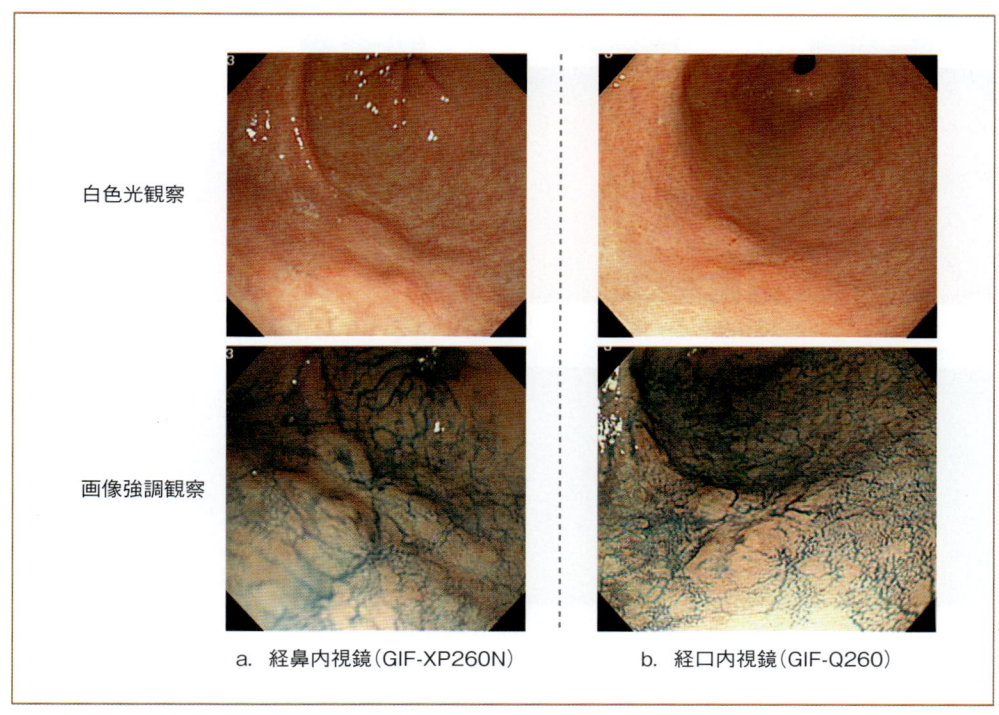

白色光観察

画像強調観察

　　a.　経鼻内視鏡（GIF-XP260N）　　　　　b.　経口内視鏡（GIF-Q260）

図5-1　経鼻内視鏡と経口内視鏡の比較①

（Kawai T, et al : New Challenges in Gastrointestinal Endoscopy. Niwa H, et al eds, Springer, 2008）

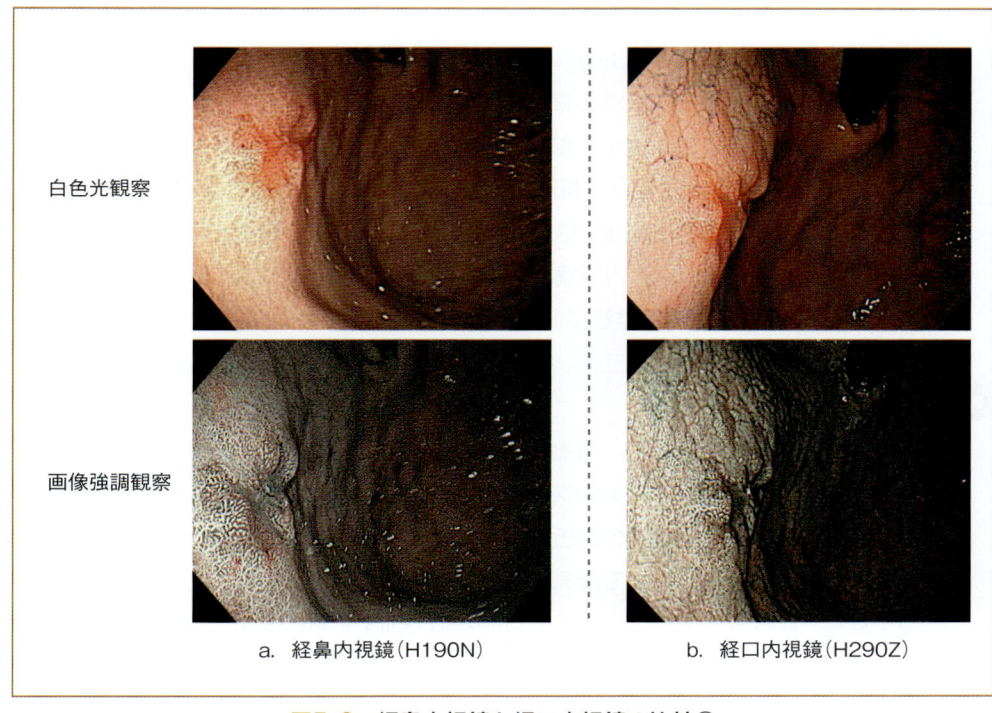

白色光観察

画像強調観察

　　a.　経鼻内視鏡（H190N）　　　　　　b.　経口内視鏡（H290Z）

図5-2　経鼻内視鏡と経口内視鏡の比較②

（河合 隆, 他：日がん検診断会誌 2018；25（3）：256-263）

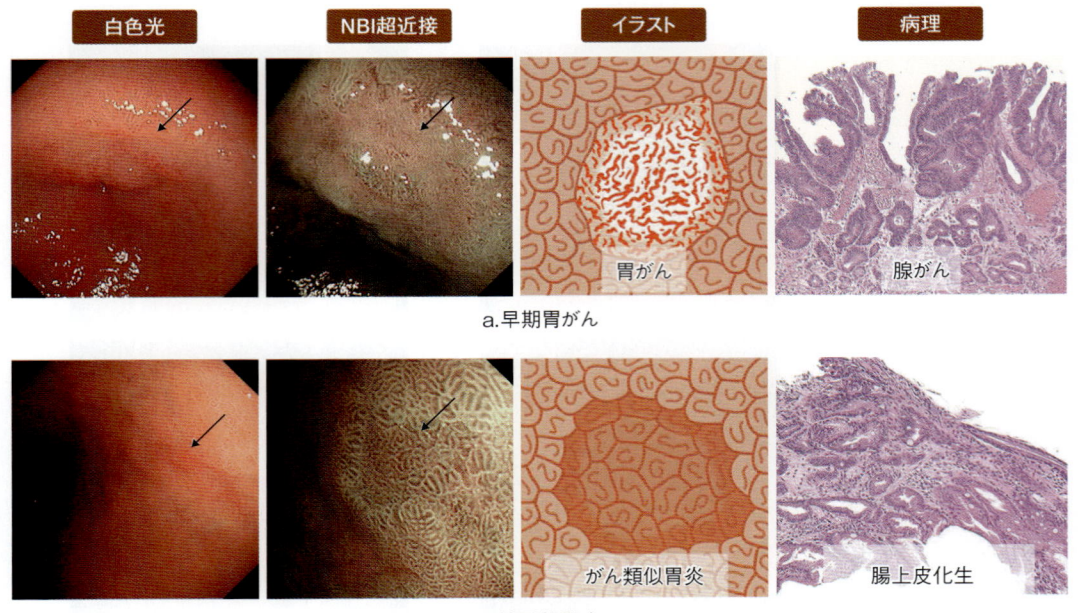

| 白色光 | NBI超近接 | イラスト | 病理 |

a.早期胃がん

b.地図状発赤

図5-3　NBI（経鼻内視鏡）による早期胃がんの診断

(Kawai T, et al : J Gastroenterol Hepatol 2014 ; Suppl 4 : 33-36)

げには効果は確かに少ない可能性はあるが，病変の良悪性の鑑別には感度・特異度も高く有用であると報告[1]されている．

　図5-3に白色光およびNBI観察した症例を提示する．**図5-3a**の病変は，白色光観察では幽門部小弯に退色粘膜領域を認め（矢印），潰瘍瘢痕を考えたが，NBI近接観察にて粘膜構造は無構造であり，生検にて腺がんであった．一方，**図5-3b**の病変は，白色光観察では胃体中部後壁に発赤を伴う不整形の陥凹性変化を認め，がんも否定できなかったが，NBI近接観察では陥凹部の粘膜構造は保たれており，生検にて腸上皮化生であった．このように，NBIなどの併用により内視鏡診断能が向上し，過剰な生検を減らすことが可能と思われる．以上より，胃内視鏡検診においても狭帯域観察機能を使用すべきであると思われる．

◼ 胃がんのリスク分類

　胃がんリスク評価として，内視鏡検査によるピロリ菌感染診断の有用とされている．内視鏡による感染診断には胃炎の京都分類を用いられることが多い．しかし，その代表所見である内視鏡的胃粘膜萎縮の評価でさえ難しい．このため，ピロリ菌感染診断は今後の課題とし，地域の状況に応じて所見の記載を追加してもよいとマニュアルには記載されている．近年，画像強調観察の一つであるlinked color imaging（LCI）を用いると内視鏡的萎縮の評価が容易になることが報告[2]されている．現時点では，LCIなどにより萎縮境界を撮影し，ダブルチェックの段階で内視鏡的萎縮の程度を評価し，来年以降の内視鏡検診につなげることがよいと思われる．

References

1) Kawai T, et al: Evaluation of gastric cancer diagnosis using new ultrathin transnasal endoscopy with narrow-band imaging: preliminary study. J Gastroenterol Hepatol 2014; Suppl 4: 33-36.

2) Dohi O, et al: Linked color imaging improves endoscopic diagnosis of active *Helicobacter pylori* infection. Endosc Int Open 2016; 4 (7): E800-805.

（河合　隆）

Title: Current status and prospects of endoscopic gastric cancer screening

Summary: It is stated that the old model is not used in the manual of endoscopic gastric cancer screening. Improvement of transnasal endoscopy is in progress. The observation ability is equivalent between the oral endoscopy and the transnasal endoscopy. It is important for patients with asymptomatic endoscopes to have less burden on the patients. Description of observation with narrow band imaging and *H.pylori* infection of endoscopic gastric cancer screening is a problem in the future.

Author: Takashi Kawai

Affiliation: Department of Gastroenterological Endoscopy, Tokyo Medical University

胃がん内視鏡検診の課題

Summary　2014年の「有効性評価に基づく胃がん検診ガイドライン」の改訂で胃がん内視鏡検診が認められたが，全国的な普及には至っていない．アンケート調査で過半数の自治体が実施できる見込みがないと回答し，内視鏡キャパシティと精度管理方法が原因であった．データベースの整備，都道府県単位など検診の広域化，ピロリ菌感染などによるリスク層別化，精度管理方法の見直しなどを行うことで全国で実施可能で受容性の高い胃がん内視鏡検診の制度確立が望まれる．

◆ 胃がん内視鏡検診の課題

　　胃がん検診は1960年代に始まり全国の市町村に対策型検診として普及した．しかし，胃がん死亡者数は1960年代から年間約5万人と減少していない．受診率が約10％と低く，胃がん検診の正確な受診率が把握できていないことは大きな課題である．

　　一方，2014年改訂の「有効性評価に基づく胃がん検診ガイドライン」で内視鏡検診が初めて推奨され，全国で対策型胃がん検診として内視鏡検診を行うことが可能となった．

　　しかし，2016年に全国，2018年に北海道で行ったアンケート調査では，過半数の自治体が胃がん内視鏡検診を開始できる見込みがないと回答した（**図5-4**）．いずれも実施できない理由は，内視鏡検査のキャパシティ不足，精度管理方法がガイドラインどおりに実施できない，の順に多かった．キャパシティ不足は内視鏡検診の大きな課題である．市町

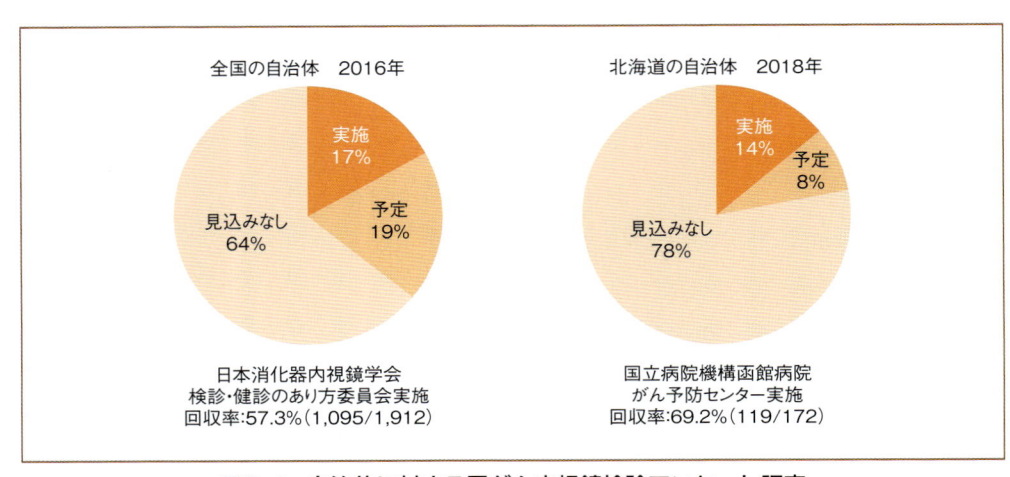

図5-4　自治体に対する胃がん内視鏡検診アンケート調査

（筆者作成）

村ごとに大きな差があり，徳島県など，都道府県単位で行う胃がん検診は一つの対策となる．

　韓国では胃がん内視鏡検診の受診率は約50%，任意型と合わせると75%と高い．日本の内視鏡設備や医師が韓国より少ないとは考えにくく，内視鏡件数の正確なデータがないことが課題で，日本消化器内視鏡学会のデータベース，JEDの普及が重要である．また，ピロリ胃炎除菌後は疾患は治っており，本来は検診の対象である．しかし，日本では保険診療で内視鏡検査が行われている．検診の対象にすることで医療側の検診キャパシティが高まる．

　対象集約化もキャパシティの解決手段となる．胃がん検診は40歳以上から，50歳以上で逐年から2年ごととなり対象者は従来の1/2以下となった．ピロリ菌未感染か否か，中等度以上の萎縮，ヒダ肥厚の有無などで，積極的勧奨を行う対象の集約が可能である．内視鏡検診にリスク層別化の考えを取り入れることで，診断精度向上や内視鏡検査の効率化も可能となる．

　次にダブルチェックが必須の精度管理方法や鎮静禁止，抗血栓薬内服者は内視鏡を推奨しないなど，必ずしもエビデンスに基づかない内容が，普及の阻害，受診率の低下，検診から医療への流出などの原因となっている．ダブルチェックは多くの自治体が内視鏡検診を導入できない原因になっており，内視鏡検診の先進地域でも負担が大きくなっている．精度管理方法についてはさらなる検討が必要である．

　韓国のガイドラインではオプションで鎮静可能，費用は原則無料で高所得者でも10%の費用負担，ダブルチェックはなく内視鏡医に対する教育プログラムを行うことで質を高め，各施設のデータを公表している．40歳以上2年ごとで行い，約50%の死亡率減少効果が報告されている（**表5-1**）[1]．わが国でも内視鏡洗浄や局所麻酔の方法，問診内容，精度管理方法，データベースの構築など最低限必要な内容を決め，鎮静はオプションで選択可能にし，経鼻内視鏡と合わせて受容性を高める必要がある．一部地域で可能な方法ではなく，広く日本全体で実施可能で，高い受診率の内視鏡検診の実現が望まれる．

表5-1　韓国における胃がん内視鏡検診による胃がん死亡率

	内視鏡		胃X線	
	OR	95% CI	OR	95% CI
全年齢	0.53	0.51 ～ 0.56	0.98	0.95 ～ 1.01
40 ～ 44	0.67	0.58 ～ 0.78	0.90	0.79 ～ 1.03
45 ～ 49	0.56	0.48 ～ 0.65	0.86	0.75 ～ 0.97
50 ～ 54	0.44	0.38 ～ 0.50	0.81	0.74 ～ 0.90
55 ～ 59	0.45	0.39 ～ 0.52	0.88	0.80 ～ 0.96
60 ～ 64	0.44	0.40 ～ 0.49	0.98	0.91 ～ 1.04
65 ～ 69	0.53	0.47 ～ 0.60	0.93	0.87 ～ 0.99
70 ～ 74	0.63	0.56 ～ 0.72	1.06	1.00 ～ 1.13
75 ～ 79	0.89	0.72 ～ 1.10	1.18	1.07 ～ 1.30
80 ～ 84	0.83	0.57 ～ 1.21	1.29	1.12 ～ 1.48
85 歳以上	2.83	0.97 ～ 8.21	1.61	1.05 ～ 2.48

（Jun JK, et al：Gastroenterology 2017；152（6）：1319-1328より改変）

Reference

1) Jun JK, et al: Effectiveness of the Korean National Cancer Screening Program in Reducing Gastric Cancer Mortality. Gastroenterology 2017; 152 (6): 1319-1328.

（間部克裕）

Title: Problems of endoscopic gastric cancer screening

Summary: Although the endoscopic gastric cancer screening was recognized in the guidelines revised in 2014, it has not been widely spread nationwide. According to the questionnaire survey, the majority of the municipalities did not expect to be able to carry it out, and this was caused by the endoscopic capacity and the system management method. By establishing a database, risk stratification due to *H.pylori* infection, and reviewing the quality control method, etc, it is desirable to establish a highly acceptable endoscopic gastric cancer screening system that can be implemented nationwide.

Author: Katsuhiro Mabe

Affiliation: Junpukai Health Maintenance Center

リスク層別化による効率化

3

Summary　内視鏡検診システムを構築するうえで大きなハードルとなるのが練度の高い内視鏡医の確保である．このマンパワー不足に対する解決策の一つが対象の集約であるが，胃がん発生のメインルートがピロリ菌感染による萎縮性胃炎，化生性胃炎であることから，*H.pylori* IgG抗体価やペプシノゲン値などの血清マーカーを用いた発がんリスクを考慮した効率的なリスク層別化が検討されている．

胃がん発生のリスクファクター

ピロリ菌感染は胃がん発生の最大の因子として考えられている．リスク層別化による効率的な対象集約において，ピロリ菌感染の有無や胃炎進展の程度を診断することが個々の胃がんリスクを推測する重要な指標となる．

① ピロリ菌感染診断に基づくリスク層別化

ピロリ菌陽性者は未感染者に比べて胃がんリスクが高く，血清抗体価別の検討でも抗体価が高いほど胃がんリスクが高いとの報告がある（**図5-5**）[1]．しかし，現行の抗体価測定系ではカットオフ値が問題視されており，抗体価陰性例のなかに真の未感染者だけでなく，現感染者や既感染者がかなりの頻度で含まれてくるといわれている（加藤勝章，他：日ヘリ

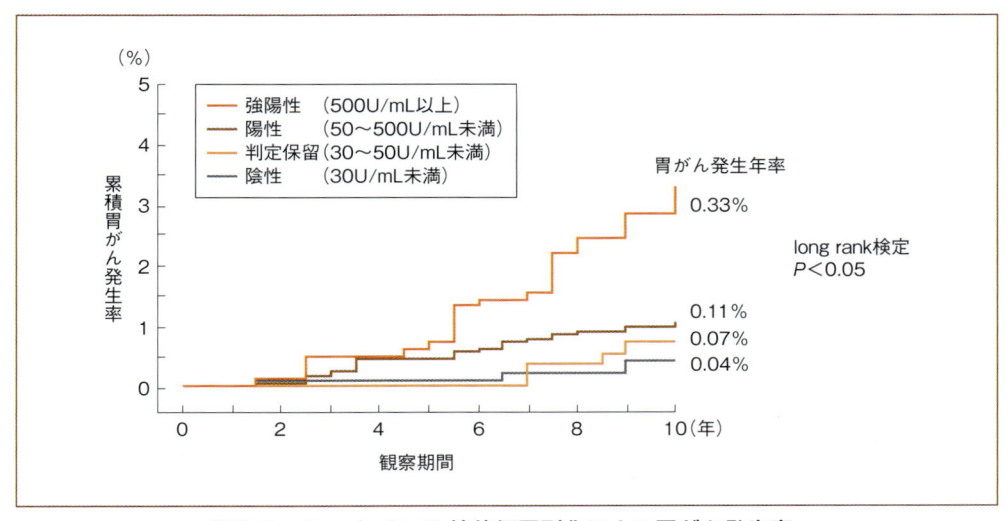

図5-5　*H.pylori* IgG 抗体価層別化による胃がん発生率
（Yanaoka K, et al：Int J Cancer 2008；123（4）：917-926より改変）

コバクター会誌 2017；18（2）：64-71）．同じ抗体価陰性でもピロリ菌未感染と既感染では背景の胃粘膜には大きな違いがあり，胃がんリスクの観点からは到底同じ集団として扱うことはできない．除菌歴を含めた詳細な問診とカットオフ値の再設定による精度の高い未感染者の囲い込みができれば，有効な対象集約法となり得るであろう．

② 血清ペプシノゲン値に基づくリスク層別化

ペプシノゲン（PG）は慢性萎縮性胃炎の進展を反映するマーカーとして認識されている．具体的には血清PGⅠ≦70ng/mLかつPGⅠ/Ⅱ比≦3.0をPG法陽性と判定し，萎縮性胃炎の同定に用いられている．また，各項目のカットオフ値を下げることでより高度な萎縮性胃炎の同定が可能であり，職域集団を対象としたコホートではPG法による萎縮度が強まるに伴い段階的に胃がん発生率の上昇を認めた（**図5-6**）[2]．ただし，PG法陰性と判定される集団からも胃がんが発生していることも認識する必要がある．PGⅠ，PGⅡ，PGⅠ/Ⅱ比単独でもリスク評価は可能で，具体的には，PGⅠは30ng/mL以下，PGⅠ/Ⅱ比は3.0以下，PGⅡは未分化型胃がんの発生において30ng/mL以上で有意なリスク上昇が報告されており，PG法だけでなく各値による評価もハイリスク集団の見落としを防ぐためには必要である[1]．

③ *H.pylori* IgG抗体価とペプシノゲン法を組み合わせたリスク層別化

前述の*H.pylori* IgG抗体価とPG法を組み合わせることでピロリ菌関連胃炎の病期を理論上A，B，C，Dの4群に分類できる．A群はピロリ菌未感染で萎縮のない健常群，B群は

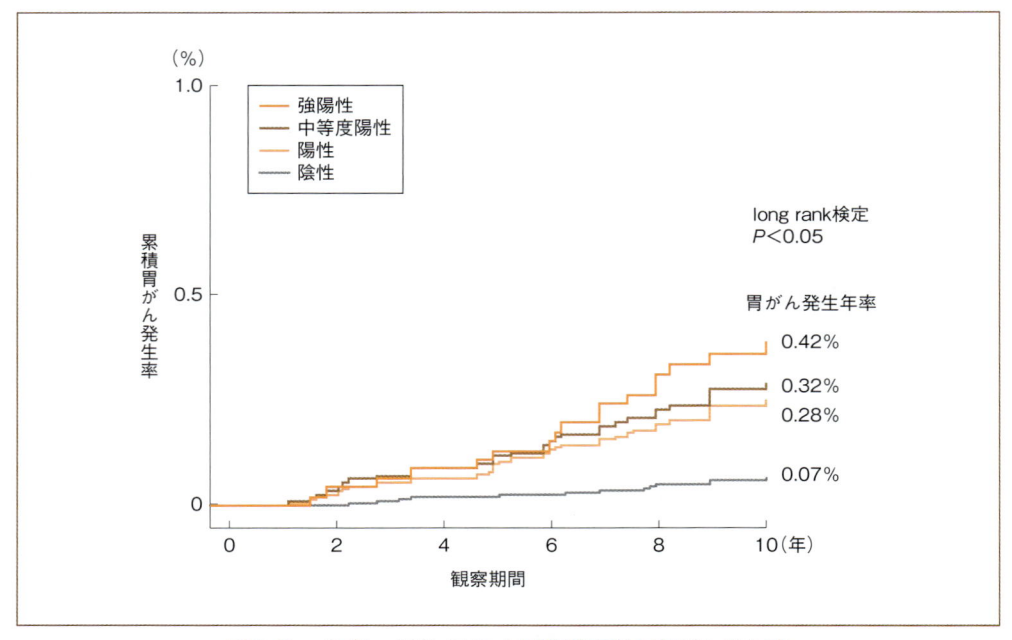

図5-6　ペプシノゲン法による萎縮度別の胃がん発生率

(Yanaoka K, et al：Cancer Epidemiol Biomakers Prev 2008；17（4）：838-845より改変)

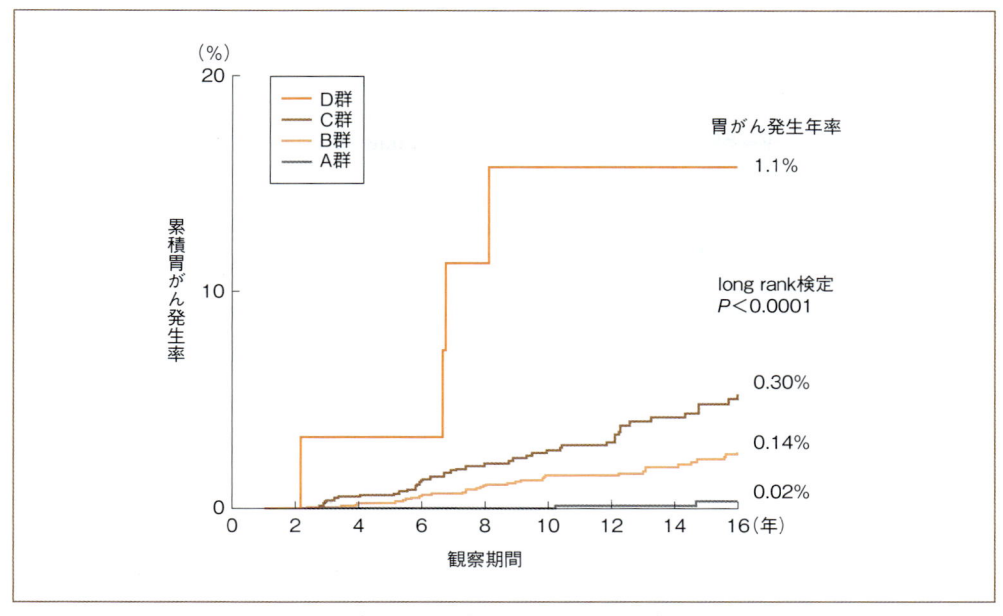

図5-7　ピロリ菌関連胃炎の病期と胃がん発生率

(Yoshida T, et al: Int J Cancer 2014；134 (6)：1445-1457より改変)

ピロリ菌持続感染はあるものの萎縮は軽度でPG法では陽性と判定されない群，C群はピロリ菌持続感染の結果，萎縮が進行した慢性萎縮性（化生性）胃炎群，D群は化生性胃炎の進展の結果，ピロリ菌が自然除菌され抗体価が陰転化した群となる．前述の集団を対象とした16年にわたる長期観察研究の結果を**図5-7**に示す[3]．*H.pylori* IgG抗体価とPG法を組み合わせることでより効率的なリスク層別化が実現できる可能性がある．

　より精度の高い胃がん内視鏡検診を行うには，マンパワーの観点からもリスク層別化を考慮した効率的な対象集約は無視できない課題である．カットオフ値の再設定，服薬内容や基礎疾患による数値の変動，除菌歴などの詳細な問診など慎重な対応が必要であるが，*H.pylori* IgG抗体価およびPG値を用いた胃内環境の把握はリスク層別化に貢献できると考える．

References

1) Yanaoka K, et al：Risk of gastric cancer in asymptomatic, middle-aged Japanese subjects based on serum pepsinogen and *Helicobacter pylori* antibody levels. Int J Cancer 2008；123 (4)：917-926.

2) Yanaoka K, et al：Cancer high-risk subjects identified by serum pepsinogen tests：outcomes after 10-year follow-up in asymptomatic middle-aged males. Cancer Epidemiol Biomarkers Prev 2008；17 (4)：838-845.

3) Yoshida T, et al：Cancer development based on chronic active gastritis and resulting gastric atrophy as assessed by serum levels of pepsinogen and *Helicobacter pylori* antibody titer. Int J Cancer 2014；134 (6)：1445-1457.

（井口幹崇）

Title: Accurate risk assessment for excluding low risk subjects in gastric cancer screening

Summary: In the revised guideline 2015, endoscopic screening was newly recommended for population-based screening. The securing of human resources is one of the problems to maintain quality of endoscopic screening. Intensiveness of examinees using risk stratification is one of the solution for this problem. Meanwhile, it has become clear that *Helicobacter pylori* infection is the major risk factor for the development of gastric cancer. Although there is a possibility that *Helicobacter pylori* antibody and serum pepsinogen methods can be used for the risk stratification of gastric cancer, these methods were not recommended for population-based screening. Therefore, careful consideration is required before introducing these serum markers for gastric cancer screening.

Author: Mikitaka Iguchi

Affiliation: Second Department of Internal Medicine, Wakayama Medical University

内視鏡検診の検診間隔

Summary 韓国の大規模症例対照研究からは，3年前までの内視鏡検診受診で胃がん死亡率減少効果を認めている．また，国内の内視鏡検診実施地域の検診発見がんの5年生存率からも，2年の検診間隔で逐年検診発見がんと同等の成績が得られた．これらの結果から，現状の2年間隔の検診は妥当と考えられる．

2016年の厚生労働省「がん予防重点健康教育及びがん検診実施のための指針」により，胃内視鏡検診を導入することが可能となった．同指針では，胃内視鏡検診の対象は50歳以上，検診間隔は2年に設定されている．

症例対照研究

韓国で行われた症例対照研究は，国家データベースに基づく大規模研究であり，54,418組が対象である．過去1度でも胃内視鏡検診を受診した場合，47%の胃がん死亡率減少効果を確認した（オッズ比0.53，95% CI：0.51〜0.56）[1]．同様に，過去1度でも内視鏡検診を受診した場合，全死因死亡率も減少した（オッズ比0.61，95% CI：0.58〜0.63）．40〜79歳では1〜3年前までの内視鏡検診受診歴があれば，50%以上の胃がん死亡率減少効果を認めると報告している（**表5-2**）[1]．50〜69歳については4年以上前の受診歴であっても有意な胃がん死亡率減少効果を認めている．

一方，わが国で行われた症例対照研究では，鳥取県4市と新潟市を対象とした[2]．胃が

表5-2　検診期間別の胃がん死亡率減少効果

症例群胃がん診断日からの検診受診歴（月）	40〜49歳	50〜59歳	60〜69歳	70〜79歳	80歳≦
0〜11	0.44 (0.34〜0.56)	0.32 (0.25〜0.40)	0.27 (0.22〜0.33)	0.52 (0.40〜0.67)	0.48 (0.19〜1.22)
12〜23	0.55 (0.43〜0.69)	0.36 (0.29〜0.44)	0.36 (0.30〜0.42)	0.55 (0.44〜0.70)	0.68 (0.30〜1.52)
24〜35	0.55 (0.40〜0.76)	0.46 (0.35〜0.61)	0.44 (0.35〜0.55)	0.60 (0.44〜0.82)	0.62 (0.22〜1.79)
36〜47	0.66 (0.40〜1.07)	0.46 (0.30〜0.72)	0.54 (0.40〜0.74)	0.75 (0.51〜1.11)	—
48〜	0.66 (0.39〜1.11)	0.57 (0.35〜0.92)	0.40 (0.25〜0.65)	0.76 (0.47〜1.21)	1.01 (0.38〜2.70)

(Jun JK, et al : Gastroenterology 2017 ; 152 (6) : 1319-1328. e7)

ん診断日からさかのぼること3年以内に1度でも内視鏡検診を受診した場合のオッズ比は0.695（95% CI：0.489〜0.986）となり，有意な胃がん死亡率減少効果を認めた.

◆ 生存率解析

　発見がんの生存率の観点からも検診間隔の延長が示唆されている．鳥取県4市における内視鏡検診群の5年生存率は91.2±1.5%（95% CI：87.5〜93.8），X線検診群は84.3±2.9%（95% CI：87.5〜93.8）であった．両者を発見がんと中間期がんに分けて5年生存率をみると，内視鏡検診群では発見がんと中間期がんの5年生存率はほぼ同等であったが，X線検診群では発見がんと中間期がんの5年生存率に有意な差を認めた（図5-8）[3]．鳥取県4市では両者とも逐年検診を行っているが，発見がんと中間期がんの生存率に差がないことから1年以上の検診間隔延長の可能性が示唆された.

　新潟市の内視鏡検診発見がんにおけるステージⅣの割合は，受診歴がない場合には6.3%だった．一方，1年前，2年前に受診歴がある場合，ステージⅣの割合は1%以下であり，両者の内視鏡検診発見がんの5年生存率には差がなかった（図5-9）[4]．

　金沢市医師会では，オープンタイプの萎縮を認めるグループと，萎縮なし・軽度萎縮のグループでの5年生存率に有意な差を認めた[5]．4年間の追跡で，萎縮なし・軽度萎縮のグループからは0.3%の胃がん発症，萎縮を認めるグループからは1.1%の胃がん発症を認めた．この結果から，萎縮なし・軽度萎縮のグループについては検診間隔の延長を可能としている.

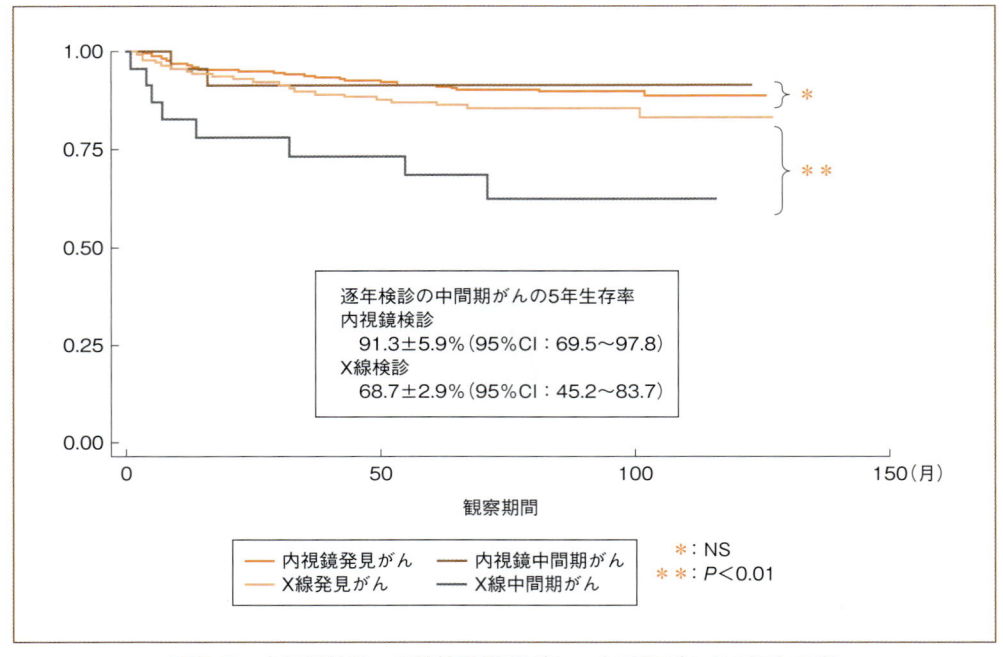

図5-8　内視鏡検診・X線検診発見がん・中間期がんの5年生存率

(Hamashima C, et al：PLoS One 2015；10（5）：e0126796)

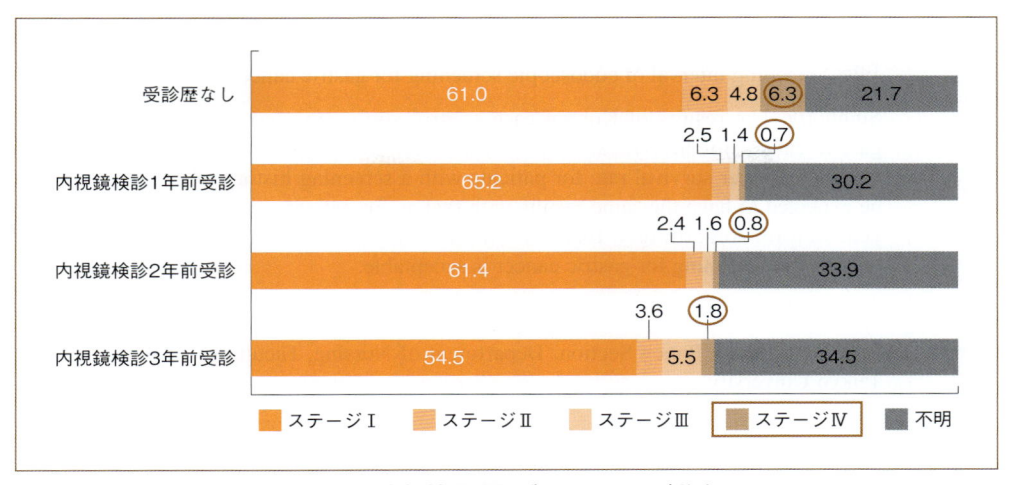

図5-9 内視鏡発見胃がんのステージ分布

(Hamashima C, et al：BMC Cancer 2017；17 (1)：740)

　現在，内視鏡検診は逐年ないし2年間隔で行われている．上記の研究から，内視鏡検診については2年間隔の検診であっても，逐年検診と同等との効果があり，さらに萎縮がない，あるいは軽度萎縮の場合は，さらなる検診間隔延長の可能性が示された．

References

1) Jun JK, et al：Effectiveness of the Korean national cancer screening program in reducing gastric cancer mortality. Gastroenterology 2017；152 (6)：1319-1328. e7.

2) Hamashima C, et al：A community-based, case-control study evaluating mortality reduction from gastric cancer by endoscopic screening in Japan. PLoS One 2013；8 (11)：e79088.

3) Hamashima C, et al：Survival analysis of patients with interval cancer undergoing gastric cancer screening by endoscopy. PLoS One 2015；10 (5)：e0126796.

4) Hamashima C, et al：Optimal interval of endoscopic screening based on stage distributions of detected gastric cancers. BMC Cancer 2017；17 (1)：740.

5) Kaji K, et al：Grading of atrophic gastritis is useful for risk stratification in endoscopic screening for gastric cancer. Am J Gastroenterol 2019；114 (1)：71-79.

（濱島ちさと）

Title: Screening interval of endoscopic screening for gastric cancer

Summary: The results of Korean case-control study reported mortality reduction from gastric cancer for individuals who had a screening history 3 years before. In Japanese studies, a 5-year survival rate for patients with a screening history of 2 years before could be expected to have the same results with that as for patients with a screening history of a year before. Accordingly, these results indicate that the current two-year interval of endoscopic screening for gastric cancer is acceptable.

Author: Chisato Hamashima

Affiliation: Health Policy Section, Department of Nursing, Faculty of Medical Technology, Teikyo University

5 経鼻内視鏡による受容性の高い検診

Summary 2016年から対策型胃がん検診として内視鏡検査が認められたが，検診においては経鼻内視鏡はまだ使用頻度が低い．経鼻内視鏡は経口内視鏡との比較において，がん発見率に有意差がなく，重篤な偶発症も認めず，内視鏡に伴う不快感，苦痛，吐き気が少ないため鎮静の必要性が少ない．また，循環器系や自律神経系に与える影響が少ないため，内視鏡初心者や心血管系疾患を有する受診者にも受容性が高い安全な検査である．

◆ 経鼻内視鏡と経口内視鏡

　最初に経鼻内視鏡検査で発見された胃がん症例を図5-10に示す．図5-10a, b は，がん発見時の経鼻内視鏡の画像で，前庭部大弯に褪色調を呈する扁平隆起性病変を認める．図5-10c, d は精密検査時の経口内視鏡の画像である．画素数の差から鮮明度は異なるが，経鼻内視鏡での病変の視認性，インジゴカルミン散布後の病変観察に全く問題はない．本例は内視鏡的粘膜下層剥離術（ESD）にて治療され，結果はwell differentiated adenocarcinoma,

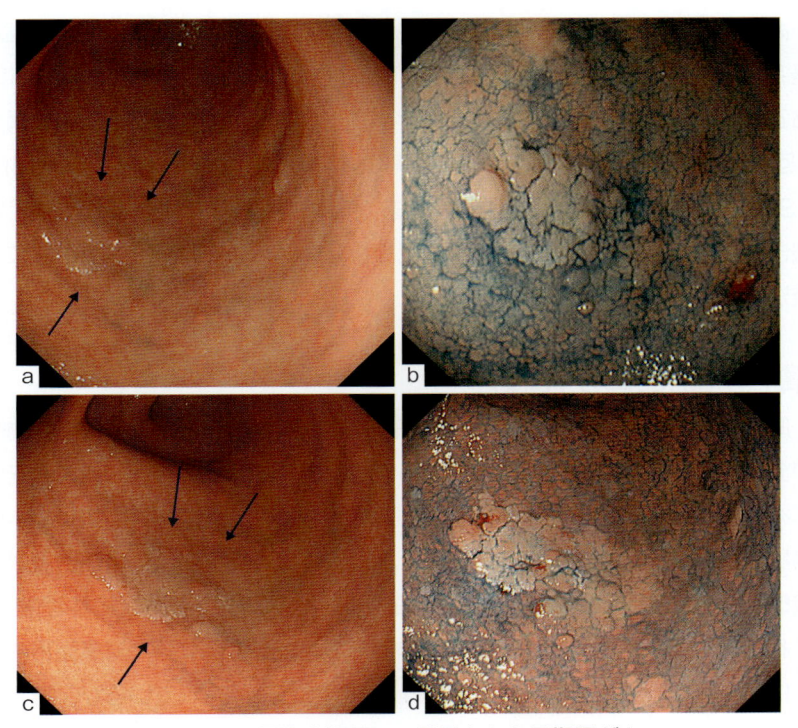

図5-10　経鼻内視鏡にて発見された早期胃がん

表5-3 胃がん発見率の比較（経鼻 vs 経口）

	年度	2010	2011	2012	2013	2014	2015	2016	2017	計
経鼻検査	件数（発見がん）	136 (1)	233 (1)	285 (0)	335 (2)	362 (2)	473 (1)	529 (0)	508 (1)	2,861 (8)
	がん発見率（％）	0.74	0.43	0	0.6	0.55	0.21	0	0.2	0.28
経口検査	件数（発見がん）	4,244 (9)	4,103 (14)	4,400 (16)	4,525 (16)	4,511 (11)	4,513 (15)	4,540 (11)	4,396 (10)	35,232 (102)
	がん発見率（％）	0.21	0.34	0.36	0.35	0.24	0.33	0.24	0.28	0.29

O-IIa，m（pTIa），UL（−），38×23mm，ly（−），v（−），LM（−），VM（−）であった．

　表5-3に当院人間ドックにおける2010 〜 2017年度までの経鼻法と経口法の内視鏡検診受診者数および胃がん発見率を示す．経鼻内視鏡は経口内視鏡との比較において，がん発見率に有意差を認めず，経鼻内視鏡の診断能は経口内視鏡と同等であった．

◼ 経鼻内視鏡の安全性と受容性

　経鼻内視鏡はわが国では2002年頃から臨床で使われるようになり，筆者も大阪の健診センター勤務時の2004年から積極的に経鼻内視鏡による胃内視鏡検診を行ってきた．これまで検診ではほとんど使われていない経鼻内視鏡であったので，2005年に経鼻内視鏡の受容性についてアンケート調査を行ったが，経鼻内視鏡受診者の88％が「経鼻挿入のほうが楽である」と回答した．経鼻内視鏡は経口内視鏡と比較して鎮静の必要性が有意に少なく[1]，内視鏡に伴う不快感，苦痛，吐き気が少ないため，内視鏡初心者にも許容性が高く安全な検査であるとの報告が多い[2〜6]．また，経口内視鏡に比べ循環器系や自律神経系への影響が少ないことも示されており，基礎疾患をもつ受診者にも適用可能である[7〜9]．日本消化器内視鏡学会が5年ごとに行っている内視鏡検査の偶発症に関する第6回全国調査によれば，鎮静・鎮痛薬に関する偶発症が最も多く，経口内視鏡検査では13例の死亡例が報告されている．一方，経鼻内視鏡検査では鼻出血など軽微な偶発症の報告は多いが死亡例はなく，経鼻内視鏡検査は健常人を対象とする検診に適した安全な検査法と考えられる．

◼ 経鼻内視鏡と胃がん検診

　厚生労働省より2016年2月に「がん予防重点健康教育及びがん検診実施のための指針」が公表され，対策型胃がん検診においても内視鏡検診が推奨されたことを受けて，2016年4月から全国の自治体で胃内視鏡検診が開始された．当院では2010年に経鼻内視鏡を検診に導入したが，当院人間ドックにおける経鼻内視鏡および経口内視鏡検査数の推移を図5-11，12に示した．2011年は経口内視鏡検査が前年より100件程度減少しているが，これは経口から経鼻へ変更する人が増えたためと考えられる．対策型胃内視鏡検診を積極的に行っている前橋市や静岡市でも経鼻内視鏡が導入されているが，導入後の検診数が増加し，今では経鼻内視鏡件数が経口内視鏡を上回っている．静岡市では検診受診者の約

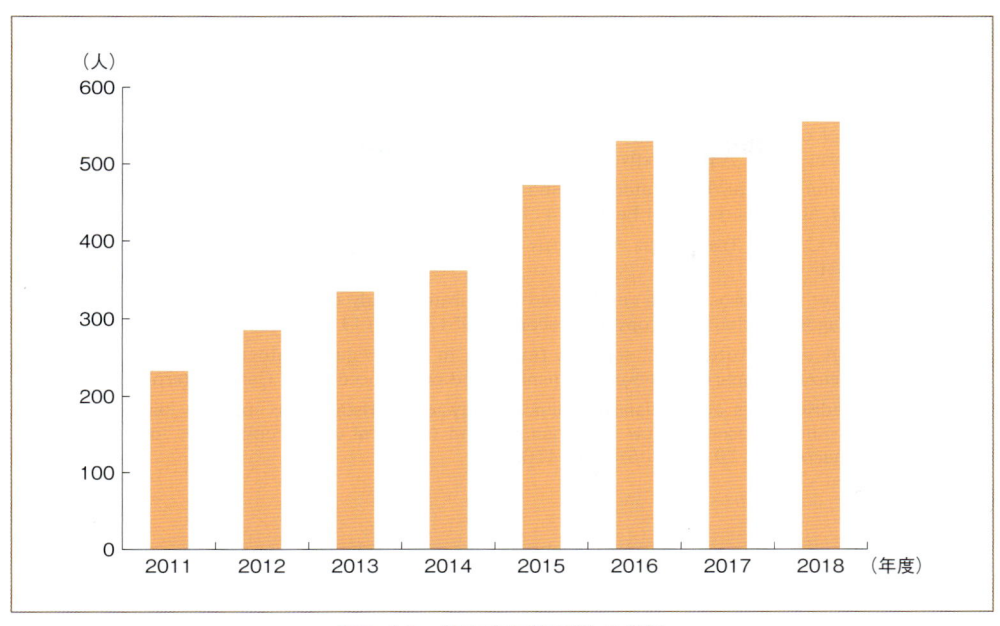

図5-11　経鼻内視鏡件数の推移

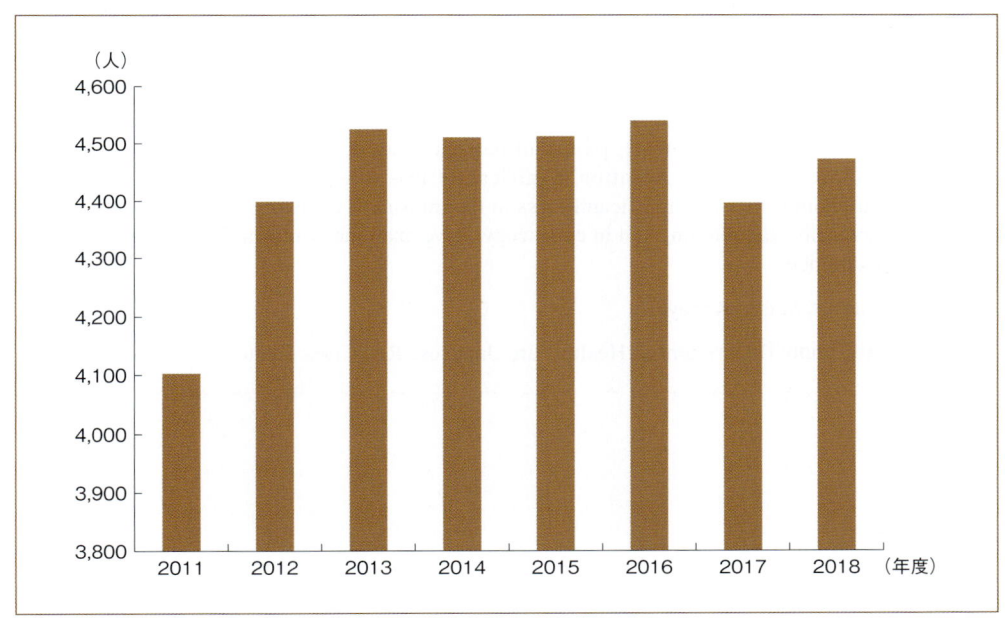

図5-12　経口内視鏡件数の推移

70％が経鼻内視鏡受診者との報告もある．経鼻内視鏡は受診者数の増加にも寄与し，その受容性の高さから検診に適した検査法であるといえる．

References

1) Preiss C, et al：A randomized trial of unsedated trasnasal small-caliber esophagogastroduodenoscopy (EGD) versus peroral small-caliber EGD versus conventional EGD. Endoscopy 2003；35 (8)：641-646.

2) Dean R, et al : A comparative study of unsedated transnasal esophagogastroduodenoscopy and conventional EGD. Gastrointest Endosc 1996 ; 44 (4) : 422-424.

3) Dumortier J, et al : Prospective evaluation of transnasal esophagogastroduodenoscopy : feasibility and study on performance and tolerance. Gastrointest Endosc 1999 ; 49 (3 Pt 1) : 285-291.

4) Knuth J, et al : Is the transnasal access for esophagogastroduodenoscopy in routine use equal to the transoral route? A prospective, randomized trial. Z Gastroenterol 2013 ; 51 (12) : 1369-1376.

5) Kadayifci A, et al : Unsedated transnasal versus conventional oral endoscopy in endoscopy naïve patient. Acta Gastroenterol Belg 2014 ; 77 (2) : 224-228.

6) Parker C, et al : Transnasal endoscopy : no gagging no panic! Frontline Gastroenterol 2016 ; 7 (4) : 246-256.

7) Yagi J, et al : A prospective randomized comparative study on the safety and tolerability of transnasal esophagogastroduodenoscopy. Endoscopy 2005 ; 37 (12) : 1226-1231.

8) Mori A, et al : Autonomic nervous function in upper gastrointestinal endoscopy : a prospective randomized comparison between transnasal and oral procedures. J Gastroenterol 2008 ; 43 (1) : 38-44.

9) Alexandridis E, et al : Randamized clinical study : comparison of acceptability, patient tolerance, cardiac stress and endoscopic view in transnasal and transoral endoscopy under local anesthetic. Aliment Pharmacol Ther 2014 ; 40 (5) : 467-476.

（小林正夫）

Title: Highly acceptable screening for stomach cancer by transnasal endoscopy

Summary: Endoscopic examination was admitted as population based screening for stomach cancer from 2016, but transnasal endoscopy is still used less frequently in endoscopic screening. Transnasal endoscopy has no significant difference in cancer detection rate in comparison with peroral endoscopy, and has no serious incidents, and there is less discomfort, pain and nausea associated with endoscopy, so transnasal endoscopy required sedation significantly less often. In addition, cardiovascular and autonomic stress is significantly less in the transnasal endoscopy, so it is highly acceptable and safe examination even in endoscopy naive examinees and cardiovascular compromised examinees.

Author: Masao Kobayashi

Affiliation: Department of Health Care, Japanese Red Cross Kyoto Daini Hospital

メディカルスタッフの重要性

6

Summary 内視鏡検診において，メディカルスタッフは検診を円滑に進めるうえで重要な役割を担っている．なかでも受診勧奨や内視鏡検査の準備・介助での看護師の貢献は大きい．内視鏡検診の今後の発展のためには，看護師を含めたメディカルスタッフへの継続的な教育機会の提供が望まれる．

内視鏡検診において，メディカルスタッフは検診を円滑に進めるうえで重要な役割を担っている．なかでも，受診勧奨や安全な検査のための準備・介助を担う看護師の存在は，内視鏡検診の発展の要となる．

■ 受診勧奨

胃がん検診に限らず，わが国ではがん検診受診率の低迷が指摘されている．そのなかで，受診対策として効果が期待できるものに，個別・世帯単位の受診勧奨や看護師・保健師による戸別訪問がある[1]．看護師・保健師の戸別訪問が行われているのは，人口の少ない市町村に限られてはいるが，一定の効果が示されている．

内視鏡検診を導入した地域では，導入当初は新規参加者やX線検診からの移行者などで胃がん検診受診率は増加する．しかし，おおむね25%前後で受診率がとどまる傾向がある（謝花典子，他：日がん検診断会誌 2010；17（3）：229-235）．今後の内視鏡検診の拡大には，地域の看護師・保健師を活用した受診勧奨システムも検討されるべきであろう．

■ 内視鏡検診

内視鏡検査には，看護師の検査準備，介助，後処理が必要となる．内視鏡検診を行う場合，実施医療機関ばかりが注目されるが，実際には看護師の労働負担の増加がタイムスタディ調査により示されている．新潟市で行われた調査では，検査そのものを実施する医師の労働時間が10.7分であったのに対して，看護師の労働時間は前作業21.8分，後作業41.4分であった（**図5-13**）[2]．内視鏡検診は医師会が主体として行われる場合が多く，主な検査の現場は診療所である．内視鏡検診導入にあたり，多くの診療所では看護師の増員が行われているわけではなく，現状の人員を活用している（後藤 励，他：日医療病管理会誌 2013；50（3）：25-34）．内視鏡検診の拡大には，診療における看護師への教育とともに，労働負担への配慮も必要となる．

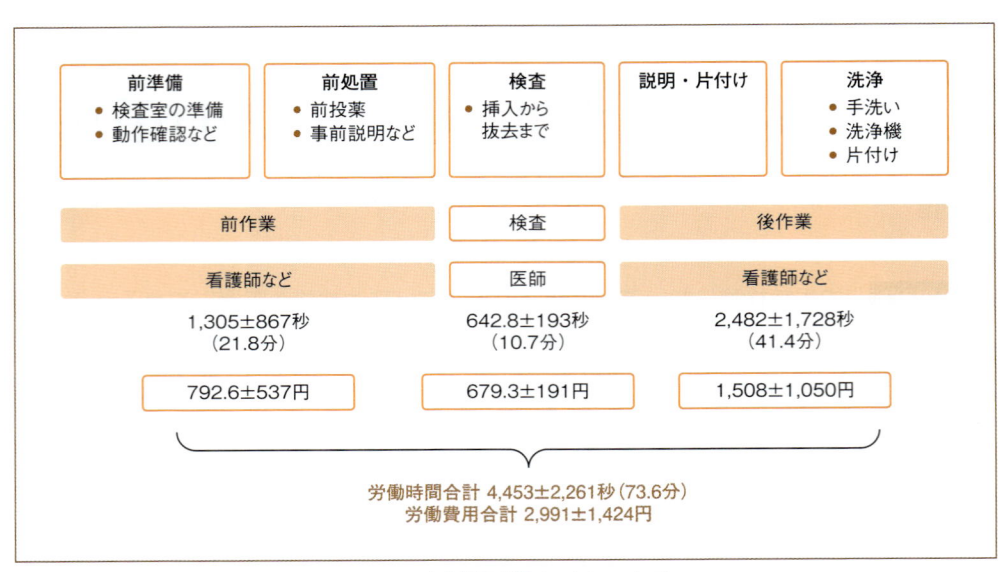

図5-13 内視鏡検診タイムスタディ

(Goto R, et al：PLoS One 2014；9（2）：e88113)

表5-4 内視鏡検診の研修カリキュラム

	課題	内容
1	胃がんの罹患・死亡の動向	• がん登録 • 人口動態統計
2	胃がんのリスク要因	• ピロリ菌感染 • 生活習慣：喫煙，高塩分食など
3	がん検診の基本概念	• 対象：適応と除外 • 検診と診療の相違点 • 対策型検診と任意型検診
4	がん検診の有効性評価	• 研究方法 • アウトカム指標：適切な指標とは何か • ガイドライン
5	がん検診の利益	• 死亡率減少効果
6	がん検診の不利益	• 偽陽性：定義，対策 • 過剰診断：定義，対策 • 感染 • 偶発症
7	精度管理	• 精度管理の方法：チェックリスト • 精度管理指標：受診率，がん発見率，要精検率，精検受診率，陽性反応適中度 • 感度・特異度 • 追跡調査の方法
8	胃内視鏡検診の方法	• 対象年齢・検診間隔 • 撮影方法 • 読影基準 • 症例検討
9	感染症対策	• 胃内視鏡検査による感染事故 • 胃内視鏡の洗浄・消毒
10	偶発症対策	• 胃内視鏡検査による偶発症 • 安全管理対策 • 偶発症の報告方法

（日本消化器がん検診学会 対策型検診のための胃内視鏡検診マニュアル作成委員会（編）：対策型検診のための胃内視鏡検診マニュアル. 南江堂, 2017）

◼️ メディカルスタッフの教育

　メディカルスタッフ，そのなかでも看護師においては，看護教育の大学への移行が進んでおり，正看護師や保健師の有資格者の多くは大卒になりつつある．看護教育の過程では，公衆衛生教育が熱心に取り組まれており，基本的な教育カリキュラムは医学部の公衆衛生学とほとんど遜色ない．

　しかしながら，内視鏡検診の導入に資してはさらなる教育が必要となる．内視鏡検査の方法だけではなく，感染対策や検診の利益・不利益など，新たな研修機会が提供されるべきである．「対策型検診のための胃内視鏡検診マニュアル」では，内視鏡検診に従事する医師・看護師などに向けての研修カリキュラムが提示されている（**表5-4**）．地域の医師会などを通じて，継続して知識や技術をブラッシュアップしていくことが望ましい．

　日本消化器内視鏡学会では，内視鏡検査や治療に従事する経験を有し，一定のカリキュラムを終了したメディカルスタッフを消化器内視鏡技師として認定している（日本消化器内視鏡技師会 http://www.jgets.jp）．内視鏡検診の普及に伴い，メディカルスタッフにもさらなる知識や技術の向上が期待されている．

References

1) Hamashima C, Sano H : Association between age factors and strategies for promoting participation in gastric and colorectal cancer screenings. BMC Cancer 2018 ; 18（1）: 345.
2) Goto R, et al : Labor resource use for endoscopic gastric cancer screening in Japanese primary care settings : a work sampling study. PLoS One 2014 ; 9（2）: e88113.

（濱島ちさと）

Title: Role of medical staff in endoscopic screening for gastric cancer

Summary: For endoscopic screening of gastric cancer, medical staff have had important roles. Particularly, nurses are essential for the promotion of and participation in cancer screening and carry out vital roles in the preparation of and assistance in endoscopic examination. In order to disseminate endoscopic screening, a continuous improvement of knowledge and technique for gastric cancer screening is needed for medical staff.

Author: Chisato Hamashima

Affiliation: Health Policy Section, Department of Nursing, Faculty of Medical Technology, Teikyo University

7 地域で長年実践された胃内視鏡検診の成果

Summary 長崎県上五島地区は1996年より対策型胃がん検診に内視鏡検査が導入された地域であり，2004年の市町村合併を受け，島内全体が完全に内視鏡検診に移行し，現在においても継続されている．今回，長年にわたり地域で実践されてきた胃内視鏡検診の成績をここに報告する．対象は上五島地区の市町村合併後の2004年1月〜2016年12月まで上五島地区に発生した胃がん患者327人であり，発見契機が検診で発見された胃がん患者153人（検診群）と検診以外で発見された胃がん患者174人（非検診群）に分けて比較解析を行った．5年補正生存率は検診群で92.6%，非検診群で47.7%であり，5年生存率は検診群で81.4%，非検診群30.4%と非検診群に比べ検診群が良好な成績であった．上五島地区における胃がんの年齢調整死亡率は内視鏡検診導入後は減少傾向を示し，年次推移とともに長崎県のものを下回る傾向にあった．胃内視鏡検診により多くの胃がんが早期に発見されることで胃がん関連死の回避につながり，胃がん患者の予後が良好となり，最終的には地域の胃がん死亡率の減少効果が認められる成果に結び付いたと考える．

胃がん死亡率減少効果の科学的根拠が示されつつある胃内視鏡検診は，「有効性評価に基づく胃がん検診ガイドライン（2014年度版）」において対策型胃がん検診として推奨されたこともあり，各地域でその導入が開始されている．長崎県上五島地区は1996年より対策型胃がん検診に内視鏡検査が導入された先駆的な自治体であり，2004年の市町村合併を受け，島内全体が完全に内視鏡検診に移行し，現在においても継続されている[1]．市町村合併後は島内で発症する胃がんのほぼすべてを1つの基幹病院（入院診療施設）と複数の診療所で掌握できる形となり，地域における胃がん検診の介入効果について長期の観察が可能となった．今回，長年にわたり地域で実践されてきた胃内視鏡検診の成績をここに報告する．

■ 方 法

対象は上五島地区の市町村合併後の2004年1月〜2016年12月まで上五島地区に発生した胃がん患者327人であり，発見契機が検診で発見された胃がん患者153人（検診群）と検診以外で発見された胃がん患者174人（非検診群）に分けて比較解析を行った．転帰は321人（98.1%）の追跡調査が完了しており，エンドポイントを胃がん関連死とした5年補正生存率（cause-specific survival rate）と全死亡とした5年生存率を算出した．また，上五島地区における胃がんの年齢調整死亡率の年次推移を長崎県全体のものと比較を行った．

◆ 成　績

性差（検診群／非検診群）は男性が212人（102/110），女性が115人（51/64），診断時平均年齢は72.2歳（71.0/73.3）であった．組織型に関しては検診群において高分化型の占める割合が大きい結果であった．病期については早期がん187人（130/57），進行がん140人（23/117）であった（**表5-5**）．

5年補正生存率は検診群で92.6%，非検診群で47.7%であり，5年生存率は検診群で81.4%，非検診群30.4%と非検診群に比べ検診群が良好な成績であった（**図5-14**）．

早期がんと進行胃がんでの比較を行ったところ，早期がんにおいては検診群と非検診群とで補正生存率に有意な差は認められなかったが，進行がんの5年補正生存率は検診群で67.8%，非検診群で26.6%と検診群が良好な結果であり，5年生存率も同様の結果であった（**図5-15，16**）．また，各年齢層別（生産年齢者，前期高齢者，後期高齢者）に解析を行っ

表5-5　長崎県上五島地区で発生した胃がん患者の特徴

		検診群	非検診群
人数		153	174
性別	男性	102（67%）	110（63%）
	女性	51（33%）	64（37%）
診断時平均年齢		71.0	73.3
組織型	分化型	112（73%）	96（55%）
	未分化型	41（27%）	77（44%）
	不明		1（1%）
病期	早期	130（85%）	57（33%）
	進行	23（15%）	117（67%）
病期 （胃癌取扱い規約）	Ⅰ	136（89%）	63（36%）
	Ⅱ	4（3%）	30（17%）
	Ⅲ	10（7%）	43（25%）
	Ⅳ	3（1%）	38（22%）

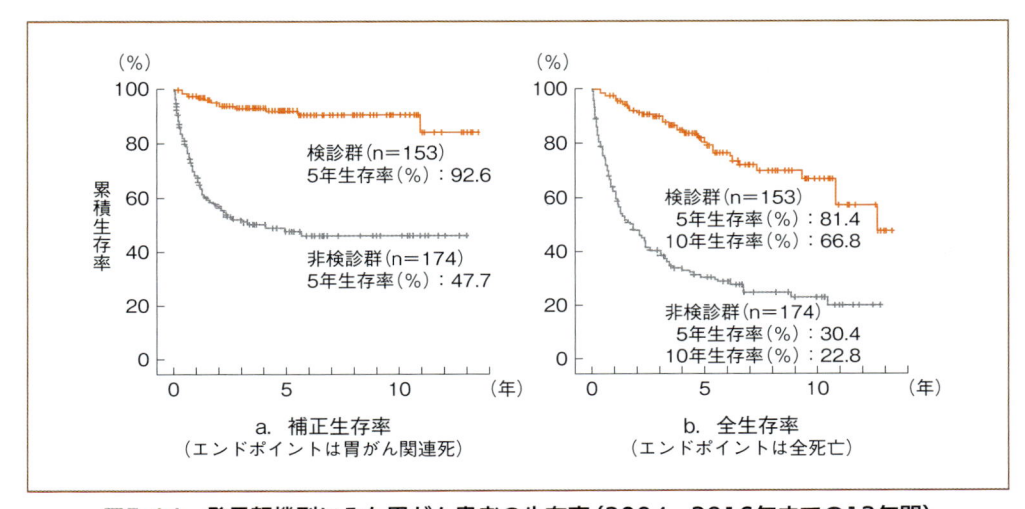

図5-14　発見契機別にみた胃がん患者の生存率（2004〜2016年までの13年間）

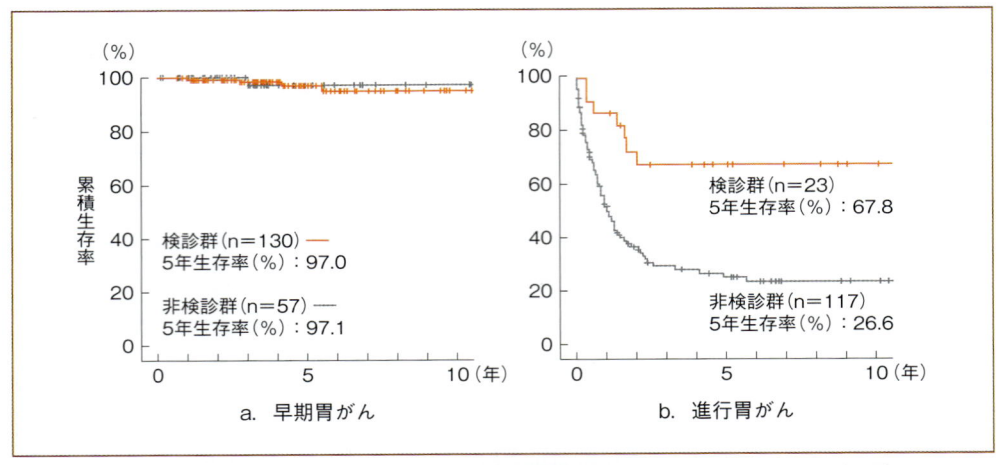

図5-15　病期別の胃がん患者の補正生存率（2004〜2016年までの13年間）

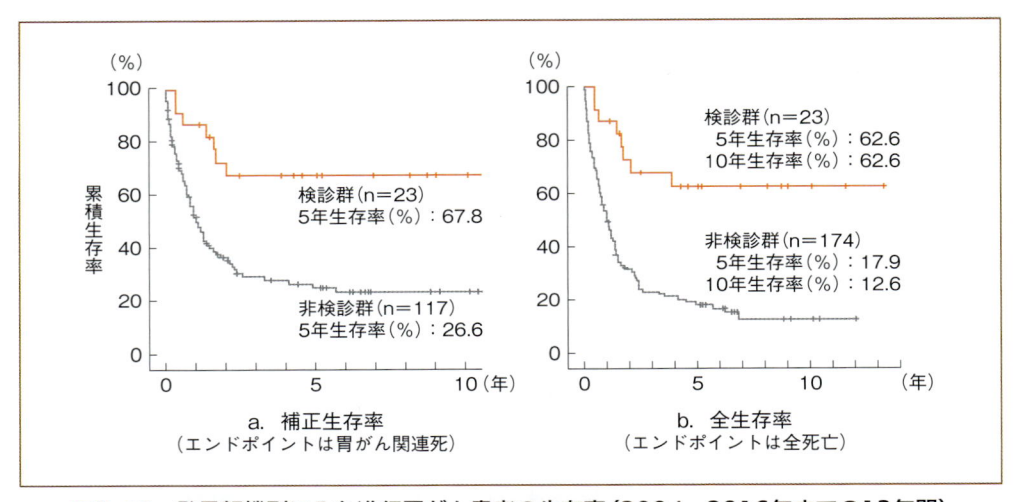

図5-16　発見契機別にみた進行胃がん患者の生存率（2004〜2016年までの13年間）

た結果，どの年齢層においても5年補正生存率，5年生存率ともに非検診群に比べて検診群で良好な成績であった（**図5-17, 18**）．上五島地区における胃がんの年齢調整死亡率は内視鏡検診導入後は減少傾向を示し，年次推移とともに長崎県のものを下回る傾向にあった（**図5-19**）．

◆ 考　察

　今回の検討では，胃内視鏡検診によって発見された胃がん患者の予後は良好であった．進行がんにおいても同様の結果であり検診の介入の効果の有用性が理解できる．地域（上五島）で長年実践された胃内視鏡検診により多くの胃がん（分化型＞未分化型）が早期に発見されることで胃がん関連死の回避につながり，胃がん患者の予後が良好となり，最終的には地域の胃がん死亡率の減少効果が認められる成果に結び付いたと考える．また，胃内視鏡検診による介入効果は65歳未満の生産年齢人口群において顕著であると考えられ，

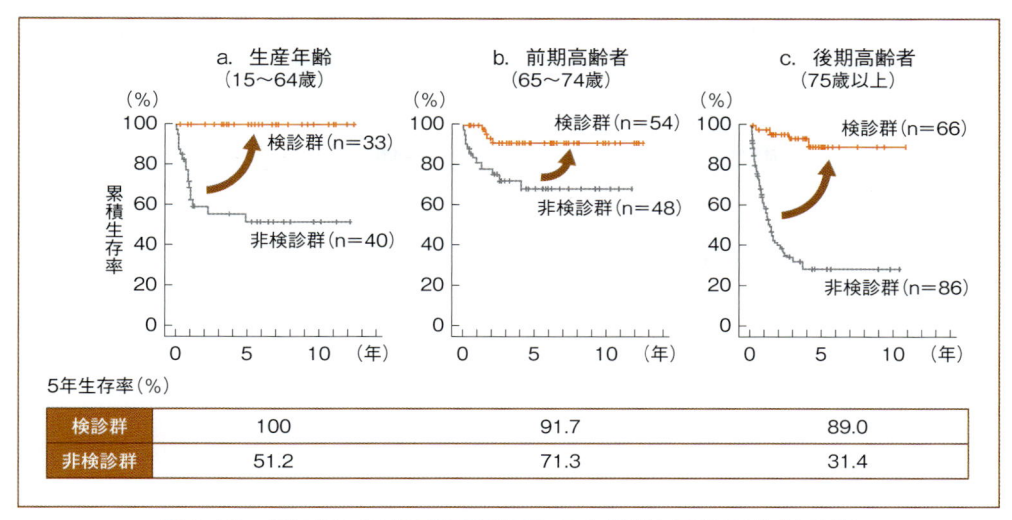

図5-17　各年代における発見契機別にみた胃がん患者の補正生存率

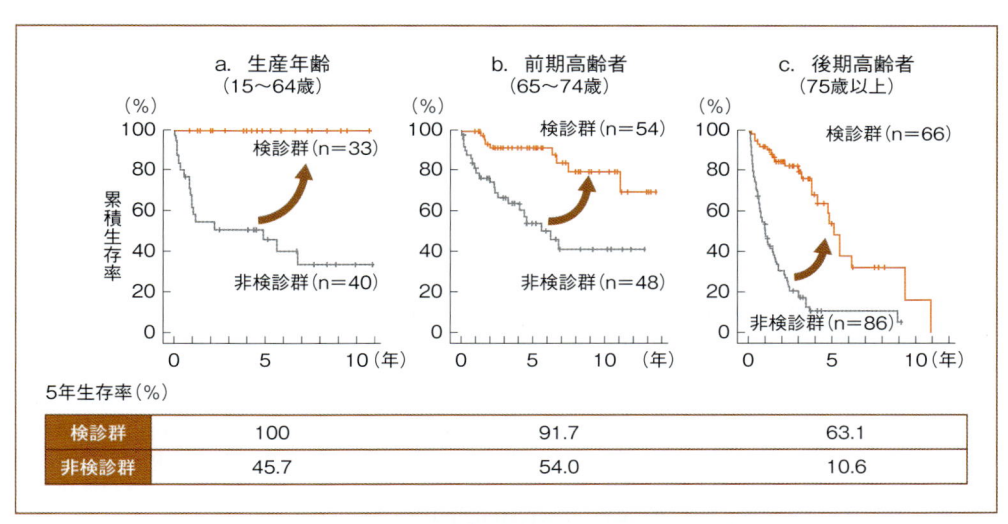

図5-18　各年代における発見契機別にみた胃がん患者の全存率

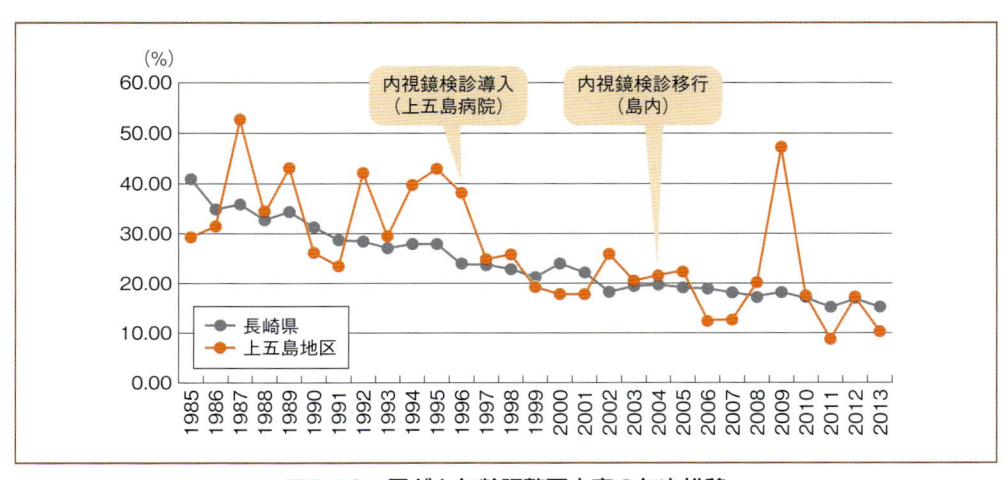

図5-19　胃がん年齢調整死亡率の年次推移

75歳以上の後期高齢者群においても有効である可能性がある.

　胃内視鏡検診は有効な検診として考えるが，多くの課題があるのも事実である．検診受診率の向上はもちろんのこと，未分化型がんや除菌後胃がんの早期発見のために検診精度を向上させる必要があり，そのための適正な検診間隔の設定も重要である．また，ピロリ菌未感染者を検診対象から除外することなどの胃内視鏡検診の効率化も必要となってくると思われる．胃内視鏡検診を住民にとって最良のものとするために筆者らもさらなる努力が必要である.

Reference

1) Matsumoto S, et al : Results of mass endoscopic examination for gastric cancer in Kamigoto Hospital, Nagasaki Prefecture. World J Gastroenterol 2007 ; 13 (32) : 4316-4320.

（本田徹郎）

Title: The outcome of endoscopic screening programs for gastric cancer

Summary: In Kamigoto island, gastric cancer screening using endoscopy at the start of 1996 was performed in the whole island from 2004. I reported the outcome of long-standing programs for gastric cancer in Kamigoto. The study subjects were 327 patients diagnosed with gastric cancers at Kamigoto, Nagasaki from January 2004 and December 2016. Screening group involved 153 patients diagnosed with gastric cancers in screening endoscopy, On the one hand, non-screening group involved 174 patients diagnosed with gastric cancers except in screening endoscopy. We made a comparative review of the prognosis between groups. In screening group, 5 year cause-specific survival rate was 92.6％ and 5 year survival rate was 81.4％. In contrast, 5 year cause-specific survival rate in non-screening group was 47.7％ and 5 year survival rate was 30.4％. Age-adjusted mortality of screened gastric cancer patients in Kamigoto tended to decrease after introduction of the program, and to lower than Nagasaki city year by year. Early detection by the endoscopic gastric cancer screening program could lead to escape the gastric cancer-related causes of death. Thereby, patients diagnosed with gastric cancer in endoscopic screening could come to have excellent prognosis. Eventually, the screening programs contributed to mortality reduction of gastric cancer in local community.

Author: Tetsuro Honda

Affiliation: Department of Gastroenterology, Nagasaki Harbor Medical Center

胃がんリスク層別化検査と内視鏡診断を組み合わせた「ハイブリッドABC」

Summary　ハイブリッドABC（Hyb ABC）とは，胃がんリスク層別化検査（ABC法）と内視鏡的ピロリ菌感染診断（内視鏡ABC分類）の結果を組み合わせたものであり，Hyb A〜Eに分類し運用する．Hyb Aはピロリ菌未感染，Hyb B，Cはピロリ菌現感染，Hyb Dはピロリ菌既感染（疑い），Hyb Eはピロリ菌除菌成功後である．Hyb ABCを用いることにより胃がんリスクに沿った胃がん対策が可能となる．

内視鏡 ABC 分類

内視鏡ABC分類[1, 2]とは，内視鏡所見からピロリ菌の感染状態を診断し，胃がんリスクの層別化を行うものである．内視鏡ABC分類は胃角部小弯のRAC（regular arrangement of collecting venules），活動性胃炎，胃粘膜萎縮，腸上皮化生の4項目の程度から内視鏡A〜Eに分類する（**図5-20**）．内視鏡A〜Dの胃がんリスク（オッズ比）はそれぞれ1，46.2，119.8，146.7である[1]．また，胃粘膜萎縮，腸上皮化生の程度から内視鏡EをEA，EB，EC，EDに亜分類した場合の胃がんリスク（オッズ比）はそれぞれ1，63.5，77.0，87.4である（大和田 進，他：胃炎をどうする．三木一正（編），日本医事新報社，2017；97-108）．

ハイブリッド ABC

胃がんリスク層別化検査（ABC法）と内視鏡ABC分類を併用したものがハイブリッドABC（Hyb ABC）であり，両者の結果が一致したものをHyb A〜Eに分類する．胃がんリスク層別化検査（ABC法）と内視鏡ABC分類の結果が不一致であったものはミスマッチ群とする．Hyb ABCは，ABC法における「偽A群」を，内視鏡所見を用いることにより拾い上げられるため，高精度なピロリ菌感染状態診断が可能となる．筆者らの検討では，使用する血清ピロリ菌抗体検出キットにかかわらずHyb Aの未感染率は100%

内視鏡ABC分類	A		B		C		D	E	
RAC	3	2　1　0						2　1　0	
活動性胃炎		0	1　2　3		2　1	0		0	
胃粘膜萎縮	C-0　　C-1		C-2　C-3		0-1　0-2		0-3	C-2〜0-2	
腸上皮化生			0	1　2		3		0　1　2	

図5-20　内視鏡分類ABC

（Inui M, et al：Digestion 2019 Apr12：1-10）

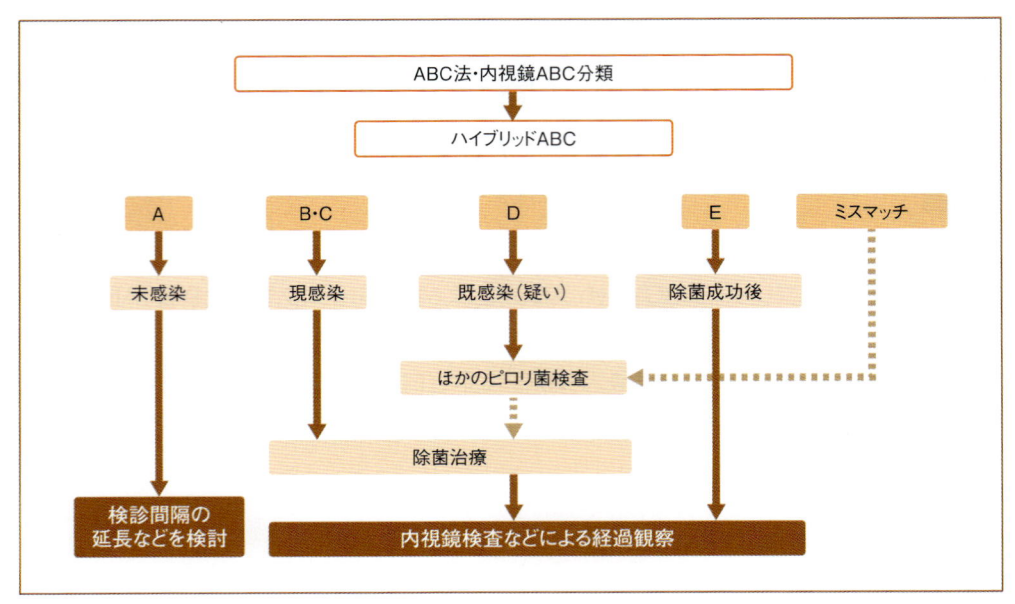

図5-21　ハイブリッドABCを用いた胃がん対策のアルゴリズム

〔乾 正幸, 他：日消がん検診誌（in press）〕

であった（乾 正幸, 他：日がん検診断会誌 2018；25（2）：176-184）．**図5-21**にHyb ABCを用いた胃がん対策のアルゴリズムを示す．

　Hyb Aはピロリ菌未感染の真の胃がん低リスク群である．対策型胃がん検診の効率性と経済性を高めるためには，Hyb Aに対しては検診間隔の延長などを検討する必要がある．Hyb B，Cはピロリ菌現感染の胃がん高リスク群であり，保険診療での除菌治療へ誘導する．Hyb Dはピロリ菌既感染の可能性が高いが現感染の混入も否定できないため，尿素呼気試験などのピロリ菌検査を追加し，総合的にピロリ菌の感染状態を診断する．Hyb Eは除菌成功後であり胃がんリスクが残存しているため，その後の定期的な内視鏡検査による経過観察へ誘導する．また，ミスマッチ群は内視鏡ABC分類の結果が真のピロリ菌感染状態を示している可能性が高いが，**図5-21**のアルゴリズムに従って尿素呼気試験などのピロリ菌検査を追加して総合的にピロリ菌の感染状態を診断する．

References

1) Ohwada S, et al：Gastric cancer risk stratification based on endoscopic grading of *Helicobacter pylori* gastritis, atrophic gastritis and intestinal metaplasia. Gastroint Endosc 2015；81（5S）：Su 1562.

2) Inui M, et al：Evaluating the accuracy of the Endoscopic ABC classification system in diagnosing *Helicobacter pylori*-infected gastritis. Digestion 2019 Apr 12：1-10.

（乾　正幸）

Title: Hybrid ABC

Summary: The hybrid ABC, combining the serum and endoscopic ABC classifications, can stratify patients into five groups (Hyb A to E) as follows: Hyb A is a naive *H.pylori* infection. Both Hyb B and C are a current *H.pylori* infection. Hyb D is likely to be a previous *H.pylori* infection. Hyb E is the successful status of *H.pylori* eradication therapy. Thus, using the hybrid ABC, we can strengthen out countermeasures against gastric cancer based on its risk.

Author: Masayuki Inui

Affiliation: Inui Clinic of Internal Medicine

9 胃炎の京都分類

Summary　ピロリ菌感染状態によって発生胃がんのリスクと特徴が違うことから，胃粘膜の状態をピロリ菌未感染粘膜，ピロリ菌感染粘膜，ピロリ菌既感染・除菌後粘膜に分けることは，効率的な胃がんスクリーニングを行うのに大変重要である．胃炎の京都分類では，19の胃炎所見がどのようなピロリ菌感染状態で認められるのかが整理され，内視鏡検査時にピロリ菌感染状態を診断できるようになった．また，除菌後の胃がんサーベイランスの間隔については明確にはなっていないが，胃炎の京都分類では胃がんリスクを考慮した内視鏡所見スコアを用いることで，内視鏡間隔についての検討が可能である．

わが国では長らくSchindler分類を基本とした胃炎分類が用いられ，萎縮の範囲診断として木村・竹本分類が確立した．ピロリ菌感染が胃炎の原因と判明した後，1990年に成因，組織学所見，内視鏡所見を体系化したSydney Systemが発表された[1]．組織学的分類はその後Updated Sydney Systemに改変され国際標準となったが，Sydney System内視鏡分類は一般臨床で広く普及することはなかった．

ピロリ除菌時代になって，世界に通用する新たな胃炎分類の必要性が高まった．第85回日本消化器内視鏡学会総会（春間 賢 会長）において新たな胃炎分類についての主題がもたれ，学会終了後も継続審議されて「胃炎の京都分類」として発表された．現在の内視鏡機器を用いれば，胃粘膜の状態をピロリ菌未感染粘膜，ピロリ菌感染粘膜，ピロリ菌既感染・除菌後粘膜に診断することが可能である．胃炎の京都分類では19の胃炎所見を定義して，それぞれがどのようなピロリ菌感染状態で認められるのかを整理した（**表5-6**）．さらに，内視鏡による胃炎所見の記載方法，胃がんリスクを考慮した内視鏡所見スコアを提案した．世界的な反響によって英語版，中国語版が出版され，「胃炎の京都分類 改訂第2版」が2018年に発刊されている．

■ ピロリ菌未感染の内視鏡所見

ピロリ菌未感染の胃底腺粘膜に規則的に配列した微細な発赤点が観察できる．この内視鏡所見はregular arrangement of collecting venules（RAC）と呼ばれ，正常の胃粘膜像である（**図5-22a**）．炎症のない胃底腺粘膜では，表面粘膜に円形の腺管構造が配列し，腺管周囲を取り囲む真性毛細血管がネットワークを形成する．この微細血管が融合を繰り返して集合細静脈となり，粘膜下層の静脈につながる．集合細静脈は350μm（10〜12腺管）ごとに点在しており，この集合細静脈の透見像がRACである．RACは遠景では小

表5-6　胃炎の京都分類

局在	内視鏡所見名	英語表記	感染	未感染	除菌後
胃粘膜全体	萎縮	atrophy	○	×	○〜×
	びまん性発赤	diffuse redness	◎	×	×
	腺窩上皮過形成性ポリープ	foveolar-hyperplastic polyp	○	×	○〜×
	地図状発赤	map-like redness	×	×	○
	黄色腫	xanthoma	○	×	○
	ヘマチン	hematin	△	○	○
	稜線状発赤	red streak	△	○	○
	腸上皮化生	intestinal metaplasia	○	×	○〜△
	粘膜腫脹	mucosal swelling	○	×	×
	斑状発赤	patchy redness	○	○	○
	陥凹型びらん	depressive erosion	○	○	○
胃体部	皺襞腫大，蛇行	enlarged fold, tortuous fold	○	×	×
	白濁粘液	sticky mucus	○	×	×
胃体部〜穹窿部	胃底腺ポリープ	fundic gland polyp	×	○	○
	点状発赤	spotty redness	○	×	△〜×
	多発性白色扁平隆起	multiple white and flat elevated lesions	△	○	○
胃体下部小弯〜胃角	RAC	regular arrangement of collecting venules	×	◎	×〜△
胃前庭部	鳥肌	nodularity	○	×	△〜×
	隆起型びらん	raised erosion	△	○	○

◎：よく観察される，○：観察される，△：観察されることがある，×：観察されない．

（春間 賢（監），加藤元嗣, 他（編）：京都の胃炎分類. 日本メディカルセンター, 2014）

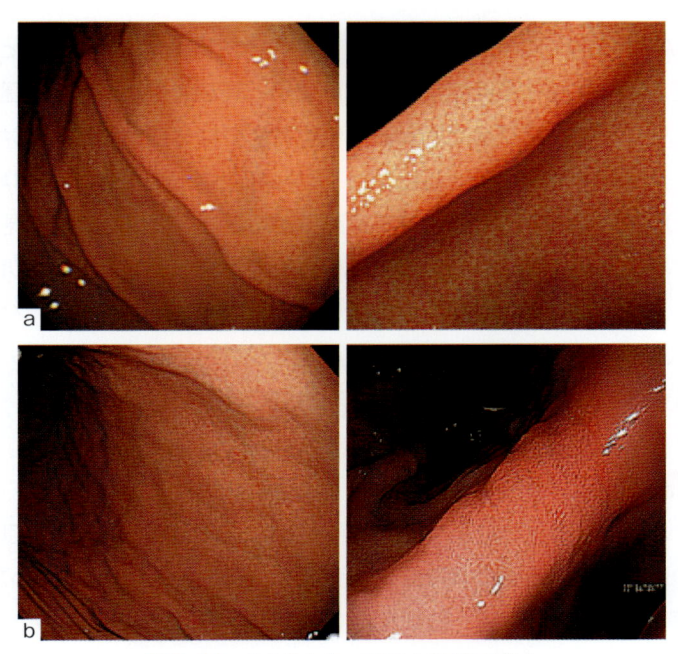

図5-22　RAC（a），びまん性発赤（b）

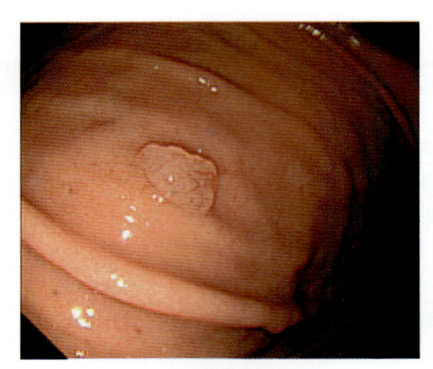

図5-23 胃底腺ポリープ

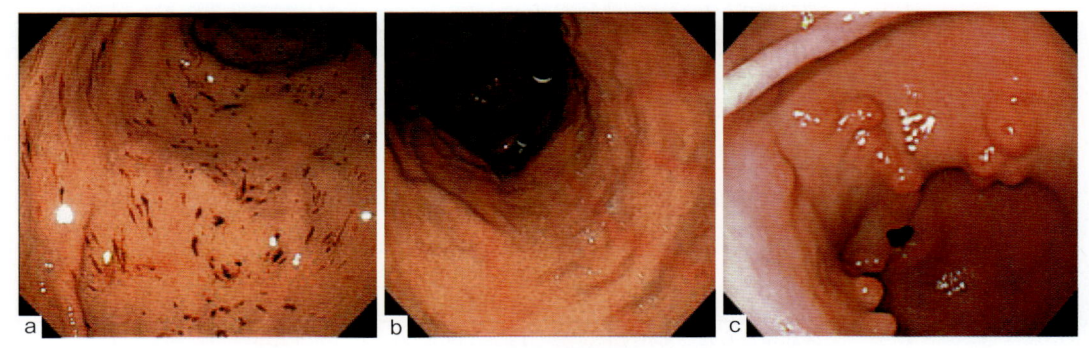

図5-24 ヘマチン（a），稜線状発赤（b），隆起性びらん（c）

発赤点として認識されるが，近接観察によってヒトデ状形態から血管と認識できる．ピロリ菌感染粘膜でときどきみられる点状発赤は，遠景では小発赤点だが近接観察ではドット状なのでRACとの鑑別は困難ではない．基本的に胃粘膜に炎症があるとRAC所見は消失する．ただし，幽門腺粘膜は腺管構造が胃体部と異なるため，ピロリ菌未感染でもRACはみられない．ピロリ菌感染でも前庭部優位胃炎では体部粘膜にRACが観察されることがあるので注意が必要である．したがって，RACが前庭部口側から胃角部に観察される場合にRAC陽性と呼び，ピロリ菌未感染粘膜として特異性に優れた所見である[2]．

　胃底腺ポリープは通常，ピロリ菌未感染者あるいはピロリ菌除菌後の胃に認められ，胃底腺ポリープの存在はピロリ菌陰性を示唆する（**図5-23**）[3]．ヘマチンや稜線状発赤，隆起性びらんは未感染者でみられることが多いが，ピロリ菌感染者でもみられることがあるので，これらの所見だけでピロリ菌未感染とは断定できない（**図5-24**）．

■ ピロリ菌感染の内視鏡所見

　Sydney Systemのときは，組織学的胃炎と内視鏡的胃炎は一致していなかったが，内視鏡機器の進歩によって組織学的胃炎を示す内視鏡所見が明らかとなった．ピロリ菌感染に伴う炎症のある胃粘膜では，粘膜表層に存在する真性毛細血管のうっ血・拡張により粘膜全体が発赤調を呈するが，この所見をびまん性発赤と呼ぶ（**図5-22b**）．この粘膜の色調

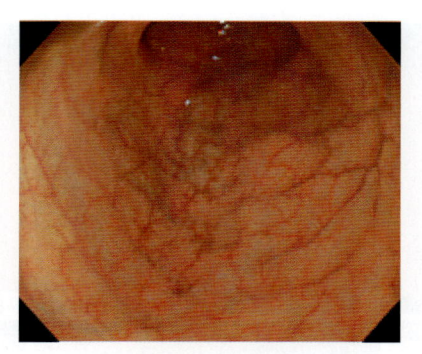

図5-25　萎　縮

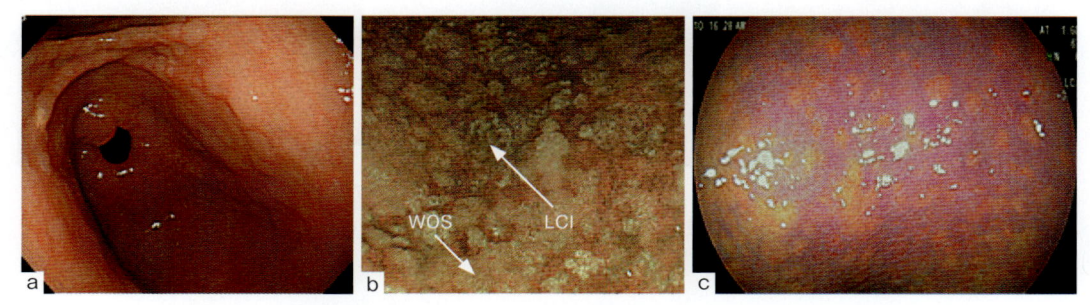

図5-26　特異型腸上皮化生（a），LCI & WOS（b），lavender color（c）

変化はヘモグロビンインデックス（IHB）がピロリ菌感染胃炎で上昇することから裏づけられる[4]．びまん性発赤のため，粘膜表層よりやや深部にある集合細静脈は粘膜表面から透見できなくなり，この所見がRAC消失でピロリ菌現感染を示唆する所見である[5]．

　ピロリ菌の長期感染によって，固有胃腺の減少である萎縮性変化が出現すると，さまざまな程度の粘膜ヒダの消失，粘膜下層血管の透見などの内視鏡像に反映される（図5-25）．腸上皮化生は萎縮の進行に伴って出現してくる場合が多いが，通常観察で灰白色調の扁平隆起として観察される腸上皮化生は，特異型と呼ばれ腸上皮化生の一部にすぎない（図5-26）．NBI（narrow band imaging）・BLI（blue laser imaging）などのIEE（image-enhanced endoscopy）を用いることで，非特異型の腸上皮化生はLBC（light blue crest）として視認できるようになる[6]．灰白色調を呈する特異型の腸上皮化生はNBIやBLIでは WOS（white opaque substance）として観察される[7]．また，LCI（linked color imaging）では特異型腸上皮化生と非特異型腸上皮化生ともにlavender colorとして視認できる[8]（図5-26）．ピロリ菌感染と関連するほかの内視鏡所見として，粘膜腫脹，皺襞腫大・蛇行，胃底腺領域の点状発赤，白濁粘液，黄色腫，鳥肌がある[9]（図5-27）．

■ ピロリ菌既感染（除菌後）の内視鏡所見

　ピロリ菌の除菌に成功すると胃粘膜の炎症が改善する．組織学的には除菌成功直後に多核球浸潤はほぼ消失する．単核球浸潤も除菌直後に著明に減少するが，残存した単核球浸

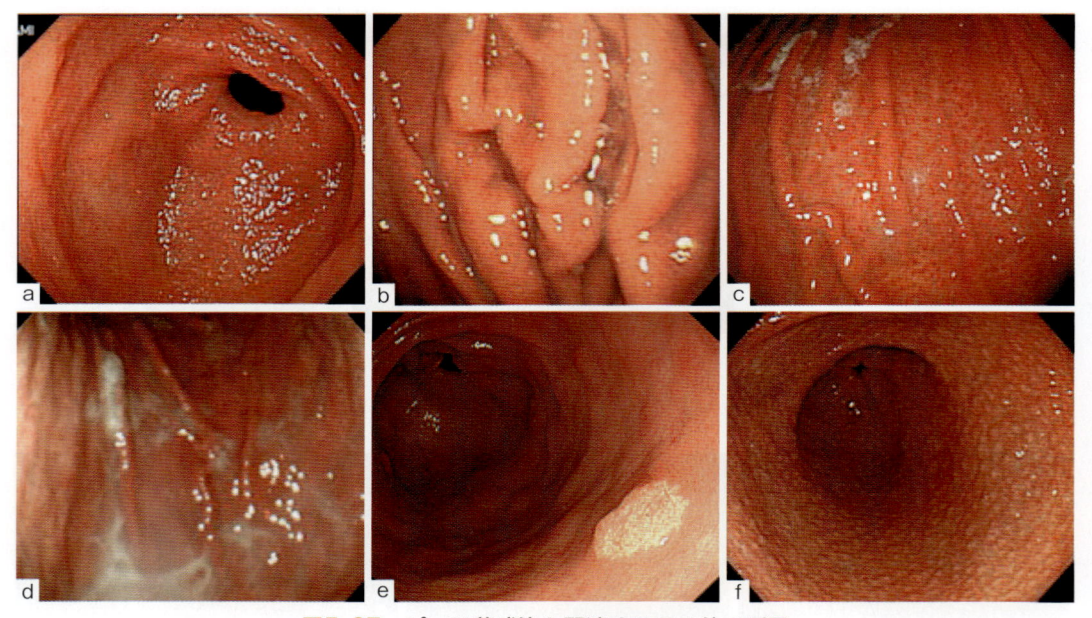

図5-27　ピロリ菌感染と関連するその他の所見
a：粘膜腫脹，b：皺襞腫大・蛇行，c：点状発赤，d：白濁粘液，e：黄色腫，f：鳥肌

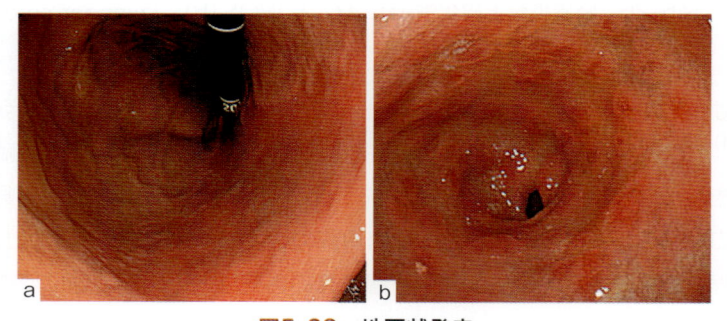

図5-28　地図状発赤
a：体部の広範な発赤，b：前庭部の斑状発赤

　潤は除菌後4〜5年にわたって徐々に減少を続ける．除菌後の長期経過では組織学的に萎縮や腸上皮化生の改善が観察される．内視鏡的には除菌成功後の短期間のうちにびまん性発赤，点状発赤，粘膜腫脹，皺襞の腫大や蛇行，白濁粘液は改善することが多い．除菌後の長期経過を内視鏡で観察するとRACの回復，萎縮や腸上皮化生の改善を認めるが，改善の速度や程度には個人差がある．また，除菌後には胃底腺ポリープの出現や，ヘマチン，稜線状発赤，隆起性びらんがみられる頻度も増える．したがって，除菌後の内視鏡所見は，除菌時の胃炎状態と観察期間によって左右されるが，除菌後の胃粘膜にはピロリ菌感染の内視鏡所見とピロリ菌未感染の内視鏡所見が併存している場合が多い．

　一方，除菌後の特異的な内視鏡所見として地図状発赤がある（**図5-28**）．境界明瞭な陥凹発赤で体部には広範な発赤，前庭部には斑状の発赤がみられることが多く，両者が混在す

ることもある．その地図状発赤は腸上皮化生を伴った萎縮粘膜で，除菌成功によってびまん性発赤が消失するため，萎縮のない胃底腺粘膜は白色調を呈し，腸上皮化生を有する粘膜では発赤調が残るために，コントラストがついて境界明瞭な陥凹発赤として認識できる[10]．約30％に出現する地図状発赤の存在を確認するか，除菌後も残存する萎縮粘膜と同時に未感染所見であるRACや胃底腺ポリープが観察される場合に除菌後の粘膜と診断できる．

◆ 胃がんリスクを考慮した内視鏡所見スコア

わが国で胃がんリスクに関連する内視鏡所見についての報告がされている．萎縮性胃炎での胃がんリスクは5.13（2.79〜9.42）で，萎縮が高度になると分化型がんのリスクは24.71（3.46〜176.68）に跳ね上がり，未分化型がんでは3.49（1.77〜6.89）であった[11]．胃がん検出率はC-0で0.04％，C-1で0％，C-2で0.25％，C-3で0.71％，O-1で1.32％，O-2で3.70％，O-3で5.33％と内視鏡的萎縮範囲が広がるに従って増加し分化型がんで特徴的であった[12]．白色頂部の多発小隆起が幽門前庭部を中心に認める鳥肌状胃炎は，リンパ濾胞形成が顕著な特殊型胃炎で，若い女性においてオッズ比64.2と未分化型がんが優位な胃がんリスクがある[13]．また，胃X線検査の検討から，ヒダの幅が4mm以下を1とした場合，5mmでは3.1，6mmでは8.6，7mmでは35.5と未分化型胃がんリスクは増加した[14]．

以上の点を踏まえて，胃がんリスクを考慮した内視鏡所見を4つに絞り，それぞれの程度でスコア化を行った．また，ピロリ菌除菌による胃がんの抑制効果を考慮して，ピロリ菌感染とピロリ菌除菌後を区別する所見としてびまん性発赤をスコアに加えた．すなわち，除菌によって炎症細胞浸潤が消褪して，胃粘膜が未感染粘膜に近く回復してくればさらに胃がんリスクが軽減することになる．胃がんリスクの内視鏡所見とスコアは**表5-7**に示す．

この胃がんリスク分類は，これまでの報告から重要な内視鏡所見をピックアップしてスコア化したもので，十分な検証がされたものではない．最近，胃がん患者では有意にピロリ菌陽性非がん患者より萎縮と腸上皮化生スコアが高く，ヒダ肥厚やびまん性発赤のスコアには差がなく，多変量解析では腸上皮化生が胃がんリスクであったとの報告がされた[15]．今後はこの胃がんリスク分類を実臨床で用いて，その検証を行う必要がある．

表5-7　胃がんリスクの内視鏡所見スコア

- 萎縮（A）：C-0・C-1：0点，C-2・C-3：1点，O-1〜O-P：2点
- 腸上皮化生（IM）：腸上皮化生を認めない場合：0点，腸上皮化生が前庭部に留まる場合：1点，腸上皮化生が体部に広がる場合：2点
  腸上皮化生は通常の白色光観察と画像強調内視鏡（IEE）を用いた観察では全く異なる像を呈する．したがって，白色光観察とIEE観察は区別して記載する．IEE観察は括弧内で表記する．例：IM1（2）
- ヒダ過形成（H）：十分な空気量での観察で襞の幅が4mm以下の場合：0点，5mm以上の場合：1点
- 結節性変化（N）：鳥肌胃炎を認めない場合：0点，認める場合：1点
- びまん性発赤（DR）：萎縮のない体部腺領域を観察する．RACを認める場合：0点，除菌後などで一部のRACが見えている場合：1点，RACの消失：2点

全因子の合計スコアは最小0〜最大8となる

References

1) Dixon MF, et al: The participants in the international workshop on the histopathology of gastritis, Houston 1994: Classification and grading of gastritis The Sydney system. Am J Surg Pathol 1996; 20 (10): 1161-1181.

2) Yagi K, et al: Characteristic endoscopic and magnified endoscopic findings in the normal stomach without *Helicobacter pylori* infection. J Gastroenterol Hepatol 2002; 17 (1): 39-45.

3) Sakai N, et al: Low prevalence of *Helicobacter pylori* infection in patients with hamartomatous fundic polyps. Dig Dis Sci 1998; 43 (4): 766-772.

4) Uchiyama K, et al: Correlations of hemoglobin index (IHb) of gastric mucosa with *Helicobacter pylori* (*H. pylori*) infection and inflammation of gastric mucosa. Scand J Gastroenterol 2004; 39 (11): 1054-1060.

5) Nakagawa S, et al: Relationship between histopathologic gastritis and mucosal microvascularity: Observations with magnifying endoscopy. Gastrointest Endosc 2003; 58 (1): 71-75.

6) Uedo N, et al: A new method of diagnosing gastric intestinal metaplasia: Narrow-band imaging with magnifying endoscopy. Endoscopy 2006; 38 (8): 819-824.

7) Yao K, et al: Nature of white opaque substance in gastric epithelial neoplasia as visualized by magnifying endoscopy with narrow-band imaging. Dig Endosc 2012; 24 (6): 419-425.

8) Ono S, et al: Lavender color in linked color imaging enables noninvasive detection of gastric intestinal metaplasia. Digestion 2018; 98 (4): 222-230.

9) Kato T, et al: Diagnosis of *Helicobacter pylori* infection in gastric mucosa by endoscopic features: A multicenter prospective study. Dig Endosc 2013; 25 (5): 508-518.

10) Nagata N, et al: Predictability of gastric intestinal metaplasia by mottled patchy erythema seen on endoscopy. Gastroenterol Res 2011; 4 (5): 203-209.

11) Kato I, et al: Atrophic gastritis and stomach cancer risk: cross-section analyses. Jpn J Cancer Res 1992; 83 (10): 1041-1046.

12) Masuyama H, et al: Relationship between the degree of endoscopic atrophy of the gastric mucosa and carcinogenic risk. Digestion 2015; 91 (1): 30-36.

13) Kamada T, et al: Nodular gastritis with *Helicobacter pylori* infection is strongly associated with diffuse-type gastric cancer in young patients. Dig Endosc 2007; 19 (4): 180-184.

14) Nishibayashi H, et al: *Helicobacter pylori*-induced enlarged-fold gastritis is associated with increased mutagenicity of gastric juice, increased oxidative DNA damage, and an increased risk of gastric carcinoma. J Gastroenterol Hepatol 2003; 18 (12): 1384-1391.

15) Sugimoto M, et al: Efficacy of the Kyoto classification of gastritis in identifying patients at high risk for gastric cancer. Intern Med 2017; 56 (6): 579-586.

（加藤元嗣）

Title: Kyoto classification of gastritis

Summary: The risk and characteristics of gastric cancer development is different according to *H. pylori* infectious status. It is very important for effective gastric cancer screening to diagnose gastric mucosa status such as *H. pylori* uninfected mucosa, *H. pylori* infected mucosa, and *H. pylori* eradicated mucosa. In the Kyoto classification of gastritis, 19 gastritis endoscopic findings of gastritis were defined and characterized, and it became possible to diagnose the *H. pylori* infection state at the time of endoscopy. In addition, although the interval of gastric cancer surveillance after eradication is not clarified, it is possible to study the interval of endoscope by using gastric cancer risk score in the Kyoto classification of gastritis.

Author: Mototsugu Kato

Affiliation: Director, National Hospital Organization Hakodate Hospital

10 前向き観察研究に基づく胃がん発症リスクの解析

Summary 胃がん発症リスクの解析を行うため,上部消化管内視鏡による胃粘膜萎縮診断,また,血清 *H.pylori* 抗体価とペプシノゲン値によるABC法を用いて対象群を層別化し,胃がん発症をエンドポイントとした前向き観察研究を行った.各検査において胃がん発症ハイリスク群の層別化が可能であり,発症に対する感度は十分高く,検査ごとの有意差は認めなかった.胃がん内視鏡検診および血清 *H.pylori* 抗体検査は胃がん発症リスク診断において有用であると考えられる.

胃がん発症リスクの解析を行うため,人間ドック受診者に対して上部内視鏡 (EGD) による胃粘膜萎縮診断[1],また,血清 *H.pylori* 抗体検査試薬「Eプレート‘栄研’H.ピロリ抗体」(以下,E-plate)(カットオフ値3.0U/mL)と「LZテスト‘栄研’ペプシノゲンⅠ・Ⅱ」を用いたABC法[2]を用いて,6年間の前向き観察研究を行った.

2010年の受診者20,773人のうち,EGDを受け,E-plateを用いて *H.pylori* 抗体価を測定した群から胃切除群・除菌群・酸分泌抑制薬常用群を除外し,6年間の前向き観察期間中にEGDを1回以上受けた4,580人(男性2,751人,女性1,829人,50.7±9.5歳)を対象とした.EGDによる胃粘膜萎縮診断(権頭健太,他:日消がん検診誌 2018;56(5):618-624),また,E-plateを用いたABC法により層別化し,各群の胃がん発症についてKaplan-Meier法を用いた胃がん発症曲線を描き,log rank検定により解析した.また,各診断法による胃がん発症予測の感度をMcNemar検定で解析・比較した.

6年間の胃がん発症数は,EGDを用いた胃粘膜萎縮診断により層別化した各群を比較すると,非萎縮群が2人/3,069人(0.07%)・萎縮群が9人/1,511人(0.60%)であり,各群間に有意差を認め(P=0.0003),胃粘膜萎縮診断による層別化を用いた胃がん発症に対する感度は81.8%であった(**図5-29**).また,E-plateを用いたABC法により層別化したA群とB,C,D群を比較するとA群が0人/2,835人(0.00%)・B,C,D群が11人/1,745人(0.63%)であり,各群間に有意差を認め(P<0.0001),ABC法による層別化を用いた胃がん発症に対する感度は100.0%であった(**図5-30**).

EGDを用いた胃粘膜萎縮診断とE-plateを用いたABC法による層別化に基づく6年間の前向き観察研究において,胃がん発症に対する感度について有意差を認めず(P=0.1573),胃がん内視鏡検診は胃がん発症リスク診断において有用であると考えた(**表5-8**).また,当研究室において胃X線画像所見によるがん発症リスク診断の有用性を前向き観察により示しており[3],血清診断・各画像診断いずれにおいても胃がん発症リスク診断に有用であることを示すことができた.

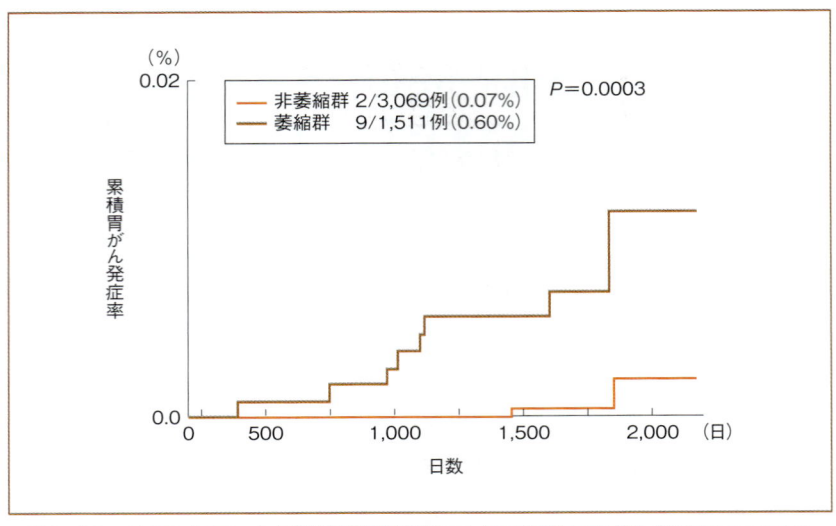

図5-29 EGDを用いた胃粘膜萎縮診断による6年間の胃がん発症についての
Kaplan-Meier曲線（萎縮群と非萎縮群の比較）

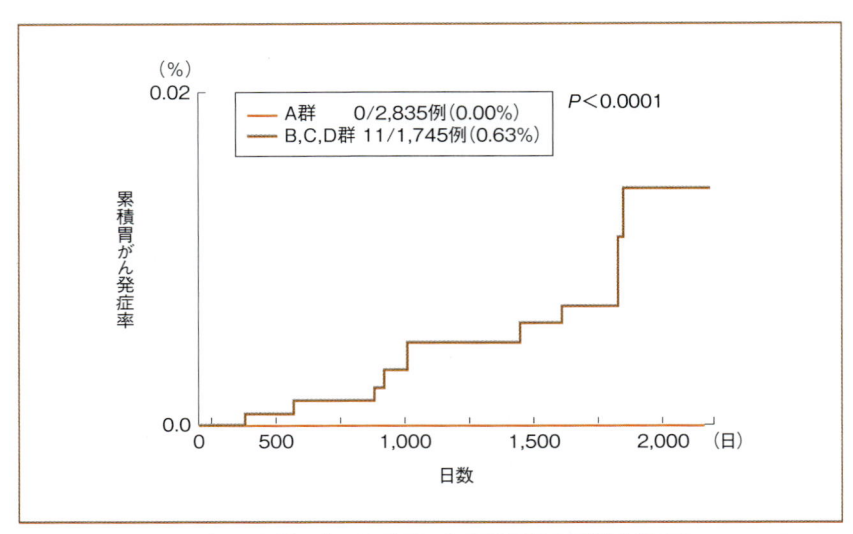

図5-30 E-plateを用いたABC法による6年間の胃がん発症についての
Kaplan-Meier曲線（A群とB，C，D群の比較）

表5-8 胃がん発症に対する感度の比較（EDG胃粘膜萎
縮診断とABC分類の比較）

		ABC法		
		A 群	BCD 群	合計
EDG胃粘膜萎縮診断	陰性	0	2	2
	陽性	0	9	9
	合計	0	11	11

$P=0.1573$
感度：胃粘膜萎縮診断 81.8%，ABC法 100.0%

今回，血清 *H.pylori* 抗体検査試薬としてEIA測定法であるE-plate（カットオフ値3.0U/mL）を用いて解析を行ったが，新たにラテックス測定法を用いた血清 *H.pylori* 抗体検査試薬が発売されており，今後胃がん発症リスク診断における方法の選択肢が増えるであろうと考える．血清 *H.pylori* 抗体検査試薬，ラテックス測定法についての詳細は第6章を参照されたい．

References

1) Kimura K, Takemoto T：An endoscopic recognition of the atrophic border and its significance in chronic gastritis. Endoscopy 1969；1（3）：87-97.

2) Miki K：Gastric cancer screening by combined assay for serum anti-*Helicobacter pylori* IgG antibody and serum pepsinogen levels - "ABC method". Proc Jpn Acad Ser B Phys Biol Sci 2011；87（7）：405-414.

3) Yamamichi N, et al：Atrophic gastritis and enlarged gastric folds diagnosed by double-contrast upper gastrointestinal barium X-ray radiography are useful to predict future gastric cancer development based on the 3-year prospective observation. Gastric Cancer 2016；19（3）：1016-1022.

（権頭健太／山道信毅）

Title: The analysis of the gastric cancer incident risk based on prospective observational study

Summary: To analyze the gastric cancer (GC) incident risk, the esophagogastroduodenoscopy (EGD) -based diagnosis for *Helicobacter pylori* (HP) infection and ABC risk stratification were evaluated by prospective observational study. The GC incident risk was efficiently stratified using each test, and sensitivity of each test for the GC incident was enough high and showed no statistical significance between each test. These findings showed that EGD and serum anti-HP antibody test were useful for GC risk prediction.

First Author: Kenta Gondo

Affiliation: Center for Epidemiology and Preventive Medicine, The University of Tokyo Hospital

11

検診受診者の胃十二指腸粘膜レーザー内視鏡所見

Summary　内視鏡では萎縮性胃炎の広がりや分布を非侵襲的にリアルタイムで診断でき，胃発がんのリスクを評価するうえで有用である．近年，多くの画像強調内視鏡が開発されている．このうちLCIは，レーザー光源からの短波長狭帯域光と白色光を同時に適切なバランスで照射することで，粘膜表層血管や粘膜表層構造の情報と，通常の白色光観察で得られる情報を一度に取得する新しい画像強調内視鏡技術である．炎症の診断に重要な色調である赤色域の色調変化を強調することで，萎縮性胃炎や早期胃がんの診断に応用されることが期待されている．

◆ LCI（linked color imaging）による胃十二指腸粘膜の観察

　　ピロリ菌感染者による胃体部の組織学的な萎縮と腸上皮化生の分布が胃発がんリスクと相関することが知られている[1]．内視鏡観察では，生検による病理診断とは異なり胃炎の広がりや分布を面でとらえることができ，胃発がんのリスクを予測し得ることが報告され

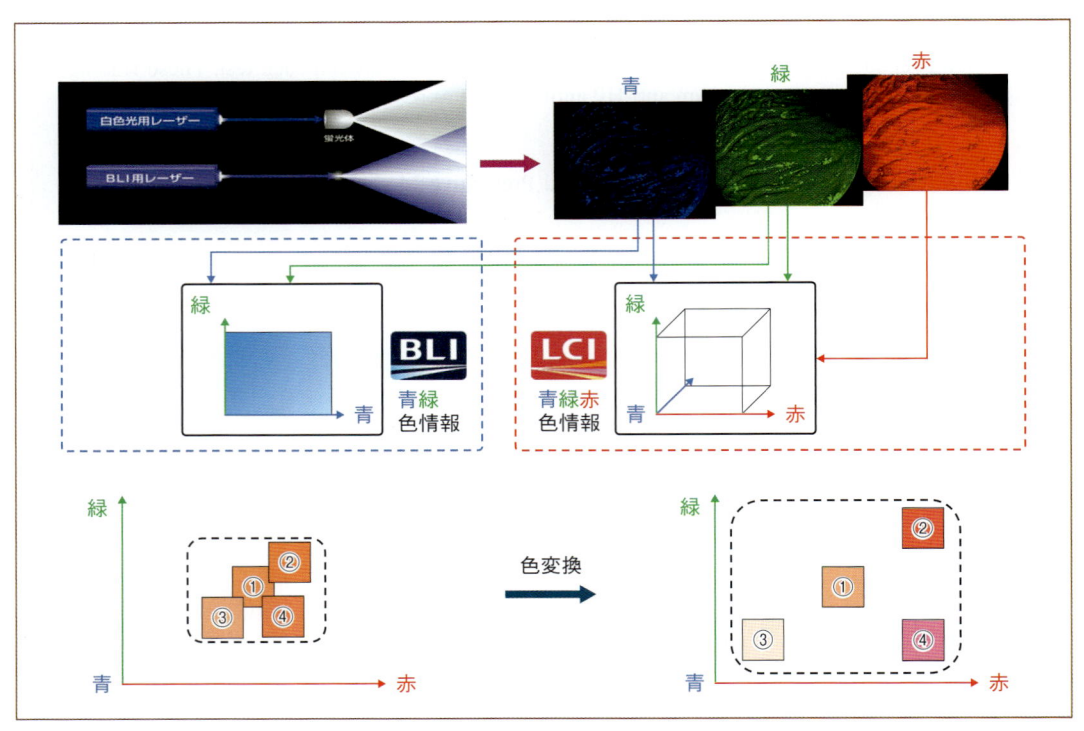

図5-31　LCIの原理

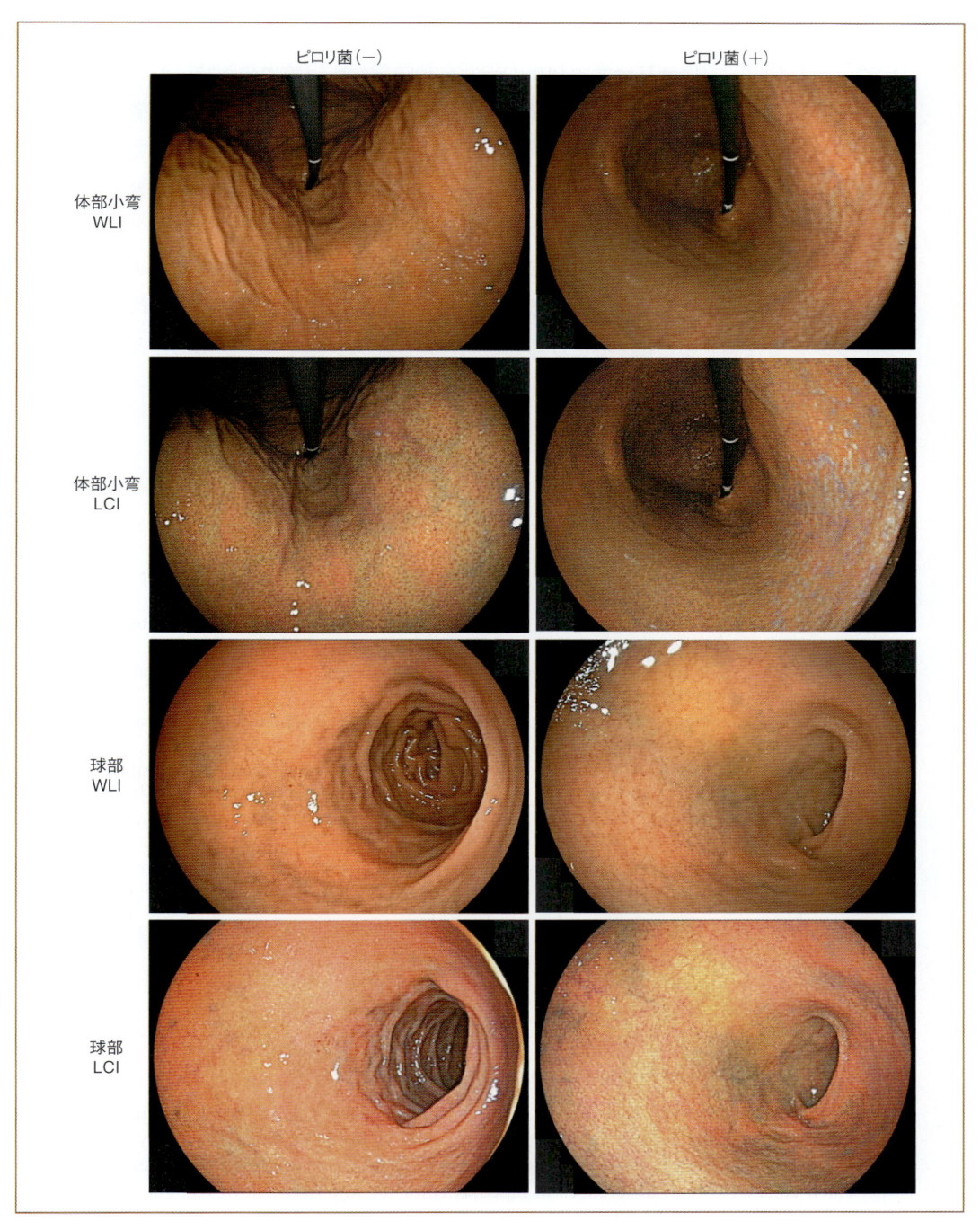

図5-32　ピロリ菌感染者の白色光（WLI）およびLCIによる胃十二指腸粘膜像
LCIでは萎縮性胃炎の萎縮腺境界をより明瞭に観察することができる．

ている[2]．しかしながら，白色光観察による胃炎の診断は必ずしも容易ではなく，とくに腸上皮化生については灰白色調の平坦隆起が散在する，いわゆる典型的な化生性胃炎をみた場合，組織学的腸上皮化生の特異度は95%以上と高いものの感度は数%程度しかなく，客観的な診断は難しい場合も多い[3]．

近年，内視鏡観察時に特殊光を用いることで診断を行う新たなモダリティが報告されている[4〜6]．LCIは，レーザー光源からの短波長狭帯域光と白色光を同時に適切なバランスで照射することで，粘膜表層血管や粘膜表層構造の情報と，通常の白色光観察で得られる情報を一度に取得する新しい画像強調内視鏡技術で，炎症の診断に重要な赤色領域のわずかな色の違いを強調して認識しやすくすることができる（図5-31）．実際に萎縮のある胃をLCIで観察すると，萎縮粘膜は白っぽい色調が強調され，白色光観察に比べて腺境界を明瞭に観察することができる（図5-32）．複数の報告においてLCIは萎縮性胃炎の広がりをより簡便に評価可能であること[7]，萎縮，腸上皮化生を背景に発生する早期胃がんとのコントラストを強調すること[8]などが報告され，胃がんスクリーニングにおける有用性が期待されている．

References

1) Shiotani A, et al：Histologic and serum risk markers for noncardia early gastric cancer. Int J Cancer 2005；115（3）：463-469.
2) Tatsuta M, et al：Fundal atrophic gastritis as a risk factor for gastric cancer. Int J Cancer 1993；53（1）：70-74.
3) Kaminishi M, et al：Endoscopic classification of chronic gastritis based on a pilot study by the research society for gastritis. Dig Endosc 2002；14（4）：138-151.
4) Uedo N, et al：A new method of diagnosing gastric intestinal metaplasia：narrow-band imaging with magnifying endoscopy. Endoscopy 2006；38（8）：819-824.
5) Inoue T, et al：Autofluorescence imaging videoendoscopy in the diagnosis of chronic atrophic fundal gastritis. J Gastroenterol 2010；45（1）：45-51.
6) Yamasaki Y, et al：Investigation of mucosal pattern of gastric antrum using magnifying narrow-band imaging in patients with chronic atrophic fundic gastritis. Ann Gastroenterol 2017；30（3）：302-308.
7) Mizukami K, et al：Objective endoscopic analysis with linked color imaging regarding gastric mucosal atrophy：A pilot study. Gastroenterol Res Pract 2017；2017：5054237.
8) Fukuda H, et al：Linked color imaging can enhance recognition of early gastric cancer by high color contrast to surrounding gastric intestinal metaplasia. J Gastroenterol 2019；54（5）：396-406.

（加藤元彦／中山敦史）

Title: Laser endoscopy findings of stomach and duodenum

Summary: Endoscopic observation is useful to predict the risk of gastric carcinogenesis because it enables evaluate distribution of gastritis in real-time without any invasive intervention. Linked color imaging (LCI) is a kind of novel image enhanced endoscopy which enhances small differences in mucosal color for improvement of recognition of the lesion. It is expected LCI would improve of endoscopic diagnosis in gastric cancer screening.

First Author: Motohiko Kato

Affiliation: Division of Research and Development for Minimally Invasive Treatment, Cancer Center, Keio University School of Medicine

12

早期胃がんの内視鏡診断と
AI診断の応用

Summary　早期胃がんは慢性胃炎を背景に発生するものが多く，周囲の胃炎に類似して発見が困難な病変も多い．そのため早期胃がんは見逃されることも多く，内視鏡医の経験に左右されるのが現状である．一方，ディープラーニングの登場により，AIは著しい進歩を遂げており，胃がんの内視鏡診断にも応用されている．今後AIが，胃がんの拾い上げ，鑑別診断，範囲診断などの支援ツールとして臨床現場へ導入されるであろう．

内視鏡検査による胃がんの偽陰性

　　胃がんは早期に発見することにより治癒が可能であり，さらに低侵襲の内視鏡治療で切除した場合は，術後のQOLは良好である．胃がんの発見のスタンダード検査は内視鏡であるが，慢性胃炎を背景に発生する胃がんは背景の胃炎と類似しているため，早期に発見することが困難である症例も多い．Hosokawaらは，胃がんがないと診断された内視鏡検査から3年以内に胃がんでがん登録された症例を偽陰性と定義すると，偽陰性率は25.8％と報告している[1]．さらに，内視鏡経験が10年未満の偽陰性率は32.4％，10年以上では19.5％であり，経験が少ない内視鏡医は有意に偽陰性率が高値であった．このように内視鏡医の診断能力の格差が存在していることが現実であり，質の均てん化が課題となっている．

早期胃がんの内視鏡診断の実際

　　胃液，粘液は胃がん診断の妨げになるため，前処置として胃内粘液溶解除去剤，消泡剤を検査前に内服させる．内視鏡挿入後はまず胃内をよく洗浄し，胃液を吸引してから観察を開始する．観察法は各施設によって順序などは異なるが，胃壁をよく伸展させ，くまなく系統だって効率よく観察する必要がある．とくに盲点となりやすい噴門小弯，胃角から体部の後壁は意識して注意深く観察する．体部大弯はひだの間が観察できるまで伸展させる必要がある．

　　病変の拾い上げには，微細な所見に注意して観察する．注目すべき所見は，①色調の変化，②粘膜表面構造の変化，③自然出血，④血管透見の消失である．胃がんを疑う病変を拾い上げた後，胃炎と胃がんの鑑別（質的診断）を行う．NBI（narrow band imaging）拡大観察は胃がんの質的診断に有用であり，境界（demarcation line）があり，不整な粘膜微細表面構造（irregular microsurface pattern）または不整な微小血管構築像（irregular microvascular pattern）を認めた場合は胃がんと診断する[2]．病変の範囲診断にはインジゴカルミン散布とNBI拡大観察が有用である[3,4]（図5-33）．

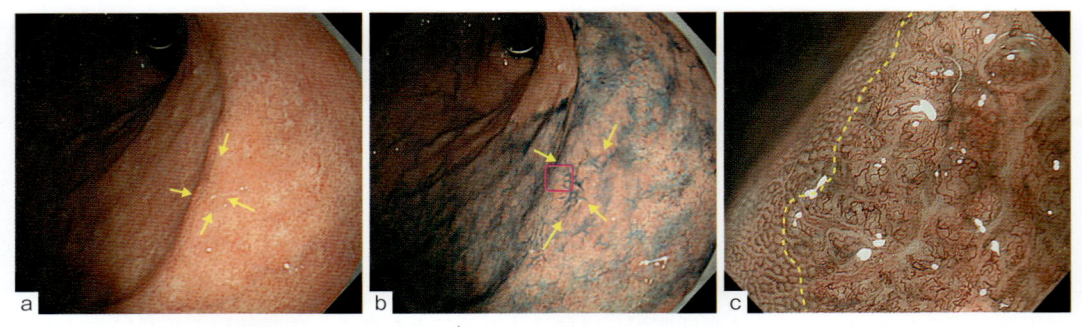

図5-33　体上部前壁（0-Ⅱc，8×5mm，tub1，T1a（M），UL0）

a：体上部前壁に白色光でやや不整な粘膜を認めるが，視認性は悪い．

b：インジゴカルミンを散布すると顆粒状の粘膜模様がはっきりと認識でき，周囲との粘膜面の違いから病変の視認性はよくなる．

c：NBI拡大観察では，demarcation line（黄色点線）を認め，microvascular patternはirregular，microsurface patternはabsentであり，がんと診断できる．NBI拡大で境界は明瞭である．

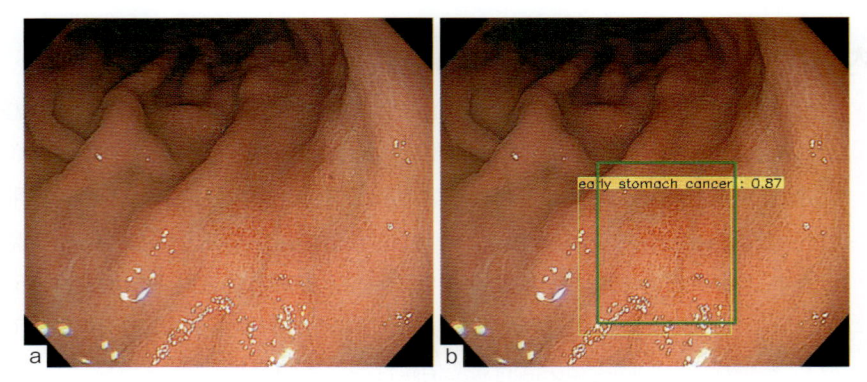

図5-34　AIによる胃がんの拾い上げ診断

a：体上部大弯後壁小弯，0-Ⅱc，18×16mm，sig，T1a（M）の病変．胃炎に紛れて拾い上げが難しい病変である．

b：黄色の矩形はAI内視鏡が早期胃がんと診断した部位であり，内視鏡医がマーキングした緑色の矩形と一致している．

◆ AI による早期胃がんの診断

　AIによる画像認識（図5-34）は，ディープラーニングと機械学習という技術革新により大きな進歩を遂げ，すでに人間を超えたといわれている．筆者らはディープラーニングを用い，13,584枚の胃がんの内視鏡画像（教師データ）をAIに機械学習させ，胃がん検出の画像診断支援システムを開発した[5]．その結果，AIは教師データとは別の2,296枚の検証用内視鏡画像から92.2%の胃がんを検出した．6mm以上に限定すると胃がん検出の感度は98.6%であった．さらに動画での解析も行い，AIは動画から，早期胃がん68病変中64病変（94.1%）を検出し，静止画での報告と同等のレベルであった[6]．AIが認識できなかった胃がんはいずれも小さな粘膜内がんであり，胃炎と類似しているため，内視鏡専門医でも指摘が困難な病変であった．

　AIはまだ発展段階であり，さらなる性能の向上が期待される．今後，AIは胃がんの内視

鏡診断において，医師を支援するツールとして臨床現場に導入されるであろう．そして，最終的に内視鏡診断の質の均てん化に寄与すると確信している．

References

1) Hosokawa O, et al : Difference in accuracy between gastroscopy and colonoscopy for detection of cancer. Hepatogastroenterology 2007 ; 54 (74) : 442-444.
2) Muto M, et al : Magnifying endoscopy simple diagnostic algorithm for early gastric cancer (MESDA-G). Dig Endos 2016 ; 28 (4) : 379-393.
3) Asada-Hirayama I, et al : Magnifying endoscopy with narrow-band imaging is more accurate for determination of horizontal extent of early gastric cancers than chromoendoscopy. Endosc Int Open 2016 ; 4 (6) : E690-698.
4) Nagahama T, et al : Usefulness of magnifying endoscopy with narrow-band imaging for determining the horizontal extent of early gastric cancer when there is an unclear margin by chromoendoscopy (with video). Gastrointest Endosc 2011 ; 74 (6) : 1259-1267.
5) Hirasawa T, et al : Application of artificial intelligence using a convolutional neural network for detecting gastric cancer in endoscopic image. Gastric Cancer 2018 ; 21 (4) : 653-660.
6) Ishioka M, Hirasawa T, Tada T : Detecting gastric cancer from video images using convolutional neural networks. Dig Endosc 2019 ; 31 (2) : e34-e35.

（平澤俊明）

Title: Endoscopic diagnosis of early gastric cancer and application of artificial intelligence

Summary: Early gastric cancer often develops in the background of chronic gastritis, and there are many lesions that are difficult to detect due to similarity to surrounding gastritis. Therefore, early gastric cancer is often overlooked, and it depends on the experience of the endoscopist. On the other hand, with the appearance of deep learning, artificial intelligence (AI) has made remarkable progress and is also applied to endoscopic diagnosis of gastric cancer. In the future, AI will be introduced to clinical sites as a support tool for diagnosing gastric cancer.

Author: Toshiaki Hirasawa

Affiliation: Department of Gastroenterology, Cancer Institute Hospital Ariake

13 NBI 併用胃拡大内視鏡画像を用いた AI 胃がん内視鏡診断支援システム

Summary NBI併用胃拡大内視鏡画像を用いたAI胃がん内視鏡診断支援システムの有用性は非常に高く, 将来的には胃がん内視鏡診断の質的診断に不可欠なシステムになる可能性があるが, 今後は実地臨床に即したリアルタイムの自動診断システムを開発するためにさらなる改良を進める必要がある.

◆ NBI 併用胃拡大内視鏡画像を用いた AI 胃がん内視鏡診断支援システムの開発

　近年, 日本における早期胃がんの拡大内視鏡診断アルゴリズム (magnifying endoscopy simple diagnostic algorithm for early gastric cancer : MESDA-G)[1] が統一化され, NBI (narrow band imaging) 併用拡大内視鏡における早期胃がん診断の有用性は非常に高く評価されている[2~4]. しかし, 実臨床においては, 正確な拡大内視鏡診断が困難な場合があり, 原因として内視鏡医の技量差があげられる. 一方, 消化管領域においてさまざまなAIを用いた内視鏡診断支援システムの有用性が報告されているが[5~10], NBI併用胃拡大内視鏡 (M-NBI) 画像を用いたAI胃がん内視鏡診断支援システムの報告はなく, 有用性も明らかではない. それらを解決するために, 筆者らはM-NBI画像を学習データとして, AIを活用した内視鏡画像診断支援システムを用いて, M-NBI画像診断支援システムを開発し, そのシステムの胃がん診断の有用性を評価した.

　Scope : H290Z・H260Z (OLYMPUS), Black soft hood : MAJ-1989・MAJ-1990 (OLYMPUS), 設定 : mode B level 8を使用し, 浸水法かつフルズームで撮影され胃がん診断が可能な病変部のM-NBI画像と同様の条件で非腫瘍性粘膜・病変を撮影した非がん診断が可能なM-NBI画像を抽出した (**図5-35**).

　AI胃がん内視鏡画像診断支援システムには画像分類アルゴリズムの深層学習 (ディープラーニング) モデルの一つであるResNet-50 (ResNet https://arxiv.org/abs/1512.03385) を採用した. 教育用M-NBI画像 (合計5,574枚, 胃がん : 3,797枚, 非がん : 1,777枚) を学習させAIモデルを作成し, 検証用M-NBI画像 (合計1,904枚, 胃がん : 1,430枚, 非がん : 474枚) を用いて胃がん診断を評価した (**図5-36**).

　本システムの診断精度の結果を**表5-9**に示す. 1,904枚の画像の解析に要した時間は51秒であった. 本システムで誤診した症例・画像は, 微小血管構築像・表面微細構造のirregularityが非常に低くNBI拡大内視鏡診断が限界と考えられる症例, ピントが全体に合っていない画像, 出血を伴う症例などであったが, 非がんをがんと誤診するような症例

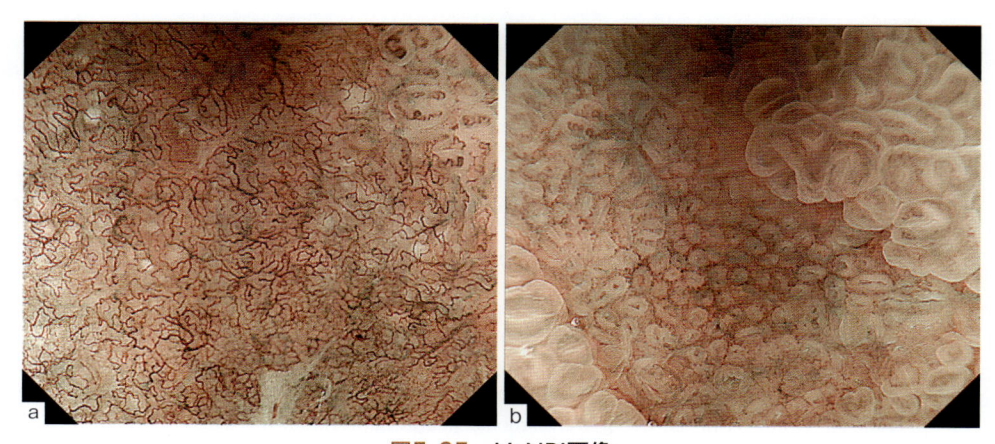

図5-35　M-NBI画像
a：分化型胃がん，b：非腫瘍性病変（斑状発赤）

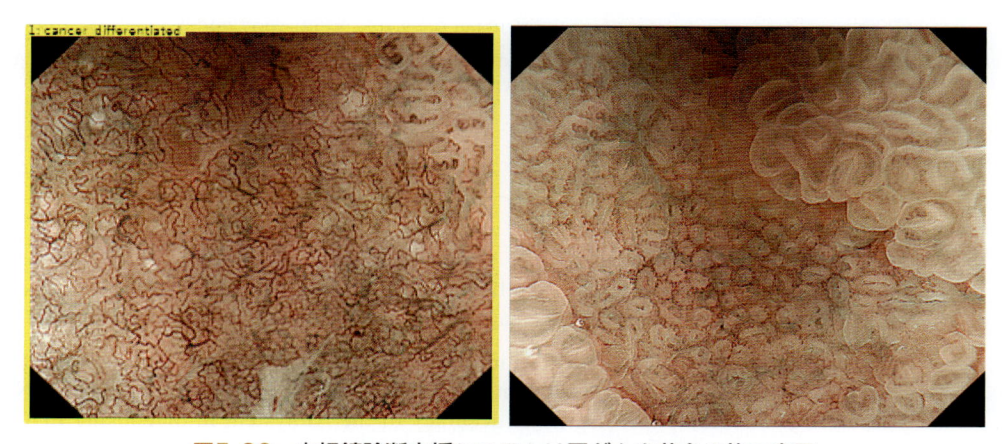

図5-36　内視鏡診断支援システムは胃がんを黄色の枠で表示

表5-9　NBI併用胃拡大内視鏡画像を用いたAI胃がん内視鏡診断支援システムの診断精度

正診率	感度	特異度	陽性的中率	陰性的中率
98.5%	98.0%	100%	100%	94.3%

は認めなかった.

　筆者は極めて精度の高いM-NBI画像を用いたAI胃がん内視鏡診断支援システムを開発することができたが，診断システムとしては初期段階であり，今後は実地臨床に即した胃がん診断の限界症例や多種多様な非がんのM-NBI画像を追加することにより実地臨床により即したシステムの開発を行っていく必要がある.

References

1) Muto M, et al：Magnifying endoscopy simple diagnostic algorithm for early gastric cancer (MESDA-G). Dig Endosc 2016；28 (4)：379-393.

2) Ezoe Y, et al：Magnifying narrowband imaging is more accurate than conventional white-light imaging in diagnosis of gastric mucosal cancer. Gastroenterology 2011；141 (6)：2017-2025.

3) Yao K, et al：Clinical application of magnification endoscopy and narrow-band imaging in the upper gastrointestinal tract：new imaging techniques for detecting and characterizing gastrointestinal neoplasia. Gastrointest Endosc Clin N Am 2008；18 (3)：415-433.

4) Yao K, et al：Magnifying endoscopy for diagnosing and delineating early gastric cancer. Endoscopy 2009；41 (5)：462-467.

5) Hirasawa T, et al：Application of artificial intelligence using a convolutional neural network for detecting gastric cancer in endoscopic image. Gastric Cancer 2018；21 (4)：653-660.

6) Shichijo S, et al：Application of convolutional neural networks for evaluating *Helicobacter pylori* infection status on the basis of endoscopic images. Scand J Gastroentero 2019；54 (2)：158-163.

7) Shichijo S, et al：Application of convolutional neural networks in the diagnosis of *Helicobacter pylori* infection based on endoscopic images. EBioMedicine 2017；25：106-111.

8) Zhu Y, et al：Application of convolutional neural network in the diagnosis of the invasion depth of gastric cancer based on conventional endoscopy. Gastorointest Endosc 2019；89 (4)：806-815.

9) Hanamura S, et al：Image analysis of magnifying endoscopy for differentiation between early gastric cancers and gastric erosions. Showa Univ J Med Sci 2017；29 (3)：297-306.

10) Takiyama H, et al：Automatic anatomical classification of esophagogastroduodenoscopy images using deep convolutional neural networks. Sci Rep 2018；8 (1)：7497.

（上山浩也／永原章仁）

Title: Application of artificial intelligence using a convolutional neural network for diagnosis of early gastric cancer by magnifying endoscopy with narrow-band imaging

Summary: We developed an artificial intelligence (AI) -assisted diagnostic system of early gastric cancer (EGC) using magnifying endoscopy with narrow-band imaging (ME-NBI) images and evaluate the diagnostic accuracy of the AI system in diagnosing EGC. A convolutional neural networks (CNN) -based diagnostic system was pre-trained and fine-tuned on a dataset of 5,574 ME-NBI images (3,797 EGCs, 1,777 non-cancerous mucosa or lesions). To evaluate the diagnostic accuracy, a separate test data set of 1,904 ME-NBI images (1,430 EGCs, 474 non-cancerous mucosa or lesions) was applied to the constructed CNN. The CNN required 51 s to analyze 1,904 test images. The overall accuracy, sensitivity, specificity, positive predictive value and negative predictive value of the CNN were 98.5%, 98%, 100%, 100% and 94.3%, respectively. The constructed CNN system for diagnosis of EGC could process many stored ME-NBI images in a short period of time and had clinically high diagnostic ability. A more advanced system will be developed by adding the EGC images of cases that could not be diagnosed by magnifying endoscopy simple diagnostic algorithm for early gastric cancer (MESDA-G) and images of a wide variety of non-cancerous mucosa and non-cancerous lesions.

First Author: Hiroya Ueyama

Affiliation: Department of Gastroenterology, Juntendo University School of Medicine

14 AI を応用した胃がん内視鏡検診

Summary 日本消化器内視鏡学会が行っているAI画像診断支援プロジェクトの目的は，医学の安全を保証するためにAIによって内視鏡診断の品質を高めること，きたるべき内視鏡医不足と内視鏡診療の質・安全確保を図ることである．そのために，すでに構築済みのデータ収集基盤を活用し，継続中のAI画像診断研究の実用化に向けた「胃がんAI診断」のほか，診療の質と安全性確保に必須となる診療中の逸脱監視・警告を行う「診療逸脱監視AI開発」を行う．

昨今人工知能（AI）を用いた診断補助手段が開発されている[1~3]．その多くは，検査時にリアルタイムで標識を付与する形式である．検診業務においては大量の画像が得られ，AI＋専門医が確認するというダブルチェックの体制が行われており，これらに対する支援も今後考えていくべき重要な役割である．本項では消化器内視鏡，とくに胃がん内視鏡検診におけるAI技術の状況と問題点を記載し，今後の取り組みに関して概説する．

◆ 現在行われている AI 研究内容

2018年度以後のAIの研究に関して，胃がん検診にかかわりの深いものを簡単に記載する．これらは国立研究開発法人日本医療研究機構（AMED）からの支援を得て進めていくものである．

① 胃がんAI診断の精度向上研究

2017年度から行っている病変検出にとどまることなく，胃がんの詳細な分類を試みている．病変指摘に加えて鑑別診断能の強化を考えて行うものである．先行研究での約2万枚の画像に加えて，多施設から新たに約100万枚を集積し，JED（Japan Endoscopy Database）[4, 5]準拠で集積された文字情報とリンクさせ，評価用のデータセットの構築も行う．また，AI研究に欠かせないアノテーション作業に関して，消化器内視鏡画像において利用しやすいアプリケーションが存在しなかったため，専用アノテーションツールを内製した．

② 「診療逸脱監視AIプロトタイプ開発」研究

2018年度は，日本消化器内視鏡学会から提供された胃画像に対して専門医による部位アノテーションを加え，部位認識モデルに学習させることを繰り返した結果，最終的に胃部位分類は胃の見上げ，見下ろし概念を加えた31分類となった．加えて191万枚の画像

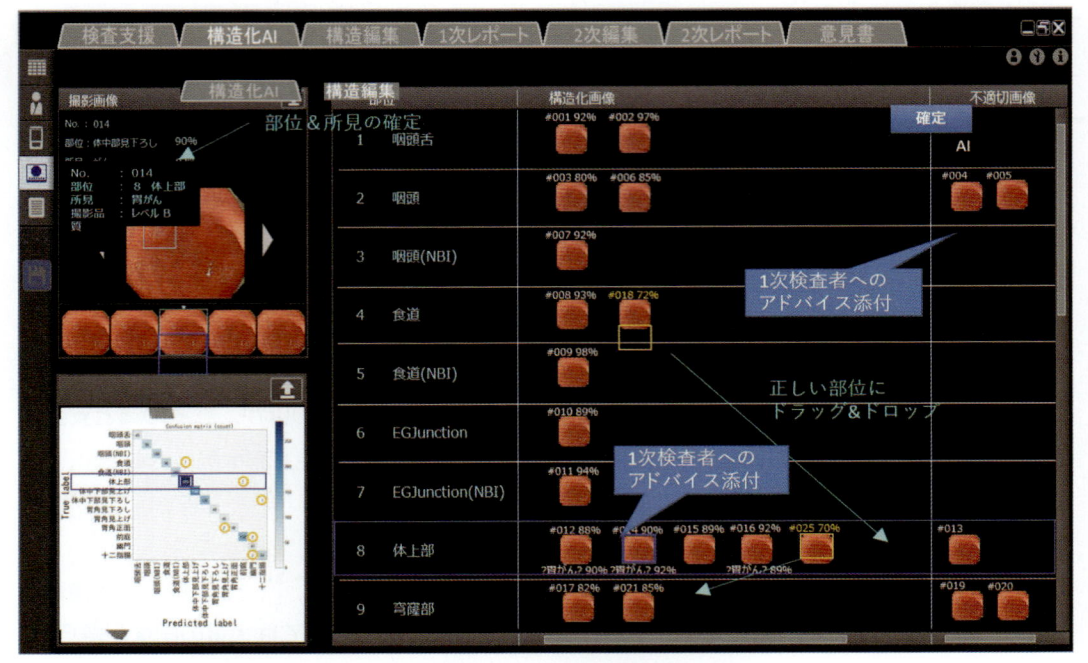

図5-37　逸脱監視モデルの画面イメージ

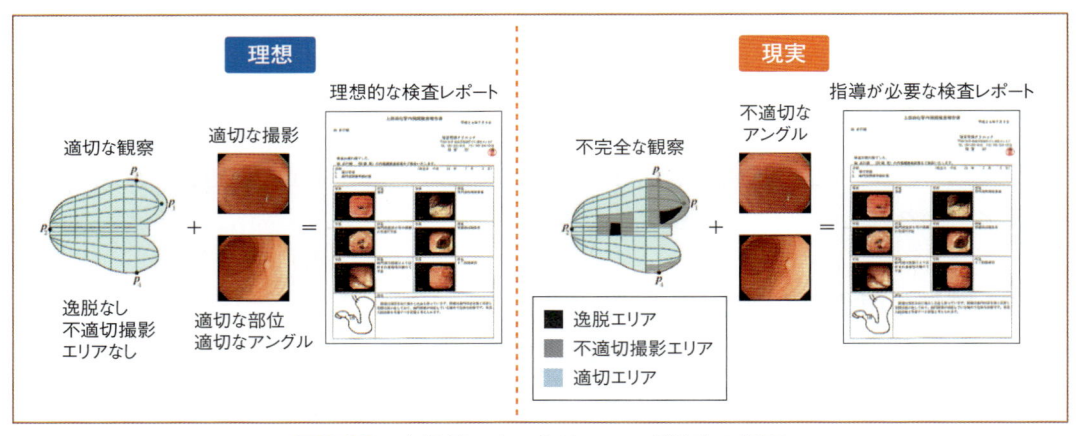

図5-38　内視鏡一次スクリーニング検査の課題

データベースから，上部内視鏡検査画像77万枚を用い部位分類を行った．これに専門医が部位確認を行い，学習データとして部位認識モデルに学習させることを繰り返した結果，胃部位自動認識は感度・陽性率ともに80%以上と比較的高い値となった．この手法を用いて，胃がん内視鏡検診に特化した部位別撮像状況の表記方法を検討し，プロトタイプの作成に向けて開発を行っている（**図5-37**）．今後，病変の指摘（detection），自動診断（diagnosis），撮影部位の逸脱監視（deviation monitoring）の機能をもち，一次実施医にフィードバックが可能な仕組みを考えている（**図5-38**）．

③ 学会間連携を促進するAI言語解析による診断情報連携モデルの研究

　内視鏡診療情報に病理診断結果を自動で取り込むことを目的とした検討を行っている．フリーテキストで記載された病理診断情報8,884レコードにて評価用データ構造化試験を実施し，病理診断名・所見名はほぼ100%，病理診断名，切片番号は87%，グループ分類の抽出は100%を達成した．また，フリーテキストの内視鏡結果の臓器，部位，診断などの構造化も実施した．初期検討にて構造化精度は88.1%，抽出テキストのJED用語の置き換えが75.0%を達成した．これにより，病理データだけでなく，放射線関連の結果情報やフリーテキストで記載される内視鏡検査結果情報を構造化するめども立ってきたといえる．

　消化器内視鏡領域のAI技術を用いた診断支援の現状と問題点を概説した．画像情報だけでは今後の進展は望めない．悉皆性をもってデータ収集が可能な情報基盤の整備と，膨大な診療情報・画像を統合管理するデータベースの構築を早期に行う必要がある．文字情報・統計情報と，精緻な文字情報のタグがついた内視鏡画像，この2つが合わさって初めて消化器内視鏡領域のAI研究が進んでいくと思われる．

References

1) Hirasawa T, et al：Application of artificial intelligence using a convolutional neural network for detecting gastric cancer in endoscopic images. Gastric Cancer 2018；21（4）：653-660.
2) Mori Y, et al：Computer-aided diagnosis for colonoscopy. Endoscopy 2017；49（8）：813-819.
3) Misawa M, et al：Artificial intelligence-assisted polyp detection for colonoscopy：Initial experience. Gastroenterology 2018；154（8）：2027-2029.
4) Kodashima S, et al：First progress report on the Japan Endoscopy Database project. Dig Endosc. 2018；30（1）：20-28.
5) Matsuda K, et al：Design paper：Japan Endoscopy Database（JED）：A prospective, large database project related to gastroenterological endoscopy in Japan. Dig Endosc 2018；30（1）：5-19.

（田中聖人）

Title: Stomach cancer surveillance by using AI (artificial intelligence) technology

Summary: The objective of this project is to improve quality of gastroenterological diseases diagnosis by artificial intelligent in order to ensure the medical safety and to overcome foreseeing shortage in gastroenterological endoscopic specialists. Followings are the essential keys to accomplish above objective: Research and development on stomach cancer diagnosis prototype with "artificial intelligence" based on already established nationwide clinical and statistical data collection infrastructure and integrated database. "R&D on diagnosis deviation monitoring prototype with artificial intelligence" to allow monitor and issue a real-time warning of potential misdiagnosis during clinical practices. The success to this project is expected to bring enormous benefit to medical patients, medical care providers as well as advanced medical technologies.

Author: Kiyohito Tanaka

Affiliation: Department of gastroenterology, Kyoto Second Red Cross Hospital

15 AI と消化器内視鏡の融合

Summary　内視鏡AIは早期胃がんの発見をリアルタイムでアシスト可能である．それに加えて，ピロリ菌胃炎についても医師平均を上回る精度で判定し，胃の部位認識も可能である．これにより，ピロリ菌の有無をAIがダブルチェックし，胃内撮影漏れの有無をAIが検知して観察漏れを防ぐなど，AIと消化器内視鏡の融合が進み，より精度の高い上部内視鏡検査が可能になる．将来的には治療方針支援も可能になるであろう．

AI による胃がん検出アシスト

　胃がんは慢性胃炎を背景に発生することが多く，早期胃がんの発見は内視鏡専門医にとって困難な課題であった．とくに内視鏡経験の少ない医師は胃がんの見逃しが多いという報告もあり，上部消化管分野での内視鏡AIのニーズは高い．

　第5章の12にもあるように，平澤らはディープラーニングを用い，12,000枚以上の教師データを学習させて胃がん拾い上げAIを開発し，感度92.2%（6 mm以上のがんに限ると，98.6%）という精度であった[1]．この検討は静止画での検証であるが，AIが画像1枚あたりの判定に要する時間はわずか0.02秒であった．

　1枚あたり0.02秒ということは，内視鏡は30フレーム／秒であるので，保存された過去画像の判定だけでなく，リアルタイムでAIが上部消化管内視鏡時に胃がん発見をアシストすることも可能である．石岡らは動画においてもAIが94.1%の感度で胃がん検出が可能であることを報告した[2]（**図5-39**）．

　薬事承認プロセスしだいではあるが，胃がん拾い上げAIは2021年に商業的に購入可能な製品として国内の内視鏡現場に投入される予定である．また，同じ技術は食道がん拾い上げにも応用可能である．堀江らは8,000枚以上の食道がん画像を学習させて，98%の感度で食道がんが検出可能なAIを開発している[3]．食道がんについても近いうちに臨床使用可能なAIが出てくることが期待される．

AI による鑑別支援と治療方針支援

　胃がんなどのがん疑い病変拾い上げ（detection）以外に，AIは病変鑑別（classification）も可能である．七條らは32,000枚以上の画像をAIに学習させ，ピロリ菌感染の有無を判別するAIを開発した．ピロリ菌感染に対する感度は88.9%であった[4]．同じく七條らはピロリ菌未感染・現感染・既感染分類についてもAIを開発し[5]，また，瀧山らは写真から胃の解剖学的部位を鑑別するAIを開発した[6]．

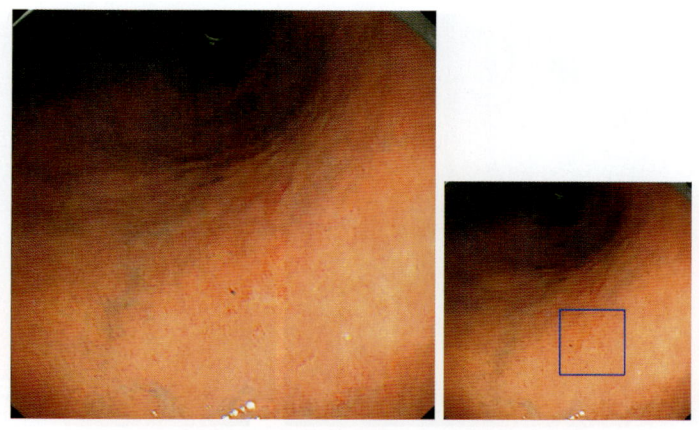

図5-39　通常内視鏡（左）とAIアシスト付きの内視鏡（右）
早期胃がんをAIが正確にマークして発見アシストする．

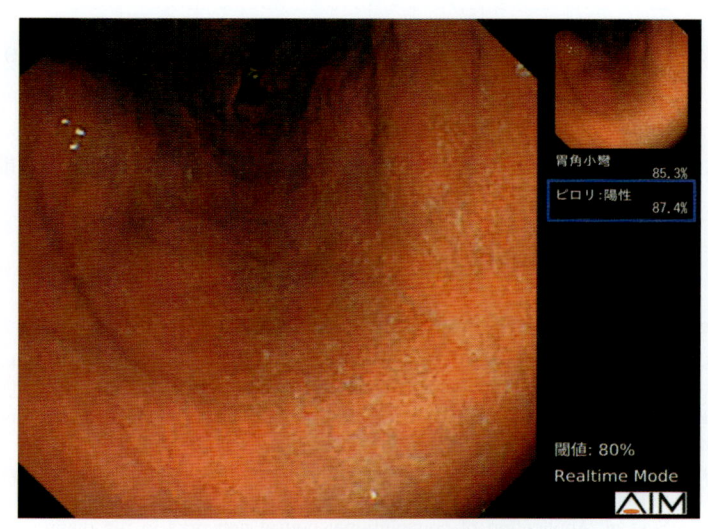

図5-40　ピロリ菌胃炎の胃内視鏡観察時の画像（研究開発版）
リアルタイムに右上部に胃の部位とピロリ菌感染確率が表示される．

　これらのAIを組み合わせると，ピロリ菌感染の有無と部位を同時にリアルタイムで表示することが可能になる（**図5-40**）．これをさらに発展させると，胃の部位を網羅的に撮影したかをリアルタイムでチェックすることが可能になる．Wuらはリアルタイムで胃の部位チェックを行うAI，WISENSE（現在はENDOANGELに名称変更）の臨床試験を行い，胃内視鏡検査時の撮影漏れ部位が15％減ることを報告している[7]．

　また，画像分類は胃がんや食道がん深達度の鑑別診断支援も行えるようになる可能性がある．Zhuらは早期胃がんの深達度sm1までとsm2以深を鑑別するAIを開発し，その精度は89.1％であり，内視鏡医師の平均77.5％を超えていた[8]．また，中川らは食道がんの深達度EP‐SM1までと，SM2以深を鑑別するAIを開発し，その精度は91.0％と内視鏡専門医の平均89.6％を超えていた（**図5-41**）[9]．

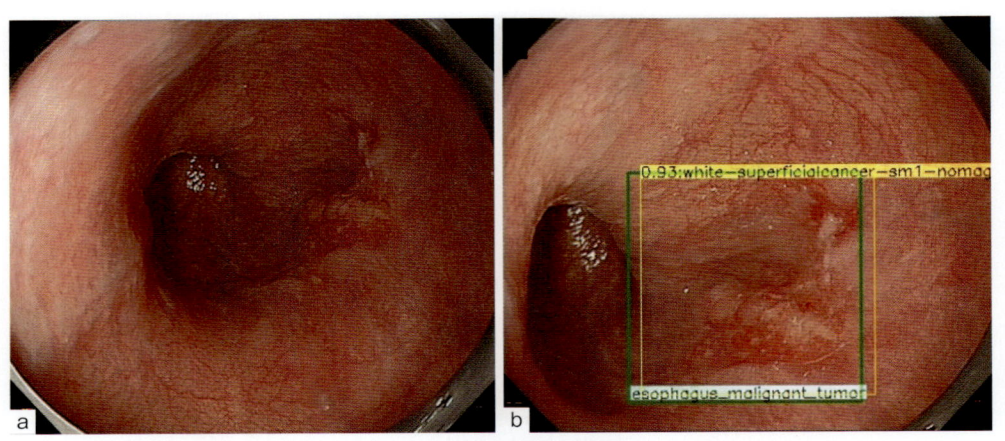

図5-41　食道がん深達度をAIが鑑別するイメージ

a：食道病変写真

b：緑色の囲みががんの正解部位，AI は食道がんを正確に拾い上げているとともに（黄色の囲み），SM2以深ではなく SM1 未満であると深達度を正確に分類できる．

（Nakagawa K, et al：Gastrointest Endosc 2019；90（3）：407-414）

　AIはがん拾い上げのみならず，がんの治療方針支援への実用化の可能性もひらけてきたといってよいであろう．

▶ References

1) Hirasawa T, et al：Application of artificial intelligence using a convolutional neural network for detecting gastric cancer in endoscopic image. Gastric Cancer 2018；21（4）：653-660.

2) Ishioka M, et al：Detecting gastric cancer from video images using convolutional neural networks. Dig Endosc 2019；31（2）：e34-e35.

3) Horie Y, et al：The diagnostic outcomes of esophageal cancer by artificial intelligence using convolutional neural networks. Gastrointest Endosc 2019；89（1）：25-32.

4) Shichijo S, et al：Application of convolutional neural networks in the diagnosis of Helicobacter pylori infection based on endoscopic images. EBioMedicine 2017；25：106-111.

5) Shichijo S, et al：Application of convolutional neural networks for evaluating Helicobacter pylori infection status on the basis of endoscopic images. Scand J Gastroentel 2019；54（2）：158-163.

6) Takiyama H, et al：Automatic anatomical classification of esophagogastroduodenoscopy images using deep convolutional neural networks. Sci Rep 2018；8（1）：7497.

7) Wu L, et al：Randomised controlled trial of WISENSE, a real-time quality improving system for monitoring blind spots during esophagogastroduodenoscopy. Gut 2019 Mar 11. pii：gutjnl-2018-317366.

8) Zhu Y, et al：Application of convolutional neural network in the diagnosis of the invasion depth of gastric cancer based on conventional endoscopy. Gastrointest Endosc 2019；89（4）：806-815.

9) Nakagawa K, et al：Classification for invasion depth of esophageal squamous cell carcinoma using a deep neural network compared with experienced endoscopists. Gastrointest Endosc 2019；90（3）：407-414.

（多田智裕）

Title: Migration of AI and upper endoscopy

Summary: Endoscope AI can assist in the detection of early gastric cancer in real time. In addition to that, *H.pylori* gastritis is also judged with accuracy exceeding the doctor's average. Site recognition of the stomach is also possible. As a result, AI double-checks the presence or absence of *H. pylori* bacteria, AI assists with the presence or absence of imaging leak in the stomach and prevents omission of observation, etc. Fusion of AI and digestive endoscope advances and upper endoscope with higher accuracy inspection will be possible. In the future, practical application for cancer treatment policy support will also be possible.

Author: Tomohiro Tada

Affiliation: Tada Tomohiro institute of Gastroenterology and Proctology

AIを活用した胃がんリスク層別化と新たな胃がん検診法の提案

Summary ABC検診による胃がんリスク層別化は極めて有用であるが，ピロリ菌除菌例に対する対策が急務である．現時点では，胃がん発見アシストのための画像AI開発が広く行われているが，JEDで収集するデータを融合することで，精緻な内視鏡検査前の胃がんリスク層別化に加え，検査終了直前の見落とし防止機能を備えた，AIによる新たな胃がん検診法の開発が可能である．

わが国における胃がんの疫学と胃がん検診の現状

2018年がん統計予測によると，胃がんは，罹患数で第2位（128,700人），死亡数で第3位（45,900人）を占めており，依然，わが国におけるがん対策において，最重要がん種の一つに位置付けられている．長らく胃がん検診といえば，40歳以上を対象に，逐年の胃X線（バリウム）検査であったが，2016年度以降，2年ごとの胃内視鏡検査も50歳以上を対象に，対策型検診として実施可能となった．しかしながら，全対象者が内視鏡検診を受けると仮定した場合，内視鏡医のマンパワー不足は自明であり，X線検査から内視鏡検査への移行は思うように進んでいないのが現状である．

リスク層別化による効率的な胃がん検診とその課題

萎縮性胃炎の進行が胃がん発症リスクと強く相関すること，萎縮性胃炎の程度は血清ペプシノゲン値で推定可能であることに着目し[1, 2]，血清ペプシノゲン値と血清 *H.pylori*（HP）抗体価により，A群（萎縮性胃炎なし，HP感染なし），B群（萎縮性胃炎なし，HP感染あり），C群（萎縮性胃炎あり，HP感染あり），D群（萎縮性胃炎あり，HP感染なし）に分類することで，それぞれの胃がん発症率が，年率0.016%，0.14%，0.30%，1.1%ときれいに層別化されることが，5,706人を16年間追跡したコホート研究で示されている[3]．それぞれの群に対して，危険度に応じた間隔（それぞれ5年，3年，2年，1年ごと）で内視鏡検査を行い，胃がんを効率的に発見しようという検診法が胃がんリスク層別化検診（ABC検診）である[4]．すでに一部の自治体や企業検診において導入され，その有用性が報告されつつあり，極めて効率的なリスク層別化法であるが[5]，ピロリ菌除菌例の増加による偽A群の増加の流れは避けられず，今後はABC検診を進化させた検診法の開発を模索する必要がある．

消化器内視鏡分野での人工知能 AI の発展

　近年，人工知能（AI）の消化器内視鏡分野への発展は目覚ましく，胃がん診療においてもさまざまな検討が開始されている．13,584枚の胃がん内視鏡画像を用いて，畳み込みニューラルネットワークによる深層学習（ディープラーニング）で開発されたAIは，2,296枚のテスト内視鏡画像のすべてを47秒（1枚あたり0.02秒）で診断し，胃がん診断の陽性反応的中度30.6%，感度92.2%であったことが報告されている[6]．現在では，国立研究開発法人日本医療研究開発機構（AMED）の予算を獲得し，日本消化器内視鏡学会が中心となって，「胃がんAI診断の精度向上」のための研究が開始され，1桁，2桁違う膨大な胃がんの内視鏡画像データが集積されつつあり，AI技術も日進月歩であることを考えると，極めて高精度の胃がん診断用のAIがそう遠くない将来に開発される可能性があり，大いに期待するところである．

JED（Japan Endoscopy Database）との融合による新たな胃がん検診法の開発

　日本消化器内視鏡学会では，①世界最大の内視鏡診療データベースを2重入力することなく構築し，日本の内視鏡診療の正確なデータを得ること，②臨床研究におけるバックボーンデータの標準化による高度な臨床研究の実現，③専門医制度への効果的な対応のための精緻な診療実績の把握，という3点を主目的に，2015年1月よりJEDの運用を開始している[7]．JEDへの対応は1,400近くある学会指導施設への義務化が決定しており，これにより内視鏡診療受診者の背景情報が大量に収集されている．内視鏡分野の場合，今までのAI開発は画像解析という点で行われてきたが，テキストデータをも組み込んだAIを用いることで新たな検診法の開発が可能であると筆者は考えている．つまり，JEDで収集された臨床データ（除菌歴を含む）と，血液データ（血清ペプシノゲンI，II，I/II比，*H.pylori*抗体価），内視鏡所見，内視鏡画像を可能な限り欠損値のないようにCSVデータおよびJPEGデータとして取得し，データを胃がん患者とそれ以外に2分してAIを構築すれば，①検査前に得られている情報から，十分な精度で，内視鏡検査を受ける前の胃がん存在確率が割り出せるAIが構築できるはずであり，また，②内視鏡検査中の画像データも加えることで，検査終了直前における胃がん存在確率を予測することができるものと考えている．終了直前に，胃がんの存在確率が高いと判定されたものの胃がんが発見されていない場合は，再度，詳細に胃内観察をすることで，胃がんの見落としを防ぐことができよう．内視鏡検査においては，リアルタイムに内視鏡画面上にがんが疑われるところをアノテーションしてもらうAIが活躍し，がんの存在診断をアシストしてくれるものと思われる．

　このように，AIを胃がん検診に導入することで，①内視鏡検査前の胃がんリスクの層別化，②検査中の胃がん診断アシスト，③内視鏡観察情報を加えたうえでの胃がんリスクの再層別化と見落とし防止，というメリットがあるものと思われる．

References

1) Miki K, et al : Usefulness of gastric cancer screening using the serum pepsinogen test method. Am J Gastroenterol 2003 ; 98 (4) : 735-739.

2) Miki K, et al : Long-term results of gastric cancer screening using the serum pepsinogen test method among an asymptomatic middle-aged Japanese population. Dig Endosc 2009 ; 21 (2) : 78-81.

3) Yoshida T, et al : Cancer development based on chronic active gastritis and resulting gastric atrophy as assessed by serum levels of pepsinogen and *Helicobacter pylori* antibody titer. Int J Cancer 2014 ; 134 (6) : 1445-1457.

4) Miki K : Gastric cancer screening by combined assay for serum anti-*Helicobacter pylori* IgG antibody and serum pepsinogen levels- "ABC method" . Proc Jpn Acad Ser B Phys Biol Sci 2011 ; 87 : 405-414.

5) Yamaguchi Y, et al : Gastric cancer screening by combined assay for serum anti-*Helicobacter pylori* IgG antibody and serum pepsinogen levels--the ABC method. Digestion 2016 ; 93 (1) : 13-18.

6) Hirasawa T, et al : Application of artificial intelligence using a convolutional neural network for detecting gastric cancer in endoscopic images. Gastric Cancer 2018 ; 21 (4) : 653-660.

7) Matsuda K, et al : Design paper : Japan Endoscopy Database (JED) : A prospective, large database project related to gastroenterological endoscopy in Japan. Dig Endosc 2018 ; 30 (1) : 5-19.

（藤城光弘）

Title: Proposal of AI-assisted risk stratification and novel mass screening method for gastric cancer

Summary: Although ABC method for gastric cancer risk stratification is very useful, it is necessary to find out how to deal with influences of *Helicobacter pylori* eradication. Image based AI systems are well investigated recently, but the developments should be merged with huge text data obtained by Japan Endoscopy Database, which enables us to develop a novel, more precise and more efficient gastric cancer mass screening method owing to AI technologies.

Author: Mitsuhiro Fujishiro

Affiliation: Department of Gastroenterology and Hepatology, Nagoya University Graduate School of Medicine

17 内視鏡治療最前線①
ESD(内視鏡的粘膜下層剥離術)

Summary ESD(内視鏡的粘膜下層剥離術)は,粘膜を切開し粘膜下層を剥離することにより,狙った範囲を確実に切除することが可能な内視鏡治療手技である.習熟した術者であれば大きさや瘢痕の有無にかかわらず自在に病変の切除が可能となったため,早期胃がんに対する内視鏡治療の適応が大きく拡大された.膨大な症例の蓄積とともにESDは安全で確実な治療手技として確立され,現在では胃がん検診で発見された早期胃がん患者の多くがこの手技で治療されるようになってきている.

ESD(Endoscopic Submucosal Dissection:内視鏡的粘膜下層剥離術)は,粘膜を切開し粘膜下層を剥離することにより,狙った範囲を確実に切除することが可能な内視鏡治療手技である.従来の方法に較べ,手技の難易度や偶発症のリスクは若干高くなるものの,習熟した術者であれば大きさや瘢痕の有無にかかわらず自在に病変の切除が可能となった.結果的に,早期胃がんに対する内視鏡治療の適応が大きく拡大され,胃がん検診で発見された早期胃がんの多くはESDで治療されるようになってきている.とくにペプシノゲン法を用いたリスク層別化検査で発見される胃がんの多くは分化型の早期胃がんであり,ESDによる治療の恩恵を受けられる症例が大多数を占めている.

内視鏡的切除の適応の原則は,「リンパ節転移の可能性が極めて低く,腫瘍が一括切除できる大きさと部位にあること」とされており,従来は適応拡大病変とされていたものの一部も,エビデンス[1,2]の蓄積により絶対適応病変に格上げされ,昨年刊行された「胃癌治療ガイドライン医師用2018年1月改訂第5版(日本胃癌学会編)」によると,現在の適応は**表5-10**のごとくとなっている.このなかで,適応拡大病変として扱われている2cm以下の潰瘍所見のない未分化型粘膜内がんに関しては,その後JCOG試験によりエビデンスが明らかになったことにより[3],現在改訂が進んでいる日本消化器内視鏡学会によるガイドラインでは,こちらも絶対適応病変となる見込みである.またsmがんに関しては,正確な深達度診断が困難であるため適応病変のなかには加えられていないが,切除した病変が「3cm以下の分化型優位でpT1b(SM1)(粘膜筋板から500μm未満)かつHMO,VMO,LyO,VO」であった場合には,リンパ節転移のリスクは低いと考えられるため,内視鏡的根治度B(eCuraB)として年に1〜2回の内視鏡検査と腹部超音波やCTなどによるフォローが可能となっている.

技術的な側面からみた場合,以前のスネアを用いる内視鏡治療では,技術的限界からきちんと一括切除できない場合が多かったため,内視鏡的切除は信頼性が低く姑息的なもの

表5-10　早期胃がんの内視鏡的切除の適応

1）絶対適応病変
　① EMR/ESD 適応病変
　　・2cm 以下の肉眼的粘膜内がん（cTIa），分化型がん，UL0，と判断される病変
　② ESD 適応病変
　　・2cm を超える肉眼的粘膜内がん（cTIa），分化型がん，UL0，と判断される病変
　　・3cm 以下の肉眼的粘膜内がん（cTIa），分化型がん，UL1，と判断される病変

2）適応拡大病変
　　・2cm 以下の肉眼的粘膜内がん（cTIa），未分化型がん，UL0，と判断される病変
　　（現時点では長期予後に関するエビデンスが乏しいため，JCOG1009/1010 試験などの結果が
　　出るまでは，絶対適応としない）

3）相対適応病変
　　上記1），2）以外の病変の標準治療は外科的胃切除であるが，年齢や併存症など何らかの理由で外
　科的胃切除を選択し難い早期胃がんの場合には，リンパ節転移のリスクを考慮しつつ相対適応とし
　て内視鏡的切除が選択される場合があり得る

（日本胃癌学会 編：胃癌治療ガイドライン医師用2018年1月改訂.第5版，金原出版，2018より一部改変）

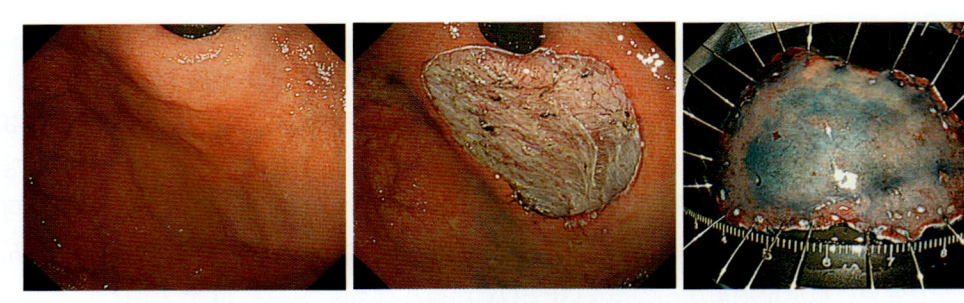

図5-42　代表的な治療困難部位に位置する0-IIc型早期胃がん

噴門部大弯側のオーバーハングする場所に，発赤した陥凹型病変が認められた.生検によりtub1が得ら
れ，0-IIc型早期胃がんと診断された.ESDにより一括切除され，病理組織はtubular adenocarcinoma,
well-differentiated, 30 × 18mm, 0- Ⅱ c, tub1, pT1b1 (SM1, 200 μm, pUL0, Ly0, V0, pHM0, pVM0
でeCuraB（治癒切除）であった.

とみなされがちであった．しかし，ESDの登場により10cmを超えるような病変や，厳
しい瘢痕を伴うような病変でも確実な治療が可能になった．また，従来であればアプロー
チすら不可能と思われる部位に位置する病変であっても，マルチベンディングスコープを
用いることにより問題なく切除可能になった（**図5-42**）．したがって，機器や技術の進歩
により「リンパ節転移の可能性が極めて低い」という理論的な条件に，「腫瘍が一括切除で
きる」という技術的な条件が限りなく近づきつつあるといえる．また開発当初，ESDは危
険な手技で偶発症のリスクが高いとされていたが，約1万件のデータを集めた最近の多施
設前向き研究によると，後出血率は4.4％，輸血が必要とされたものが0.7％，術中穿孔
率は2.3％，遅発性穿孔率は0.4％，偶発症により緊急手術が必要とされたものは0.2％
と報告されており[4]，安全性のうえでも問題ない治療手技となった．
　今後，内視鏡による胃がん検診の普及により，さらに多くの早期胃がん患者が発見され
ることが見込まれており，より多くの早期胃がん患者がESDの恩恵を受けることが期待
される．

References

1) Gotoda T, et al : Endoscopic resection of early gastric cancer treated by guideline and expanded National Cancer Centre criteria. Br J Surg 2010 ; 97 (6) : 868-871.

2) Hasuike N, et al : A non-randomized confirmatory trial of an expanded indication for endoscopic submucosal dissection for intestinal-type gastric cancer (cT1a) : the Japan Clinical Oncology Group study (JCOG0607). Gastric Cancer 2018 ; 21 (1) : 114-123.

3) Takizawa K, et al : A non-randomized single-arm confirmatory trial of endoscopic submucosal dissection to expand ITS indication for early gastric cancer of undifferentiated type : Japan Clinical Oncology Group Study (JCOG1009/1010). Gastrointest Endosc 2019 ; 89 (6) : AB347-348.

4) Suzuki H, et al : Short-term outcomes of multicenter prospective cohort study of gastric endoscopic resection : 'Real-world evidence' in Japan. Dig Endosc 2019 ; 31 (1) : 30-39.

（矢作直久）

Title: ESD (endoscopic submucosal dissection)

Summary: ESD is an endoscopic resection technique which enables precise resection of target lesions by mucosal incision and submucosal dissection. Since well experienced operator can resect the lesions regardless of size and presence of fibrosis, indication criteria for endoscopic resection of early gastric cancers are drastically expanded. ESD has established as a safe and reliable resection technique due to accumulation of huge numbers of cases. And many of the early gastric cancer patients detected by gastric cancer screening are now treated by this technique.

Author: Naohisa Yahagi

Affiliation: Professor of Medicine, Division of Research and Development for Minimally Invasive Treatment, Cancer Center, Keio University

内視鏡治療最前線②
LECS（腹腔鏡・内視鏡合同手術）

Summary LECSは，胃粘膜腫瘍に対する胃局所切除術時に，極力切除領域を減らす手法として開発された．ESD技術を用いて内視鏡で胃の内腔側から切離線を決定し，腹腔鏡下に腫瘍を切除する本法のコンセプトは早期胃がんの局所切除術としても応用可能である．腫瘍の腹腔内播種を防ぐ工夫や，センチネルリンパ節ナビゲーション手術を組み合わせてリンパ節転移リスクを予測する方法も報告されており，今後の発展が期待される．

LECS（laparoscopy and endoscopy cooperative surgery）は，Hikiらにより世界で初めて報告された手技である[1]．胃粘膜下腫瘍の治療においてはそれまで胃局所切除術が主に行われてきたが，とくに内腔に突出するような粘膜下腫瘍の場合，必要以上に過剰な胃壁切除となりがちで，その結果として通過障害をきたすこともあった．そのため，胃の切除範囲を必要最小限とする目的でLECSが開発された．

LECSでは腹腔鏡と内視鏡により管腔内外からの腫瘍観察を行い，内視鏡により内腔側の胃切除範囲を決定し，腹腔鏡により術野を確保するとともに管腔外から腫瘍の切除，創部の縫合閉鎖を行う．図5-43に概略を示す．内視鏡側は，ESD（endoscopic submucosal dissection）の技術を活用し，腫瘍周囲の粘膜切開を行い内腔側の腫瘍切離線を作成する．その後，内視鏡下に切離線から意図的に穿孔させ，その後は管腔外から腹腔鏡下に超音波凝固切開装置を穿孔部から挿入し，管腔内側の切離線を参照しながら腫瘍を切除し，最後に創部の縫縮を行う．LECSは切除範囲を必要最小限にすることで胃の機能温存につながる低侵襲手術として確立され，2014年4月より保険収載された．その後，CLEAN-NET[2]，NEWS[3]などさまざまなLECS関連手技が報告され，Hikiらの原法はclassical LECSとしてほかのLECS関連手技とは区別して呼称される．

LECSは元来胃粘膜下腫瘍に対する治療法として発展したが，胃がんに対する胃局所切除術としても注目されている．現在わが国においては，早期胃がんに対しESDが広く行われており，その有用性はゆるぎないところではあるが，内視鏡治療後瘢痕を伴う病変や，穹窿部に位置する病変のようなESDの技術的難度が高いものについては，LECSの応用で非常に短時間かつスムーズに治療を遂行できる可能性がある．腫瘍細胞の腹腔内播種リスクを考慮し，早期胃がんに対してLECSを施行するうえではclassical LECSでの胃内容物漏出を防ぐ工夫としてのCrown法[4]，あるいは非穿孔式LECSであるNEWS[5]，CLEAN-NETが選択される．リンパ節転移リスクのある早期胃がんについては局所のリンパ節郭清が必須であり，LECS単独での治療は容認されない．Gotoらは，NEWSとセン

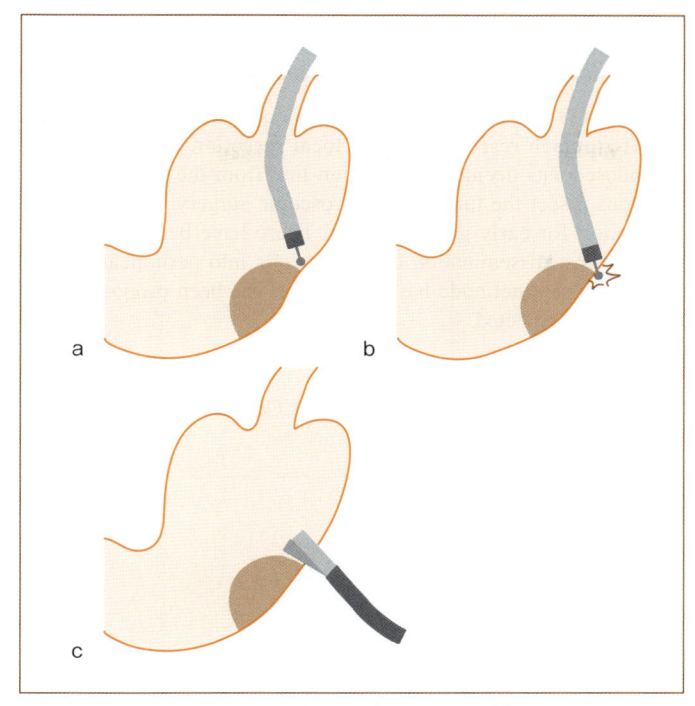

図5-43　classical LECSの手法

a：ESDの技術を利用し，腫瘍周囲の粘膜，粘膜下層を切開し，腹腔鏡
　による切離線をつくる.
b：内視鏡下に切離線から意図的に穿孔させる.
c：腹腔鏡下に穿孔部から超音波凝固切開装置で全周切開していく.

チネルリンパ節ナビゲーション手術を組み合わせた治療法を報告している[6]．センチネル
リンパ節領域郭清により粘膜下層深部浸潤がんながらリンパ節転移陰性である症例がピッ
クアップできれば，LECSとの組み合わせにより非常に低侵襲な治療となることが期待さ
れる．これについては今後の症例蓄積が待たれるところである.

References

1) Hiki N, et al：Laparoscopic and endoscopic cooperative surgery for gastrointestinal stromal tumor dissection. Surg Endosc 2008；22（7）：1729-1735.

2) Inoue H, et al：Endoscopic mucosal resection, endoscopic submucosal dissection, and beyond：full-layer resection for gastric cancer with nonexposure technique (CLEAN-NET). Surg Oncol Clin N Am 2012；21（1）：129-140.

3) Goto O, et al：New method of endoscopic full-thickness resection：a pilot study of non-exposed endoscopic wall-inversion surgery in an ex vivo porcine model. Gastric Cancer 2011；14（2）：183-187.

4) Nunobe S, et al：Successful application of laparoscopic and endoscopic cooperative surgery (LECS) for a lateral-spreading mucosal gastric cancer. Gastric Cancer 2012；15（3）：338-342.

5) Niimi K, et al：Video of the month：A novel endoscopic full-Thickness resection for early gastric cancer. Am J Gastroenterol 2015；110（11）：1535.

6) Goto O, et al：First case of non-exposed endoscopic wall-inversion surgery with sentinel node basin dissection for early gastric cancer. Gastric Cancer 2015；18（2）：434-439.

（辻　陽介）

Title: LECS (laparoscopy and endoscopy cooperative surgery)

Summary: LECS has been developed as a novel treatment which enables to reduce the volume of stomach resection during local resection for gastric submucosal tumors. In LECS, endoscopists decide the resection line from the lumen side using ESD technique, and surgeons resect the tumor by laparoscopic surgery. Its concept can be applied to the local resection for early gastric cancer. There have been some reports concerning new measures against dissemination of cancer cells into peritoneal cavity, and recently LECS combined with sentinel node basin dissection has been proposed. Further development of this technique is expected.

Author: Yosuke Tsuji

Affiliation: Department of Gastroenterology, Graduate School of Medicine, the University of Tokyo

19 内視鏡治療最前線③ LDG（腹腔鏡下幽門側胃切除）
―安全性を高めるヒントとなった real world 知見―

Summary 腹腔鏡下幽門側胃切除（LDG）の短期成績に関してはRCTの結果が多数出ており，早期・進行胃がんともに安全に施行可能といえる．長期成績に関しても，早期・進行胃がんともに開腹幽門側胃切除（ODG）の予後と比して有意差なし，という報告がされつつある．現実の状況（real world）を知るべく，NCDを用いて症例集積が行われた結果では，LDGでGrade B以上の膵液瘻が約2倍の2.2%で発生していた．RCTとreal world データを加味することで，術式を改良し，よりRCTのデータに近い，本当に安全なLDG手術が普及した．今後もクリニカルクエスチョンを一つひとつ解決していくことが極めて重要である．

◆ 早期胃がんに対する LDG の安全性

早期胃がんに対するLDGの安全性はJCOG0703で確認された．これは腹腔鏡下胃切除（LG）に関するわが国初の大規模試験で，cStage ⅠA，ⅠB（胃癌取扱い規約13版）を対象にprimary endpointを縫合不全または膵液瘻の発生頻度とした多施設共同第Ⅱ相試験である．結果は2010年に報告され，登録数が176例，縫合不全または膵液瘻の発生頻度が3例（1.7%）と低く，安全に施行し得ることが示された[1]．JCOG0703と同じ対象の第Ⅲ相試験としてのJCOG0912においてもLDG群に重篤な合併症は発生せず，術後有害事象，短期成績において開腹幽門側胃切除（ODG）と同等であることが示された[2]．

韓国ではRCTとしてKLASS-01が行われ，1,416例が登録された．2016年に報告され，LDG群はODG群に比べ術後合併症が有意に少なく（LDG 13%，ODG 19.9%），とくに創関連合併症が少なかった[3]．

◆ 早期胃がんに対する LDG の腫瘍学的効果・生存率

早期胃がんに対するLDGの長期成績に関しては，JCOG0703の結果が2018年に報告され，再発例はなく5年全生存率が98.2%，5年無再発生存率が98.2%と良好な成績であった[4]．JCOG0703と同じ対象の第Ⅲ相試験としてJCOG0912があり[2]，登録数920例で2018年に結果が発表された．5年無再発生存率はLDG 95.1%，ODG 94%，HR＝0.84，5年全生存率はLDG 97%，ODG 95.2%，HR＝0.83であり，LDGの非劣勢が示された．KLASS-01は予後追跡中である．

◆ 進行胃がんに対する LDG の安全性

進行胃がんに対するLDGに関するRCTは韓国でCOACT1001試験が行われ，2018

年に報告された．登録数196例でD2郭清の完遂率には差がなく，合併症率（LDG 17%，ODG 18%，$P=0.749$）も有意差を認めなかった[5]．さらにKLASS-02が行われ，2019年に報告された．登録数1,050例で合併症率がLDG 16.6%，ODG 24.1%（$P=0.003$）でありLDGで有意に少ないことが示された[6]．

中国ではCLASS-01が行われ，術後合併症に関して2016年に発表された．607例の登録で術後合併症発生に有意差を認めなかった（LDG 18.8%，ODG 14.7%，$P=0.175$）[7]．

わが国でも進行胃がんに対しD2郭清を伴うLDGの安全性と長期成績を検討するRCTとしてJLSSG0901が行われ180例が登録された．II相部で安全性を検証しており，2015年に報告された．縫合不全と膵液瘻の発生割合がLDG群で4.7%（4/86），術後死亡なし，術後6ヵ月以内の再手術なし，と良好な成績であった[8]．

■ 進行胃がんに対する LDG の腫瘍学的効果・生存率

進行胃がんに対するLDGの長期成績に関しては，わが国ではJLSSG0901が第III相部のprimary endpointを無再発生存期間としており現在追跡中である．

韓国のCOACT1001では3年無再発生存率はLDG 80.1%，ODG 81.9%，$P=0.448$と有意差を認めなかった[5]．中国のCLASS-01では3年無再発生存率はLDG 76.5%，ODG 77.8%，HR＝1.069，3年全生存率はLDG 83.1%，ODG 85.2%，HR＝1.162と差を認めなかった[7]．

前述の結果より，LDG後の短期成績に関してはRCTの結果が多数出ており，早期・進行胃がんともに安全に施行可能といえる[1, 2, 5～8]．長期成績に関する結果はまだ出そろっていないが，早期・進行胃がんともにODGの予後と比して有意差なし，という報告がされつつある[3, 7]．

■ RCT の欠点と現実の状況

RCTは施設レベル，患者のリスクなどさまざまな条件が厳密に規定されている．たとえばわが国のJCOG0703では術者を熟練者に限定しており，登録患者BMIの中央値も21.8と低値であった[1]．このようなRCTで得られた結果が実際に全国で行われている手術をそのままに描出しているとはいえない．そこで現実の状況（real world）を知るべく，日本全国の90%以上の症例をカバーするNational Clinical Database（NCD）を用いて幽門側胃切除についての検討がなされた．2012年1月から2013年12月までの登録症例を用いた後ろ向きの検討では，出血量，表層・深部SSI，創離開がODGで多く，膵液瘻の発生率のみLDGで多く発生していた（$P=0.01$）[9]．さらに，2014年8月から2015年7月までの1年間前向きに症例集積を行い，短期成績を比較した結果，術後合併症を比較すると，LDGでGrade B以上の膵液瘻が約2倍の2.2%で発生していた[10]．膵液瘻は術後在院日数を増加させ，重症化すると再手術や致死的にさえなり得る合併症である．

◆ 膵臓非圧排手術

　膵液瘻の原因としては，①直接損傷，②熱損傷，③圧損傷があり得る．①はほぼないため，②と③に関し，検討が重ねられてきた．入野らはブタを用いた動物実験の結果，LGにおいて超音波凝固切開装置と膵臓との接触時間を短くする手技 "Hit and Away technique" を用いることで膵実質の熱損傷が抑えられることを証明した[11]．井田らはブタを用いた動物実験で，鉗子による15分間の膵臓圧迫が膵液瘻を引き起こし，組織学的にも膵壊死を引き起こしていることを証明した[12]．実際のLG症例においても検討され，"Hit and Away technique" 導入前後で術後膵液瘻が7.8%から1.0%に有意に減少していた（$P=0.021$）[11]．また，膵臓を直接圧迫せず膵下端の結合織や総肝動脈・脾動脈前面の神経を牽引する手技で術野展開をする手技を導入した結果，術後の重篤な膵液瘻が11.8%から2.2%に低下し，腹腔内感染性合併症が17.6%から2.2%に低下した（$P=0.018$）[13]．これらの結果を踏まえ，比企らは膵臓を触らない，押さない手術を提唱し，その重要性は全国的に周知されるようになった．

　RCTとreal world データをもとに術式改良することで，臨床成績の向上が図られた．

References

1) Katai H, et al：Safety and feasibility of laparoscopy-assisted distal gastrectomy with suprapancreatic nodal dissection for clinical stage I gastric cancer：a multicenter phase II trial (JCOG 0703). Gastric Cancer 2010；13 (4)：238-244.

2) Nakamura K, et al：A phase III study of laparoscopy-assisted versus open distal gastrectomy with nodal dissection for clinical stage IA/IB gastric cancer (JCOG0912). Jpn J Clin Oncol 2013；43 (3)：324-327.

3) Kim W, et al：Decreased morbidity of laparoscopic distal gastrectomy compared with open distal gastrectomy for stage I gastric cancer：short-term outcomes from a multicenter randomized controlled trial (KLASS-01). Ann Surg 2016；263 (1)：28-35.

4) Hiki N, et al：Long-term outcomes of laparoscopy-assisted distal gastrectomy with suprapancreatic nodal dissection for clinical stage I gastric cancer：a multicenter phase II trial (JCOG0703). Gastric Cancer 2017；21 (1)：155-161.

5) Park YK, et al：Laparoscopy-assisted versus open D2 distal gastrectomy for advanced gastric cancer：results from a randomized phase II multicenter clinical trial (COACT 1001). Ann Surg 2018；267 (4)：638-645.

6) Lee HJ, et al：Short-term outcomes of a multicenter randomized controlled trial comparing laparoscopic distal gastrectomy with d2 lymphadenectomy to open distal gastrectomy for locally advanced gastric cancer (KLASS-02-RCT). Ann Surg 2019. [Epub ahead of print]

7) Li G, et al：Current status of randomized controlled trials for laparoscopic gastric surgery for gastric cancer in China. Asian J Endosc Surg 2015；8 (3)：263-267.

8) Inaki N, et al：A multi-institutional, prospective, phase II feasibility study of laparoscopy-assisted distal gastrectomy with D2 lymph node dissection for locally advanced gastric cancer (JLSSG0901). World J Surg 2015；39 (11)：2734-2741.

9) Yoshida K, et al：Surgical outcomes of laparoscopic distal gastrectomy compared to open distal gastrectomy：A retrospective cohort study based on a nationwide registry database in Japan. Ann Gastroenterol Surg 2018；2 (1)：55-64.

10) Hiki N, et al：Higher incidence of pancreatic fistula in laparoscopic gastrectomy. Real-world evidence from a nationwide prospective cohort study. Gastric Cancer 2018；21 (1)：162-170.

11) Irino T, et al：The hit and away technique：optimal usage of the ultrasonic scalpel in laparoscopic gastrectomy. Surg Endosc 2016；30 (1)：245-250.

12) Ida S, et al：Pancreatic compression during lymph node dissection in laparoscopic gastrectomy：possible cause of pancreatic leakage. J Gastric Cancer 2018；18 (2)：134-141.

13) Tsujiura M, et al : "Pancreas-compressionless gastrectomy" : a novel laparoscopic approach for suprapancreatic lymph node dissection. Ann Surg Oncol 2017 ; 24 (11) : 3331-3337.

（鷲尾真理愛／比企直樹）

Title: A day by day change of procedure in laparoscopic gastrectomy-An evidence from real world data improved its safety

Summary: Many RCT have demonstrated the safety and feasibility of laparoscopic distal gastrectomy (LDG) in terms of adverse event and short-term clinical outcomes for early and advanced gastric cancers. For long-term outcomes, several studies have showed equivalent survival after LDG compared to open distal gastrectomy (ODG). On the other hand, nationwide prospective study used NCD in Japan revealed that LDG was more often associated with grade B or higher pancreatic fistulas. With understanding of data of not only RCT but also real world, we have improved surgery and now "safety LDG" is spreading. We need to keep considering the best position of laparoscopic surgery in treatment for gastric cancers.

First Author: Marie Washio

Affiliation: Department of Upper Gastrointestinal Surgery, Kitasato University Hospital

190

第6章

胃がんリスク層別化検査の
実施法

1 血清ペプシノゲンⅠ／Ⅱ比の ピロリ菌除菌治療判定指標と しての有用性

Summary　血清ペプシノゲン（PG）値はピロリ菌の除菌治療前後で大きく変化する．除菌治療が成功するとPGⅠが低下し，PGⅡはさらに低下するためPGⅠ／Ⅱ比が大きく増加する．一方で，除菌治療不成功の場合にはこうした変化は認められない．したがって血清PG値の除菌治療後の変動は除菌治療判定の指標として有用である可能性がある．

　　ピロリ菌の感染診断には，内視鏡検査を必要としないものとして[13]C-尿素呼気試験，血清抗体検査，尿中抗体検査，便中抗原検査があり，内視鏡検査を必要とするものには，迅速ウレアーゼ試験，組織鏡検法，培養法がある．このうち除菌判定に広く用いられている検査は，[13]C-尿素呼気試験である．

　　従来，血清ペプシノゲン（PG）値は萎縮性胃炎のマーカーであり，胃がんリスク評価に用いられてきた．血清PG値と血清 *H.pylori* IgG抗体価を組み合わせ，胃がんのリスクを4段階に評価するABC法は広く認知されている胃がんリスク評価法である[1]．ピロリ菌の除菌治療判定法として血清PG値の変化率に基づく方法が確立されれば，低コストでの除菌治療判定法の選択肢が増え，臨床，医療経済双方に有用であると考えられる．

　　血清PG値はピロリ菌の除菌治療前後で大きく変化する．除菌治療が成功するとPGⅠが低下し，PGⅡはさらに低下するためPGⅠ／Ⅱ比が大きく増加する[2,3]．一方で，除菌治療不成功の場合にはこのような変化は認められない[2]．したがって，血清PG値の除菌治療後の変動は除菌判定の指標として有用である可能性がある．

　　当院で2008年10月から2013年3月までの間に除菌治療が行われた650例のうち，除菌治療前，除菌治療3ヵ月後の血清PG値が確認できた562例を対象とし，ピロリ菌除菌治療判定における血清PGⅠ／Ⅱ比変化率の有用性の評価を行った[4]．[13]C-尿素呼気試験（上限値2.4‰）を除菌判定のゴールドスタンダードとし，血清PG値の複数のカットオフ値は除菌治療前PGⅠ／Ⅱ比<3.0：PGⅠ／Ⅱ比増加率≧40.0％，除菌治療前3.0≦PGⅠ／Ⅱ比<5.0：PGⅠ／Ⅱ比増加率≧25％，除菌治療前5.0≦PGⅠ／Ⅱ比：PGⅠ／Ⅱ比増加率≧10％と定義し[5]，感度，特異度，正診率を検討した．結果は除菌治療を行った症例のうち433例（77.0％）で除菌治療が成功した．一次，二次，三次およびペニシリンアレルギー除菌治療成功率は，それぞれ73.8％（317/429），88.3％（99/112），75.0％（12/16）および100％（5/5）であった（**表6-1**）[4]．除菌治療前後のPGⅠ／Ⅱ比の増加率（％）は，除菌の成否で有意差が認められた（除菌治療成功：108.2±57.2 vs 除菌治療不成功：6.8±30.7，*P*<0.05）（**表6-2**）[4]．上記のカットオフ値を用いた除菌治療判定

表6-1　患者背景

	n ＝ 562
Age（median, range）	62（26-83）
Gender（male）n, %	219（38.9）
Treatment（1st/2nd/3rd/other）	429/112/16/5
Eradication rate n, %	433（77.0）
Completion rate n, %	559（99.4）
Adverse event n, %	8（1.5）

（Osumi H, et al：PLoS One 2017；12（8）：e0183980）

表6-2　除菌治療前および治療終了3ヵ月後の血清PGⅠ値，PGⅡ値，PGⅠ/Ⅱにみる除菌治療成功群，不成功群との比較

	Treatment success (n ＝ 433)	Treatment failure (n ＝ 129)	P-value
PGⅠ（pre-eradication, ng/dL）	55.0 ± 30.6	57.9 ± 30.2	n.s.
PGⅠ（post-eradication, ng/dL）	33.6 ± 19.6	54.2 ± 26.7	< 0.05
PGⅡ（pre-eradication, ng/dL）	24.7 ± 12.1	24.9 ± 12.8	n.s.
PGⅡ（post-eradication, ng/dL）	7.5 ± 3.5	23.3 ± 12.2	< 0.05
PGⅠ/Ⅱ ratio（pre-eradication）	2.3 ± 1.0	2.4 ± 0.9	n.s.
PGⅠ/Ⅱ ratio（post-eradication）	4.5 ± 1.6	2.5 ± 1.1	< 0.05
The reduction rate of PGⅠ（%）	32.7 ± 24.8	0.5 ± 25.8	< 0.05
The reduction rate of PGⅡ（%）	64.9 ± 17.4	6.7 ± 30.7	< 0.05

（Osumi H, et al：PLoS One 2017；12（8）：e0183980）

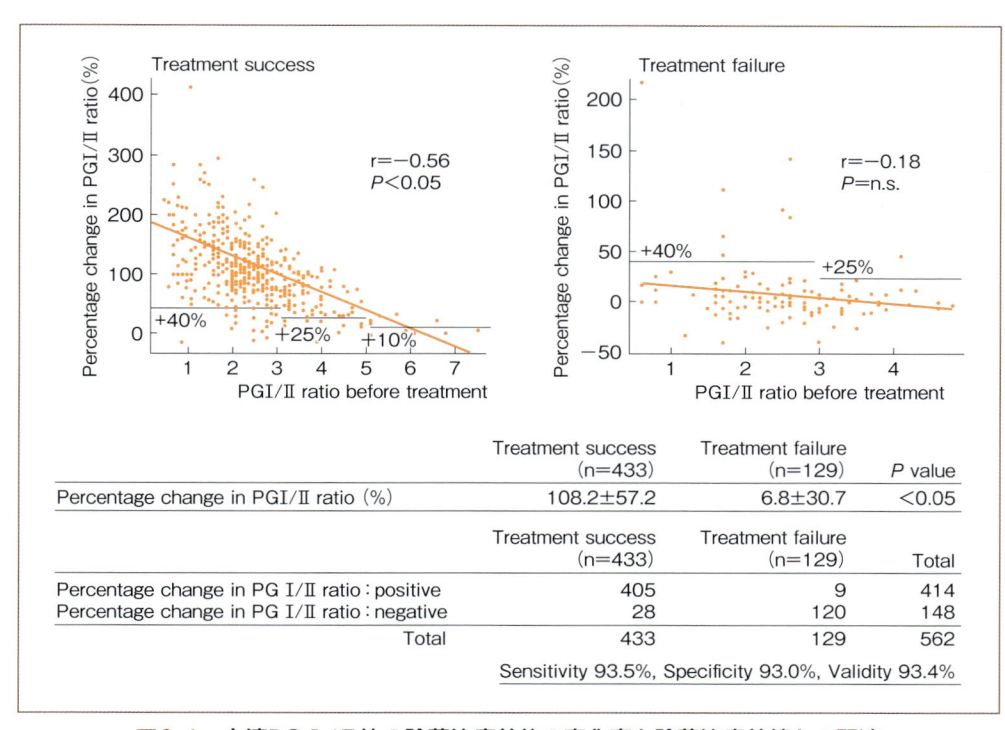

	Treatment success (n=433)	Treatment failure (n=129)	P value
Percentage change in PGI/Ⅱ ratio（%）	108.2±57.2	6.8±30.7	<0.05

	Treatment success (n=433)	Treatment failure (n=129)	Total
Percentage change in PGⅠ/Ⅱ ratio：positive	405	9	414
Percentage change in PGⅠ/Ⅱ ratio：negative	28	120	148
Total	433	129	562

Sensitivity 93.5%, Specificity 93.0%, Validity 93.4%

図6-1　血清PGⅠ/Ⅱ比の除菌治療前後の変化率と除菌治療前値との関連

（Osumi H, et al：PLoS One 2017；12（8）：e0183980）

の感度，特異度および正診率は，それぞれ93.5%，93.0%および93.4%であった（**図6-1**）[4]．本研究ではカットオフ値を複数にした場合のピロリ菌除菌治療判定におけるPG I / II比変化率の有用性が示され，除菌治療判定の選択肢の一つとなる可能性が示唆された．

References

1) Miki K : Gastric cancer screening by combined assay for serum anti-*Helicobacter pylori* IgG antibody and serum pepsinogen levels—"ABC method". Proc Jpn Acad Ser B Phys Biol Sci 2011 ; 87 (7) : 405-414.

2) Chen TS, et al : Effect of eradication of *Helicobacter pylori* on serum pepsino gen I, gastrin, and insulin in duodenal ulcer patients : a 12-month follow-up study. Am J Gastroenterol 1994 ; 89 (9) : 1511-1514.

3) Ohkusa T, et al : Improvement in serum pepsinogens and gastrin in long-term monitoring after eradication of *Helicobacter pylori* : comparison with *H. pylori*-negative patients. Aliment Pharmacol Ther 2004 ; 20 (Suppl. 1) : 25-32.

4) Osumi H, et al : A significant increase in the pepsinogen I/II ratio is a reliable biomarker for successful *Helicobacter pylori* eradication. PLoS One 2017 ; 12 (8) : e0183980.

5) Furuta T, et al : Percentage changes in serum pepsinogens are useful as indices of eradication of *Helicobacter pylori*. Am J Gastroenterol 1997 ; 92 (1) : 84-88.

（大隅寛木）

Title: A significant increase in the pepsinogen I / II ratio is a reliable biomarker for successful *Helicobacter pylori* eradication

Summary: Successful removal of *Helicobacter pylori* results in a decrease in serum PG I and PG II . however. the PG I / II ratio increases as a result of the PG II decrease more than that of PG I . Whereas, PG remain stable or return to baseline after an initial drop if therapy is unsuccessful. Thus, the percentage changes in serum PG I / II ratio are useful as evaluation criteria for assessing the success of eradication therapy for *Helicobacter pylori*.

Author: Hiroki Osumi

Affriations: Department of Gastroenterology, Cancer Institute Hospital, Japanese Foundation for Cancer Research

2 胃がんリスク診断における Lタイプワコー H. ピロリ 抗体・J の有用性

Summary Lタイプワコー H.ピロリ抗体・Jを用いた測定法は，Eプレート'栄研'H.ピロリ抗体Ⅱを使用した従来法より迅速性，汎用性において優れる方法である．また，従来法と比べ，未除菌の萎縮性胃炎症例における抗体偽陰性率が有意に低く，胃がんリスク診断の偽A群判定率も有意に低い．胃がんリスク診断における偽A群問題の改善に有望な試薬であり，胃がんリスク層別化検診（ABC検診）においてさらなる普及が期待される．

胃がんリスク診断の現状

　　胃がんリスク層別化検査（ABC法）に用いられる *H.pylori* 抗体測定には，従来，酵素免疫測定法を原理とするEプレート'栄研'H.ピロリ抗体Ⅱ（以下，E-plate）が頻用されていた．A群と判定された場合でも，既感染例や現感染例も一定の頻度で含まれ[1]，胃がんの10%前後がA群に分類される[2]，いわゆる偽A群問題が存在する．日本ヘリコバクター学会からは，E-plateを用いて *H.pylori* 抗体を測定し，カットオフ値未満で低値ではない場合（3.0〜9.9U/mL）は，胃がんリスクがないと判定しないよう注意喚起を行っている．

Lタイプワコー H. ピロリ抗体・J の特徴

　　Lタイプワコー H. ピロリ抗体・J（以下，Wako Ltx）は日本人株由来の *H.pylori* 抗原を用いて開発され，ラテックス免疫比濁法を測定原理としている．自動分析装置を使用するため多くの検体を迅速に処理でき，ほかの生化学検査と同時に測定する汎用機を使用し，汎用性の点においても優れる方法である．また，E-plate抗体で陰性高値の場合は，現感染や既感染例が含まれる偽陰性の問題が指摘されているが[1]，Wako Ltxによる測定法では偽陰性率が有意に低いことが報告されている（望月　暁，他：日消がん検診誌 2018；56（2）：110-119）．

胃がんリスク診断における有用性

　　ピロリ菌除菌歴や胃切除歴がない健常人を対象に，同一検体に対して，E-plateとWako Ltxを測定比較した報告の結果を**表6-3**に示す．胃X線検査および上部消化管内視鏡検査の両方で萎縮性胃炎陽性と判定された221例に対する感度は，E-plateが89.1%であったのに対して，Wako Ltxが96.4%であった．*H.pylori* 抗体判定が偽陰性となったのは，E-plateで10.9%，Wako Ltxで3.6%であり，Wako Ltxで有意に低かった（*P*<0.0001）．E-plateとWako Ltxの判定不一致となった31例中16例が萎縮性胃炎陽性

表6-3　萎縮性胃炎有無別における測定結果

H.pylori 抗体		萎縮性胃炎陽性 n = 221	萎縮性胃炎陰性 n = 528	感度	特異度	正診率	偽陰性率	
E-plate	陽性	197	1	89.1%	99.8%	96.7%	10.9%	P < 0.0001
	陰性	24	527					
Wako Ltx	陽性	213	16	96.4%	97.0%	96.8%	3.6%	
	陰性	8	512					

（望月　暁,他：日消がん検診誌 2018；56（2）：110-119より改変）

表6-4　検査法による判定不一致

H.pylori 抗体		E-plate			判定不一致例の 正診率
		陽性	陰性	計	
Wako Ltx	陽性	198（197/1）	31（16/15）	229	52.0%
	陰性	0	520（8/512）	520	
	計	198	551	749	

（　）内：（萎縮性胃炎陽性/陰性）

（望月　暁,他：日消がん検診誌 2018；56（2）：110-119より改変）

表6-5　ABC法の判定結果

		萎縮性胃炎陽性 n = 221	萎縮性胃炎陰性 n = 528	偽A群率	
E-plate	A 群	16	527	7.2%	P = 0.0027
	B 群	115	1		
	C 群	82	0		
	D 群	8	0		
Wako Ltx	A 群	7	509	3.2%	
	B 群	122	16		
	C 群	91	0		
	D 群	1	3		

（望月　暁,他：日消がん検診誌 2018；56（2）：110-119より改変）

であり，Wako Ltxを用いた場合，これらの症例を陽性と判定できたため，偽陰性率が低下した（**表6-4**）.

　また，ABC法においては，萎縮性胃炎陽性症例におけるA群の判定率（偽A群判定率）は，E-plateで7.2%であったのに対して，Wako Ltxで3.2%であり，Wako Ltxで有意に低い結果であった（**表6-5**）.

　Wako Ltxを用いた測定法は，未除菌の萎縮性胃炎症例における *H.pylori* 抗体偽陰性率とABC法の偽A群判定率が，いずれも有意に低く，胃がんリスク診断における偽A群問題の改善に有望な試薬である. 今後, 健常人に対する胃がんリスク層別化検診（ABC検診）でのさらなる普及が期待される.

References

1) Yoshida T, et al : Cancer development based on chronic active gastritis and resulting gastric atrophy as assessed by serum levels of pepsinogen and *Helicobacter pylori* antibody titer. Int J Cancer 2014 ; 134 (6) : 1445-1457.

2) Boda T, et al : Advanced method for evaluation of gastric cancer risk by serum markers : Determination of true low-risk subjects for gastric neoplasm. Helicobacter 2014 ; 19 (1) : 1-8.

（望月　曉／山道信毅）

Title: The clinical utility of L-type Wako *H.pylori* antibody · J test for assessing the risk of gastric cancer

Summary: The measurement of anti-*H.pylori* antibody using "L-type Wako *H.pylori* antibody · J" kit is a new method which is excellent in rapidity and versatility compared to the conventional method using "E-plate Eiken *H.pylori* antibody Ⅱ" kit. In addition, compared to the conventional method, the false negative rate of the new method in the case of atrophic gastritis without *H.pylori* eradication is significantly lower, and the rate of group pseudo-A is also significantly lower. It is a promising reagent for the improvement of the "pseudo-A problem" in gastric cancer risk diagnosis, and is expected to further spread in ABC screening.

First Author: Satoshi Mochizuki

Affiliation: Shinagawa Gut Clinic

3 H. ピロリ-ラテックス「生研」の胃がんリスク判定における有用性

Summary ピロリ菌感染診断に全自動測定可能なラテックス法試薬が発売されている．人間ドック受診者を対象に既存のEIA法とH.ピロリ-ラテックス「生研」（Denka Ltx）の診断能の比較解析を行ったところκ値0.906と一致率が高く有意差も認めなかった．Denka Ltxによるピロリ菌感染診断および胃がんリスク層別化において5年間の胃がん発症率に有意差を認め，Denka Ltxは胃がんリスク判定に有用であることが示唆された．

ピロリ菌感染が胃がんの最大のリスク因子として報告されているが[1]，高リスク群であるピロリ菌感染者の拾い上げのためには低侵襲で効率的な検査法が求められている．現在，血清 *H.pyroli* 抗体検査においては酵素免疫測定法（EIA法）を用いた製品が試薬として汎用されているが，ラテックス凝集免疫比濁法（ラテックス法）では全自動測定が可能であり測定操作も簡便であるため，多量の検体を効率的に処理することが可能であると考えられ今後の標準測定法となることが期待されている．

デンカ生研株式会社製のH.ピロリ-ラテックス「生研」（以下，Denka Ltx）はラテックス法を用いた血清抗体検査試薬である．Denka Ltxの胃がんリスク判定における有用性を検討する目的に，2010年の1年間に千葉県内単施設の人間ドックにおいて研究参加同意が得られ，血清 *H.pyroli* 抗体価〔Eプレート'栄研'H.ピロリ抗体（以下，E-plate）〕およびペプシノゲン値を測定し，胃切除歴・除菌歴・酸分泌抑制薬常用者を除いた症例に対して比較検討を行った．

◪ ピロリ菌感染診断における Denka Ltx の精度の確認

前述の対象のうち1年以内に胃画像検査を受けた902例を対象とした．ピロリ菌感染診断として，E-plateのカットオフ値3U/mL，Denka Ltxのカットオフ値10U/mLを用いて試薬間の一致率を解析するとκ係数0.906と高く，試薬間に有意な差は認めなかった（McNemar検定 $P=0.0630$）（表6-6）．

表6-6 **抗体検査試薬間におけるピロリ菌感染診断の比較**

n = 902	Denka Ltx陽性	Denka Ltx陰性	計
E-plate 陽性	267	23	290
E-plate 陰性	12	600	612
計	279	623	902

（権頭健太，他：日消がん検診誌 2018；56（5）：618-624）

胃がんリスク判定における Denka Ltx の有用性

対象のうちで2015年までの観察期間に1回以上，上部消化管内視鏡検査を受けた群を Denka Ltxによるピロリ菌感染診断および胃がんリスク層別化検査（ABC法）[2]で層別化した各群の胃がん発症率についてKaplan-Meier法を用いた胃がん発症曲線を描き，log rank検定で解析を行った．なお，ABC法[2]においてペプシノゲンはLZテスト'栄研'ペプシノゲンⅠ（以下，LZ-PGⅠ）・LZテスト'栄研'ペプシノゲンⅡ（以下LZ-PGⅡ）を使用し，LZ-PGⅠ＜70ng/mLかつLZ-PGⅠ/LZ-PGⅡ＜3をペプシノゲン陽性とした．

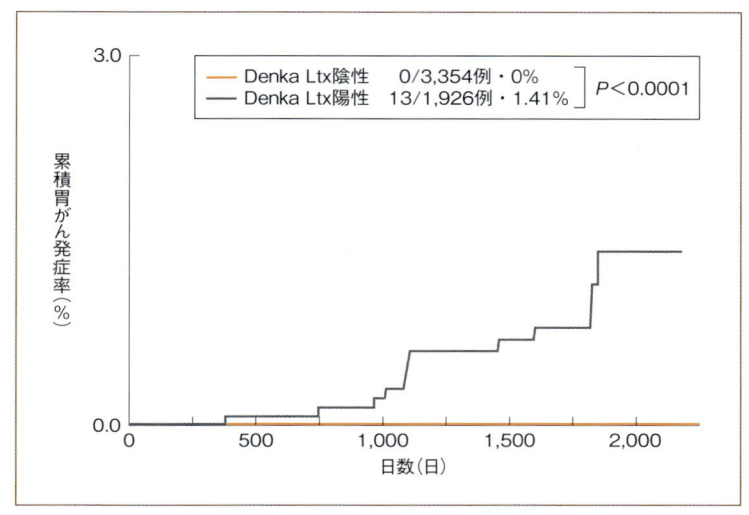

図6-2　Denka Ltxを用いたピロリ菌感染陽性群・陰性群における胃がん発症率の比較

（権頭健太，他：日消がん検診誌 2018；56（5）：618-624）

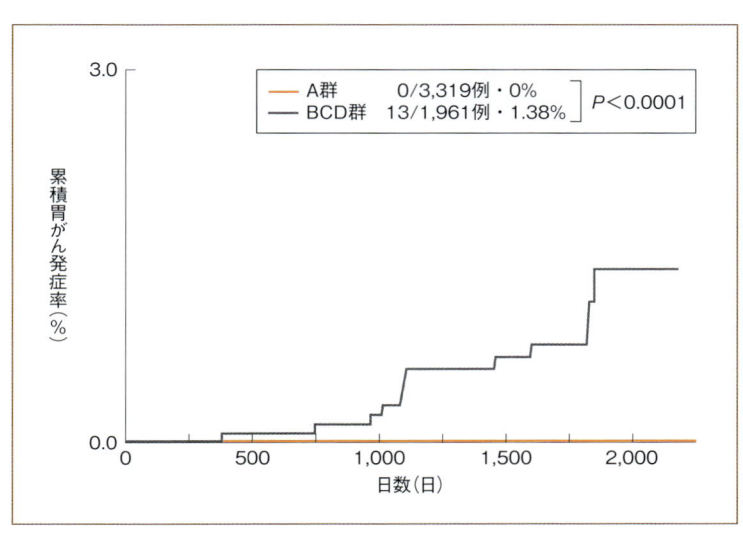

図6-3　Denka Ltxを用いたABC法におけるA群とB，C，D群の胃がん発症率の比較

（権頭健太，他：日消がん検診誌 2018；56（5）：618-624）

対象は男性3,145例，女性2,135例，合計5,280例（50.4±9.5歳）であった．

　まず，ピロリ菌陽性群・陰性群で比較を行うと陰性群が0例/3,354例・0%，陽性群が13例/1,926例・1.41%（*P*<0.0001）と有意差を認めた（図6-2）．

　ABC法で比較を行うと，A群：0例/3,319例・0%，B群：4例/1,281例・0.45%，C群：9例/645例・3.55%，D群：0例/35例・0%（*P*<0.0001）と有意差を認めた．また，ピロリ菌陰性と考えられるA群とそれ以外のB，C，D群を比較すると，A群が0例/3,319例・0%，B，C，D群で13例/1,961例・1.38%（*P*<0.0001）と有意差を認めた（図6-3）．

　以上の結果から，Denka LtxはE-plateと比較して遜色のないピロリ菌感染診断精度であり，胃がんリスク層別化判定にも有用であることが示唆された．

References

1) Geggenheim DE, Shah MA：Gastric cancer epidemiology and risk factors. J Surg Oncol 2013；107（3）：230-236.
2) Miki K：Gastric cancer screening by combined assay for serum anti-*Helicobacter pylori* IgG antibody and serum pepsinogen levels-"ABC method". Pro Jpn Acad Ser B Phys Biol Sci 2011；87（7）：405-414.

（髙橋　悠）

Title: The usefulness of *H.pylori*-LATEX "SEIKEN" for gastric cancer risk stratification

Summary: *H.pylori* (HP) -LATEX "SEIKEN" is a commercially available serum anti-HP antibody diagnostic kit based on the "latex aggregation immunoturbidimetric assay" (Ltx) and is also capable of coping with automatic measurement. In comparison to the "Enzyme immunoassay" (EIA) based HP diagnosis kit (E-plate), "Denka Ltx" showed a sufficiently accurate diagnostic rate. The gastric cancer risk was efficiently stratified using "HP infection status" and "ABC method" based on "Denka Ltx". These findings showed that "Denka Ltx" is useful for gastric cancer risk prediction.

Author: Yu Takahashi

Affiliation: Department of Gastroenterology, Graduate School of Medicine, the University of Tokyo

4 厳密なピロリ菌感染診断に基づく *H.pylori* 抗体6キット同時測定評価

Summary 栄研化学（E），富士フイルム和光純薬（W），デンカ生研（D）3社のラテックス法（LIA），先行法（EIAまたはCLEIA）各々計6種類の*H. pylori* 抗体6キットを厳密にピロリ診断した同じ対象で比較検討した．W,D社のLIA法と先行法では抗体価分布に差を認めなかったが，E社のLIA法では先行法に比してピロリ菌未感染で3U/mL未満になる割合が有意に高かった．ピロリ菌未感染と迅速ウレアーゼ陽性現感染を区別する最適ROC cut off値はW，D社の4法では添付文書のcut off値とほぼ一致したが，E社はLIA法，先行法ともに乖離した．抗体の特性を知って活用する必要がある．

　　ピロリ菌感染率の低下によりピロリ菌未感染胃がんの増加が示唆されてはいるが，依然として胃がんはピロリ菌感染例から有意に高率に発症するので，ピロリ菌感染を軸に胃がん診療は行われることが重要である．長年頻用されている栄研化学Eプレート‘栄研’H. ピロリ抗体Ⅱ（以下E-E，cut off 10U/mL）では未感染の主体は3U/mL未満となり，3U/mL以上10U/mL未満＝陰性高値には現感染が少なからず存在することを報告（日ヘリコバクター会誌 2014：15（2）：49-55）してきたが，ABC分類ワーキンググループの提言を受けて2017年4月からABC分類ではE-E法を用いた場合 3U/mLは陽性として運用されることになり，日本ヘリコバクター学会も未感染診断には同抗体の場合 3U/mL未満が重要であることを提言した（日ヘリコバクター会誌 2017：18（2）：4-11）．

　　一方，筆者らは，厳密にピロリ菌感染診断を行った例を対象に，E-E法とラテックス法のLZテスト‘栄研’H. ピロリ抗体（以下E-L，cut off 10U/mL）を同時測定し，E-L法でもE-E法と同様RUT（迅速ウレアーゼ試験）陽性現感染で10%を超える陰性高値（3U/mL以上10U/mL未満の現感染）が存在するだけでなく，未感染で3U/mL未満になる割合がE-L法ではE-E法に比して有意に低く（E-E 96.0% vs E-L 80.9% *P*<0.01）両者は異なった分布を示すことをいち早く報告した（日ヘリコバクター会誌 2017：18（2）：4-11）．

　　今後，簡便なラテックス法へ急速に移行すると考えられるので，現在わが国で使用可能な抗体の的確な評価が急務であり，今回，E-E法，E-L法に加えて富士フイルム和光純薬のCLEIA法のスフィアライトH. ピロリ抗体・J（W-S，4単位/mL），LIA法のLタイプワコー H. ピロリ抗体・J（W-L，4単位/mL）と，デンカ生研のEIA法のH. ピロリIgG「生研」（D-E，10U/mL），LIA法のH. ピロリ-ラテックス「生研」LIA（D-L，10U/mL）計6キットを用いて評価し以下の結果を得た（3U/mL未満の低値，100U/mL以上の高値もすべて推定値として算出し評価した）．

①2015年4月〜2016年3月まで，当院で内視鏡検査時に前庭部大弯，体部大弯，体部小弯3ヵ所の病理（シドニー評価を含む）ピロリ菌（HP）感染診断を施行し，同意を得て−80℃に血清を保存した対象から，胃切除後，A型胃炎，PPI服用，問診不十分，病理評価不十分例を除いた798例を対象とした．これらは，未感染293例（RUT陰性，病理HP陰性&好中球陰性，萎縮&化生なし，内視鏡Co-C1），現感染194例（病理HP陽性&好中球陽性：RUT陽性163例，RUT陰性31例），除菌後269例〔UBT（尿素呼気試験）〕陰性，病理HP陰性&好中球陰性：除菌後2年未満78例，2年以上5年未満77例，5年以上10年未満94例，10年以上20例），除菌しない消失34例（RUT陰性，病理HP陰性&好中球陰性，萎縮あり），分類不能8例（RUT陽性&病理HP陰性4例，HP陽性&病理好中球陰性4例）に分類できた．

②現感染を年齢，性差，内視鏡萎縮，病理萎縮，病理化生，病理菌量，病理好中球，病理単核球，RUT別に比較したところ，単変量では高齢，化生あり，菌量低下，RUT陰性で抗体価は有意に低下し，病理好中球増加，病理単核球増加で有意に上昇した．単変量で差がでた項目のなかで，多変量では，化生，RUTで差を認めた．このように現感染の抗体価は対象の定義により差がでるので，既報同様現感染はRUT陽性例（n＝163）を対象に検討した．

③W-S法とW-L法，D-E法とD-L法の間には各々有意な抗体分布差を認めなかったが，未感染で3U/mL未満になる割合がE-E法95.2%とE-L法81.2%と既報（日ヘリコバクター会誌 2017：18（2）：4-11）と同様に有意な差を認めた（$P<0.01$）．同じ抗原を用いた抗体分布に差を認めた理由は不明だが，すでに認定NPO法人日本胃がん予知・診断・治療研究機構や日本ヘリコバクター学会からの提言でも，栄研E-E法を使用した場合未感染診断には3U/mL未満の確認が重要であるとしているのでE-L法ではE-E法と異なった解釈をする必要がある．すなわち栄研のキット使用時にはどちらを使用しているのかの確認が必須である．他2社のcut off以上の未感染は1.4〜2.7%であり，栄研E-E法3U/mL以上の4.8%より低かった（図6-4）．

④各々のキットcut off未満のRUT陽性現感染は，E-E法 10.4%，E-L法 11.0%存在したが（＝陰性高値＝3U/mL以上10U/mL未満は9.8%，10.4%），ほかの4キットでは2.5〜4.3%にとどまった（＝陰性高値なし）．しかし，前述のように高齢者，化生例は，現感染でも抗体価が低下するので（結果としてRUT陰性例）抗体評価はより若年齢で精度が高いことが示唆された（図6-4）．

⑤未感染に対するRUT陽性現感染の精度は表6-7であり，W-S法，W-L法，D-E法，D-L法はROC値と添付文書のcut offとほぼ一致したが，栄研のE-E法，E-L法は乖離していた．

⑥除菌後経過とともに各キット抗体価は低下し除菌後長期例の多くは未感染例との区別が困難になる．一方，除菌後長期経過でもcut off以上の陽性にとどまる例も存在する．全員除菌時代になり問診では聴取できない除菌例や，除菌しないでピロリ菌が消失する例も散見される（化生による自然消失だけでなく，他目的抗菌薬使用による偶然除菌）（青山

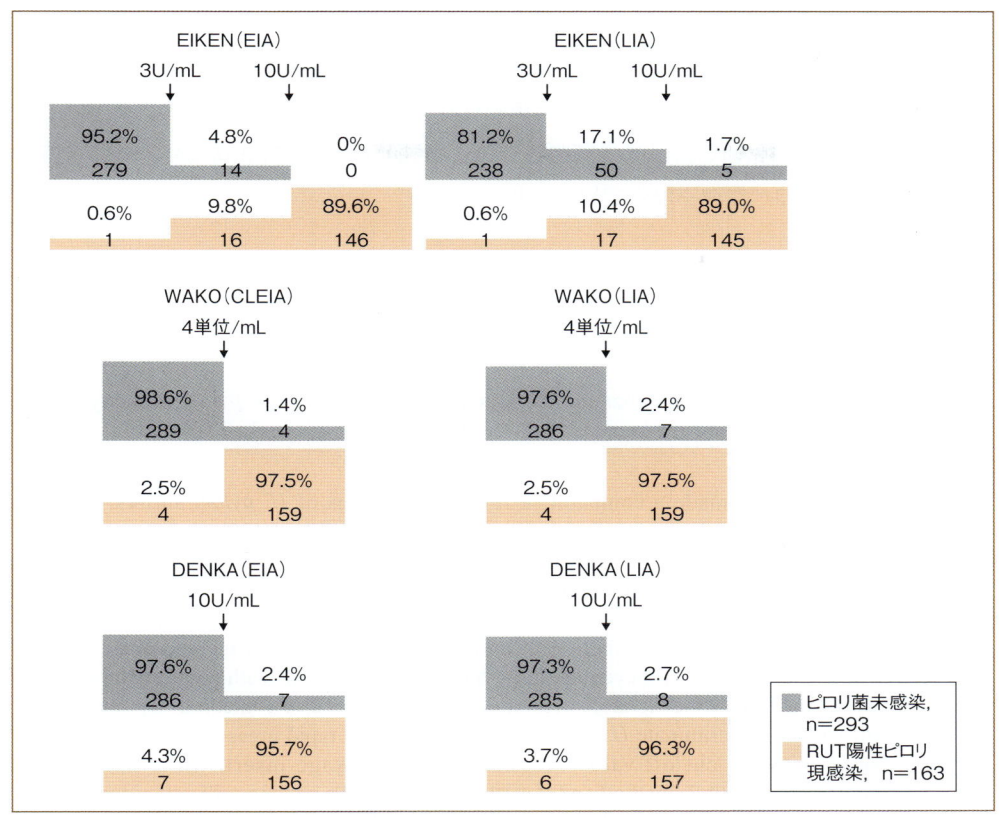

図6-4 抗体6種類の分布図（左が先行法，右がラテックス法）

EIKEN（EIA）：Eプレート '栄研' H.ピロリ抗体Ⅱ　　cut off　10U/mL
EIKEN（LIA）：LZテスト '栄研' H.ピロリ抗体　　　cut off　10U/mL
WAKO（CLEIA）：スフィアライトH.ピロリ抗体・J　cut off　4単位/mL
WAKO（LIA）：LタイプワコーH.ピロリ抗体・J　　cut off　4単位/mL
DENKA（EIA）：H.ピロリIgG「生研」　　　　　　cut off　10U/mL
DENKA（LIA）：H.ピロリ-ラテックス「生研」　　　cut off　10U/mL

表6-7 RUT陽性現感染（n＝163）と未感染（n＝293）に対する6種類キットの精度

試薬メーカー	原理	カットオフ値 上段：添付文書 下段：ROC最適	感度 (%)	特異度 (%)	真陽性	真陰性	偽陽性	偽陰性
栄研化学	EIA	10.0	89.6	100.0	146	293	0	17
		6.0	98.2	99.7	160	292	1	3
	LIA	10.0	89.0	98.3	145	288	5	18
		5.2	98.8	95.6	161	280	13	2
富士フイルム 和光純薬	CLEIA	4.0	97.5	98.6	159	289	4	4
		3.9	98.2	98.3	160	288	5	3
	LIA	4.0	97.5	97.6	159	286	7	4
		3.8	99.4	97.6	162	286	7	1
デンカ生研	EA	10.0	95.7	97.6	156	286	7	7
		10.3	95.7	97.6	156	286	7	7
	LIA	10.0	96.3	97.3	157	285	8	6
		10.8	96.3	98.6	157	289	4	6

伸郎，繁田さとみ：日ヘリコバクター会誌 2018；19（2）：112-116）．抗体は直前の抗菌作用薬剤に影響を受けず採血で簡便に測定できるので検診には非常に有用だが，全員除菌時代になり，除菌はRUT，UBT，便抗原などのリアルタイムの感染状態を評価できる検査で現感染を確認して行うべきである．抗体単独で行ってはならない．本項の内容は第24回日本ヘリコバクター学会で発表した．

（青山伸郎）

Title: Evaluation of simultaneous measurement of 6 types of *H. pylori* antibody diagnostic reagent kits using the same serum samples thoroughly checked the status of *H. pylori* infection

Summary: We made a comparative review of 6 types of *H. pylori* antibody diagnostic reagent kits: the Latex method (L method) produced Eiken Chemical Co., Ltd. (Eiken), FUJIFILM Wako Pure Chemical Corporation (Wako), and DENKA SEIKEN CO., Ltd. (DENKA), and prior methods (EIA or CLEIA, abbreviated as P method)using the same serum samples thoroughly checked the status of *H. pylori* infection. There was no difference regarding distribution of antibody value between L method and P method of Wako and DENKA, however, the ratio to be less than 3U/mL with no infection of *H. pylori* was significantly higher in L method of Eiken compared to P method. Optimal ROC cut-off value to discriminate *H. pylori* infection-free from rapid urease method was almost the same with the cut-off value described in the package insert, while those were not coincident in both L method and P method of Eiken. We need to utilize those methods with deep understanding of the characteristics of antibodies.

ピロリ感染血清診断試薬（ラテックス法）の選択と運用上の留意点

Summary　現在，国内で販売されている*H.pylori*抗体診断試薬は，測定原理の異なる酵素免疫測定法とラテックス免疫比濁法によるものの合計6種類である．比較的最近上市されたラテックス免疫比濁法による試薬を中心に諸研究に基づき性能を評価した．その結果，「胃がんリスク層別化検査（ABC法）」に使用するラテックス試薬（キット）は，現段階において，LタイプワコーH.ピロリ抗体・JおよびH.ピロリ-ラテックス「生研」が推奨される．

　　ヒトのピロリ菌感染状態は，臨床的には，現在感染している「現感染」と感染していない「未感染」に分けられる．ヒトは幼少時にピロリ菌に感染し，感染が成立するとその後生涯にわたって持続するといわれている．なかには感染したものの何らかの原因でピロリ菌が消失し，過去に感染したと推察されるものがあり，これを「既感染」という．既感染には発がん性があるので，胃がん予防の点から無視できないが，抗体価のみでは診断が困難なため，可能な限り検診対象から除外し，フォローするには医療を含めた多方面からのさらなる検討が必要である．

　　胃がんリスク層別化検査（ABC法）は，未感染者が多数を占める健康集団を対象として，血中の*H.pylori*抗体価とペプシノゲン値を測定し胃がんリスクを層別化するスクリーニング検査である．未感染者を検診から除外し，現感染者を効率的に把握できる精度の高い診断試薬が求められる．最近上市された*H.pylori*抗体を測定するラテックス試薬の性能評価が求められていた．

◆ 日本で販売中の *H.pylori* 抗体測定キットに使用される診断試薬

　　国内では*H.pylori*抗体診断試薬として，測定原理の異なる酵素免疫測定法およびラテックス免疫比濁法によるものが，3社から計6種類市販されている．**表6-8**に各試薬（キット）名と略称，測定原理，添付文書上のカットオフ値，抗体の測定範囲，陰性高値，試薬メーカーを示した（なお，試薬名は以後，表中の略称で示す）．このなかで注意すべきは，現在，栄研Eは添付文書のカットオフ値10U/mL（以下，栄研E10）を3U/mL（以下，栄研E3）に変更して運用されている点である．各試薬の性能評価は既存試薬の栄研Eと比較されることが多いのでその経緯を知ることは新試薬の評価にも有益と思われる．

◆ 栄研Eのカットオフ値を 3U/mL として運用するに至った経緯

　　自治体や企業において栄研Eを用いた胃がんリスク層別化検診（ABC検診）が拡大する

表6-8　現在市販されている血清 *H.pyrori* 抗体検査キットの特徴（2019年10月現在）

試薬メーカー	キット名	略称	測定原理	カットオフ値（U/mL）	測定範囲（U/mL）	陰性高値（U/mL）	上市年月[*]
栄研化学	E プレート‘栄研’ H. ピロリ抗体Ⅱ	栄研E	酵素免疫測定法	10.0	3.0〜100	3.0〜9.9	2011.4 （2006.6[**]）
	LZ テスト‘栄研’ H. ピロリ抗体	栄研L	ラテックス免疫比濁法	10.0	3.0〜100	あり	2014.9
富士フイルム 和光純薬	スフィアライト H. ピロリ抗体・J	和光E	化学発光酵素免疫測定法	4.0	0.2〜100	なし	2013.12
	L タイプワコー H. ピロリ抗体・J	和光L	ラテックス免疫比濁法	4.0	2.0〜80	なし	2016.3
デンカ生研	H. ピロリ IgG 「生研」	デンカE	酵素免疫測定法	10.0	3.0〜100	なし	2015.5
	H. ピロリ－ラテックス 「生研」	デンカL	ラテックス免疫比濁法	10.0	3.0〜100	なし	2016.6

＊：ピロリ日本人株使用試薬　＊＊：2006.6〜2011.10：Eプレート‘栄研’，測定範囲3.0〜300U/mL

につれ，胃がんリスクがないとされるA群の抗体価3以上10U/mL未満の範囲（以下，陰性高値という）から胃がんが発生するとの報告が増えてきた．本法には深刻な問題が内在されていることが危惧され，2015年日本ヘリコバクター学会から注意喚起が出された．それを受け学会主導で多施設研究が行われ（河合 隆，他：日ヘリコバクター会誌 2016；19（2）：133-138），未感染者のスクリーニングで最も推奨できるカットオフ値は3U/mL未満であることが示され，検査上の測定下限値である3U/mLをカットオフ値として運用することが提案された．大規模健康集団（n=14,090）を対象とした研究（笹島雅彦，他：都医雑誌 2016；69（4）：76-85）においてもその妥当性が示された．

■ ラテックス等新試薬の性能評価

　ラテックス免疫比濁法による*H. pylori* 抗体価測定は，汎用機を用い短時間で大量の検体を処理できる簡便さから急速に市場に広がりつつある．これまで頻用されてきた栄研Eは，ラテックス法の栄研Lに移行しつつある．現在上市されている6種類の試薬の性能評価が急がれ多数の研究が精力的に行われた．最近の研究から各試薬の評価を概観する．

　栄研Lに関する研究では，大原は（日消がん検診誌 2017；55（6）：1045-1051），測定原理がELISA法の栄研Eと全く異なる新試薬栄研Lの陰性高値（抗体価3.0〜9.9U/mL）が栄研Eと同等に扱えるか検討した．対象は，両検査法で*H.pylori*抗体価を同時測定し，少なくとも両者のどちらか一方で抗体価が10U/mL未満であった症例230人（未感染98人）である．その結果，陰性高値となる未感染は栄研Eでは0%，栄研Lでは22.5%存在した．未感染者に胃がんリスク層別化検査（ABC法）（カットオフ値3U/mL）を適用すると，A群は，栄研E（99.0%），栄研L（84.7%）であり，栄研Lは未感染者を要精検とする割合が増えるので両キットの陰性高値は同等には扱えないとした．

　青山らは（日ヘリコバクター会誌 2017；18（2）：4-11），栄研Eと栄研Lの性能について

調べた（n＝723）．測定域を3U/mL未満と100U/mL以上に拡大して算出した両者の *H.pylori* 抗体価は，相関性を認めたが栄研Lで高値を示した（n＝588）．また，ピロリ菌感染状態を厳密に判定〔迅速ウレアーゼ試験（RUT）または尿素呼気試験（UBT），内視鏡試験，病理シドニー評価〕した症例の検討（n＝422）のうち，ピロリ菌未感染者（n＝150）における3U/mL未満の割合は，栄研E（96％），栄研L（81％）と栄研Lで低く，栄研Lは未感染で3U/mL未満になる率が減少することに留意する必要があるとされた．未感染とRUT現感染のROC（受信者動作特性）曲線解析では，最適カットオフ値は栄研Eは3.067U/mL，栄研Lは6.485であり，栄研Lに陰性高値の存在が示唆された．

高橋らは（人間ドック 2019；34（2）：289），栄研L，和光Lの診断精度について検討した（n＝899）．キット特性として，栄研Lは，陽性一致率や感度がかなり低く，現感染を見落とす可能性が示唆された．また，栄研E10との検査法間の不一致率に有意差はなく，栄研E3との不一致率に有意差を認めた．陰性高値に該当する症例の検討では，栄研Lは和光Lに比べ感度が有意に低く，偽陰性率が有意に高いこと，キットのROC曲線のカットオフ値が栄研Eは3.0U/mL，栄研Lは8.4U/mLである点から胃がんリスク層別化検査に利用するには，引き続き検討が必要とされた．一方，和光Lは，感度，偽陰性率，リスク層別化検査における偽A群率は栄研E3と同等であり，ピロリ菌現感染の拾い上げという点では栄研Lより良好であるとされた．総じて栄研Lは栄研E10に近いキット特性を示し，和光Lは栄研E3に近いキット特性を示すとされた．

望月らは（日消がん検診誌 2018；56（2）：110-119），同一血清を用いて和光L，和光Eを栄研E10と比較した（n＝833）．両和光試薬とも栄研E10と検査法の不一致率に有意差を認めたが栄研E3では有意差はなかった．萎縮性胃炎症例を用いて臨床的有用性も検討された．栄研Eと和光L，和光Eの抗体偽陰性率およびリスク層別化検査による偽A群率を比べると，和光E，和光Lともに栄研E10より低く，和光L，和光E試薬は有望であるとされた．

権頭らは（日消がん検診誌 2018；56（5）：618-624），デンカLの診断精度を栄研E3と比較検討した（n＝902）．デンカLと栄研E3との試薬間に高い一致率が認められ，デンカLは栄研E3に対し十分な精度であると考えられた．本研究のデータを用いたROC曲線の最適カットオフ値は11.1U/mLを示し，内視鏡的萎縮を基準にカットオフ値を設定すれば添付文書の10U/mLは十分妥当と思われた．さらに，上部内視鏡検査を受けた5,280人の健常人を対象に，デンカLでピロリ菌感染判定とリスク層別化を行い，胃がん発症状況を5年間前向きに追跡した．5年間の胃がん累積発症率はデンカLで陰性群0人・0％，陽性群13人・1.41％であった．A，B，C群では群ごとに累積死亡率が高まり，群間に有意差を認め，デンカLの胃がんリスク判定における有用性が示された．なお，権頭らの先行研究で（日消がん検診誌 2017；55（4）：547-554），ピロリ菌感染診断の感度は内視鏡およびX線検査を基準とすると，デンカLとデンカEの感度はともに栄研Eより有意に高く，ピロリ菌感染診断において有用性が示されたとしている．

青山は，既報と同様の条件で厳密なピロリ菌感染診断に基づく *H.pylori* 抗体価を6キッ

トで同時測定した（n＝798）．これによりキットに関して明らかになった点は，①未感染が3U/mL未満となる割合は，和光E，和光L間およびデンカE，デンカL間で差がなかった．栄研E，栄研L間ではそれぞれ95％，81％と有意差があり，栄研Lは栄研Eと異なった解釈をする必要があるとした．②未感染に対するRUT現感染の精度は，栄研E，Lにおいてカットオフ値はROC値と添付文書で乖離していた．③カットオフ値未満のRUT現感染は栄研E10％，栄研L12％を示したが，ほかのキットはいずれも2％にとどまったとしている．

📋 胃がんリスク層別化検査（ABC法）に推奨される試薬

　試薬を採用する際に重視する点は，第一に精度の高い信頼できる試薬であること．現段階では，評価の定まった栄研E（カットオフ値3U/mLで運用）に比べて性能がほぼ同等かそれ以上であること，また，血液検査の常としてカットオフ値の近傍では常に偽陽性・偽陰性が存在するので，未感染・現感染・既感染が混在する明らかな陰性高値（あるいは陽性低値）がないか，あっても無視できる程度のものが求められる．その観点から，最近の研究結果を踏まえ，ラテックス試薬として，LタイプワコーH.ピロリ抗体・JおよびH.ピロリーラテックス「生研」が推奨される．また，3社の免疫酵素法の試薬は推奨できるが，Eプレート'栄研'H.ピロリ抗体Ⅱはカットオフ値3U/mLで運用された場合に限ると考える．

📋 良質な検診を維持するために重要な試薬使用上の留意点

　市場ではラテックス法への切り替えが進んでいる．検査機関が試薬を変更する場合は事前に関係機関に通知しなければならない．関係機関の情報連携が欠かせない．検診の実施主体が受診者に送付する結果通知に，ABC（D）判定，検査の実測値，判定基準，キット名，試薬メーカーを記入することは必須事項である．多種類の試薬が市場に流通する今，その必要性がますます高まっている．また，検査の精度管理上，委託医療機関が複数であっても使用する検査キットはメーカーを指定し，検査機関は可能な限り1ヵ所とする体制が望まれる．検診実施側には良質な検診を維持する取り組みが求められている．

（伊藤史子）

Title: The points of attention for selection and operation of serologic diagnostic reagent (latex method) for *H. pylori* infection

Summary: There are six types of *H.pylori* antibody diagnostic reagent in total currently sold in the domestic market, consisting of the enzyme immunoassay method and latex immunoturbidimetric method which are based on the different principle of measurement. We have evaluated the performance of them with a focus on the latex immunoturbidimetric method which has been launched into the market relatively recently. Consequently, the L type WAKO *H. pylori* antibody・J and *H. pylori* latex "SEIKEN" have turned out to be recommendable as the latex reagent (kit) for the test of risk stratification for gastric cancer (ABC method) at the present stage.

Author: Fumiko Ito

Affiliations: Director, Certified Non Profitable Organization,Japan Research Foundation of Prediction Diagnosis Therapy for Gastric Cancer / Chief of ITO Occupational Health Consultant office

胃がんリスク層別化検査を実施している自治体および採用血清 *H.pylori* 抗体キットの現状

Summary　2018年度の胃がんリスク層別化検診（ABC検診）は全自治体の18％（313自治体），都道府県別では山形，栃木，兵庫，神奈川は50％以上，群馬，東京は30％以上の自治体が導入していた．血清 *H. pylori* 抗体キットは，EIA法（Eプレート '栄研' H. ピロリ抗体Ⅱ）32％，LIA法（ラテックス法）13％で，指定なし 27％と不明 28％は半数以上であった．EIA法は86％がカットオフ値3.0で運用されていた．抗体キットの確認は絶対必要条件で，精度の高い血清 *H.pylori* 菌抗体キットの周知とABC検診と内視鏡併用（ハイブリッド検診）の普及が理想的である．

🔶 胃がんリスク層別化検査の実施自治体の現状

　　胃がんリスク層別化検査は，血清 *H. pylori* 菌抗体とペプシノゲン法を組み合わせたABC法，それぞれ単独で行う血清 *H. pylori* 菌抗体法（ピロリ菌検診）とペプシノゲン法（萎縮性胃炎検診）の3つがある．胃がんリスク層別化検査の導入実態を全国1,741自治体の公式ホームページのがん検診・健診などを閲覧調査した（2018年）．ABC検診の採用は全自治体の18％（313自治体）で，都道府県別の普及状況は，山形，栃木，兵庫，神奈

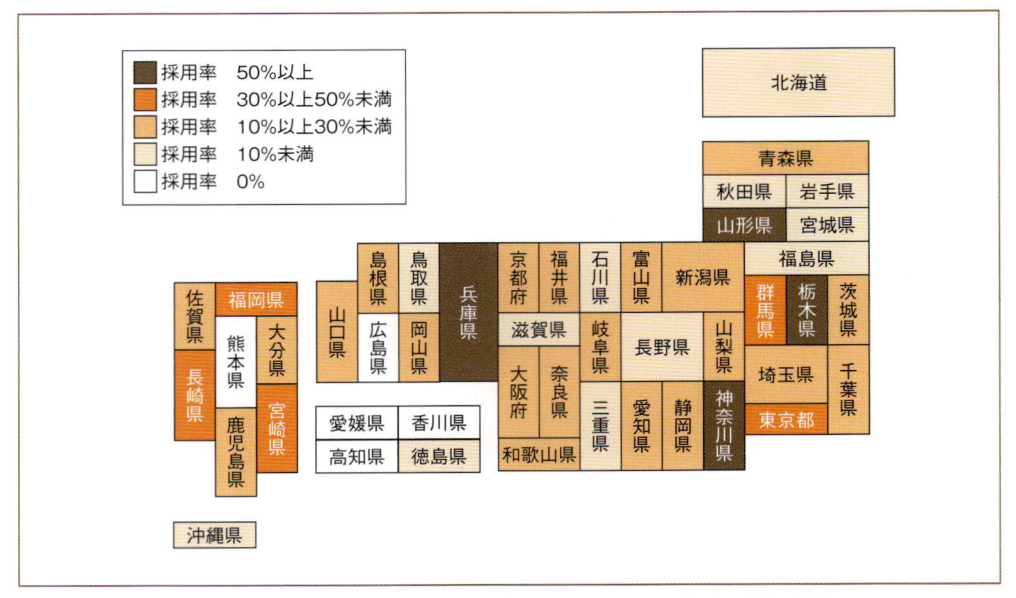

図6-5　胃がんリスク層別化検査を採用している市区町村の割合

川は50%以上に，群馬，東京，福岡，宮崎，長崎は30%以上に導入されていた（**図6-5**）．単独のピロリ菌検診または萎縮性胃炎検診を導入している自治体は各々 133と6の計139で，全自治体の8%であった．胃がんリスク層別化検査は全自治体の26%，452自治体に実施され，新たに長崎は50%以上，北海道，埼玉，福井，和歌山，福岡，大分，宮崎が30%以上に達した．四国地方での導入率は低かった（**図6-6**）．

◆ ABC 法における血清 *H.pylori* 抗体検出キットの採用現状

Eプレート '栄研' H. ピロリ抗体 II（EIA法）（以下，Eプレート）の抗体価3.0U/mL以上10.0U/mL未満の範囲（陰性高値）に現感染や既感染が混在していることが明らかとなった．認定NPO法人胃がん予知・診断・治療研究機構や日本ヘリコバクター学会は，Eプレートを用いたカットオフ値3.0U/mLを推奨した．一方，2015年以来，LIA法（ラテックス法）による血清*H.pylori* 抗体キットが相次いで上市され，現在，EIA法を含めた6種類が使用可能な状況にある．ラテックス法キットはLZテスト '栄研' H. ピロリ抗体（栄研化学）（以下，栄研L），LタイプワコーH. ピロリ抗体・J（富士フイルム和光純薬）（以下，和光L），H. ピロリ-ラテックス「生研」（デンカ生研）（以下，デンカL）がある．そこで2018年に当NPO法人は設立10年事業として，Eプレートカットオフ値3.0の浸透状況とラテックス法キットへの転換状況を往復はがきアンケートで調査した．回答率は46%であった．血清*H. pylori* 抗体検出キットの採用内訳は，Eプレート 32%，栄研L 9%，和光L 3%，デンカL 1%であった．指定なし 27%と不明 28%は半数以上と問題が露見した（**図6-6**）．Eプレートのカットオフ値3.0の運用は86%と浸透していた．一方，ラテックス法キットは13%であった（**図6-7**）．2013年の鈴木らは，Eプレートの採用率が

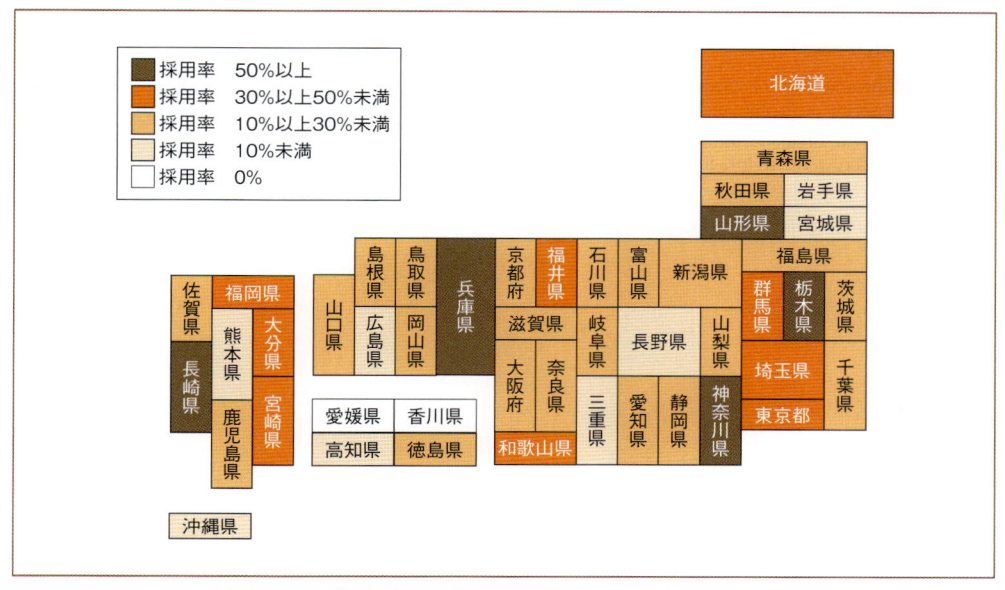

図6-6　ABC法あるいは単独ピロリ菌検査，ペプシノゲン検査のいずれかの検査を採用している市区町村の割合

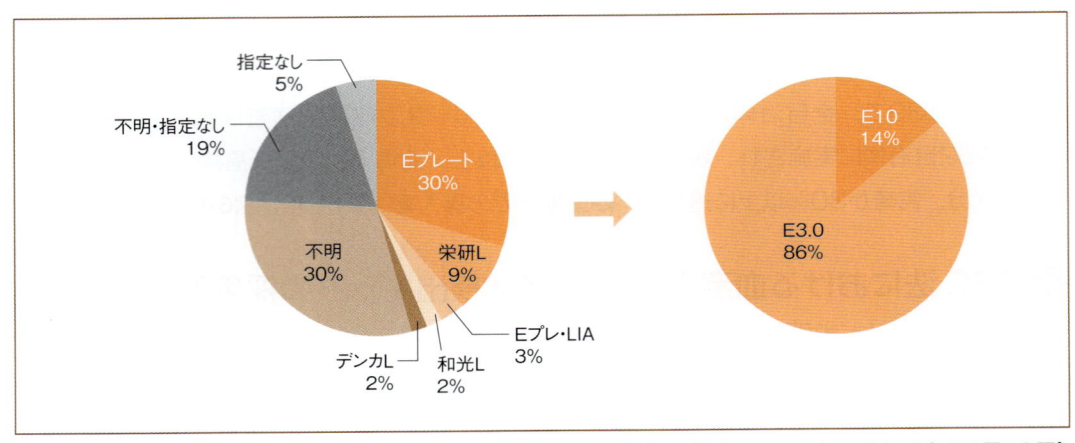

図6-7　ABC検診における血清*H. pylori* 抗体検出キットの採用現状（アンケート：2018年10月10日）

（認定NPO法人 日本胃がん予知・診断・治療研究機構）

約98%と寡占状態と調査報告したが（日消がん検診誌 2015；53（4）：463-470），2018年には減少傾向と推定された．群馬県高崎市はEプレートの専用測定器の買い替えと陰性高値の問題から，2016年に汎用測定装置で測定でき，陰性高値のない和光Lキットに切り替えた．ABC法では，使用キットの確認は絶対必要条件で，キットの切り替えの際は，感染診断とリスク層別化で異なるカットオフ値（ダブルスタンダード・陰性高値がない）をとらない当NPO法が推奨する和光LとデンカLが第一選択である．しかし，血清A群への非未感染者の混入を完全に防ぐことはできないので，ABC法と内視鏡を併用するハイブリッド型で胃粘膜のがんリスク層別化[1, 2]と胃がん自体を発見することが理想的である．

References

1) Ohwada S, et al：Gastric cancer risk stratification based on endoscopic grading of *Helicobacter pylori* gastritis, atrophic gastritis and intestinal metaplasia. Gastroint Endosc 2015；81（5S）：Su 1562.

2) Inui M, et al：Evaluating the accuracy of the Endoscopic ABC classification system in diagnosing *Helicobacter pylori*-infected gastritis. Digestion 2019；12（4）：1-10.

（大和田　進）

Title: National municipal survey of the risk stratification and its *H.pylori* kits as a population based gastric cancer screening

Summary: The risk stratification (ABC method) as a population based gastric cancer screening of 2018 is introduced in 18% (313 municipalities) of all the municipalities. Yamagata, Tochigi, Hyogo, Kanagawa more than 50%, Gunma, Tokyo more than 30% of municipalities by prefecture were operated. The serum *H.pylori* antibody kit was E plate 32% and LIA kit 13%. Not specified 27% and unknown 28% was more than half. The E plate was operated at a cutoff value of 3.0 for 86%. We. NPO, have to make a highly accurate serum *H. pylori* antibody kit known widely and to popularize the combination of ABC method with and endoscopy (hybrid screening) .

Author: Susumu Ohwada

Affiliations: Director of ASKOHWADA Consultation Clinic of Gastroenterology and Oncology / Director of Gastroenterology and Oncology Center, IMS Ota Central General Hospital

第 7 章

食道がん検診対策
（リスク評価）

1 食道がんリスク検診
―フラッシングと飲酒・喫煙の問診によるリスク評価―

Summary 胃がんリスク層別化検診（ABC検診）による内視鏡検査は，とくに飲酒・喫煙する50歳以上の男性では食道がんの早期診断のチャンスでもある．NBI（narrow band imaging）や食道ヨード染色法など食道がんの診断精度を上げる画像強調観察法があるが，重要なことは食道がんのリスクを評価して，リスクが高い人ではより慎重に観察することである．高危険群の人に生活習慣指導を行えば食道がんの予防にも役立つ．

■ コップ1杯の飲酒で顔が赤くなるフラッシャーの飲酒家と食道がん

アルコールは体内でアセトアルデヒドになり，ついでアルデヒド脱水素酵素2（ALDH2）の働きで酢酸に分解される．この酵素の強さには遺伝子型により「強い」，「弱い」，「働きがない」の3型があり，日本人ではそれぞれ50％，30〜40％，10％程度の割合である．働きがない人は下戸で飲酒しない．弱いタイプの人は若い頃は飲酒で赤くなって酒に弱くても，飲酒習慣を継続していると耐性ができて大酒家になる人も少なくない．ALDH2が弱い人が習慣的に飲酒すると食道や咽頭にアセトアルデヒドが高濃度で蓄積し発がんリスクが高まる[1]．飲酒が関連したアセトアルデヒドはWHOが認定した食道と咽頭の発がん物質である．愛知県がんセンターの推定では，ALDH2が弱い人が週5日以上日本酒換算で2合相当（純エタノール46g）以上飲むと，64歳までに12％，79歳までに20％の頻度で食道がんになり，2合未満では79歳までに5％弱であった[2]．ALDH2が強い人も飲酒量の増加とともにリスクは高まるが79歳までに3％以下の頻度であった．また，ALDH2が弱い飲酒者の食道がんは食道・咽喉に多発重複がんが発生しやすい．

■ 簡易フラッシング質問紙法を用いたリスク評価

ALDH2のタイプを予測する簡単な問診方法に簡易フラッシング質問紙法がある．「現在，ビールコップ1杯程度の少量飲酒ですぐ顔が赤くなる体質がありますか」，「飲み始めた頃の1〜2年間はそういう体質がありましたか」と質問し，現在または過去のいずれかが「はい」であればフラッシャーと判定する．40歳以上の男女とも90％の精度でフラッシャーはALDH2が「弱い」か「働きがない」．フラッシャーの飲酒（とくに2合以上）は食道がん，頭頸部がんや，その二次がんの高いリスクを予想させる．

■ 食道がんリスク検診問診票

図7-1は男性食道がんの症例対照研究から作成した「食道がんリスク検診問診票」であ

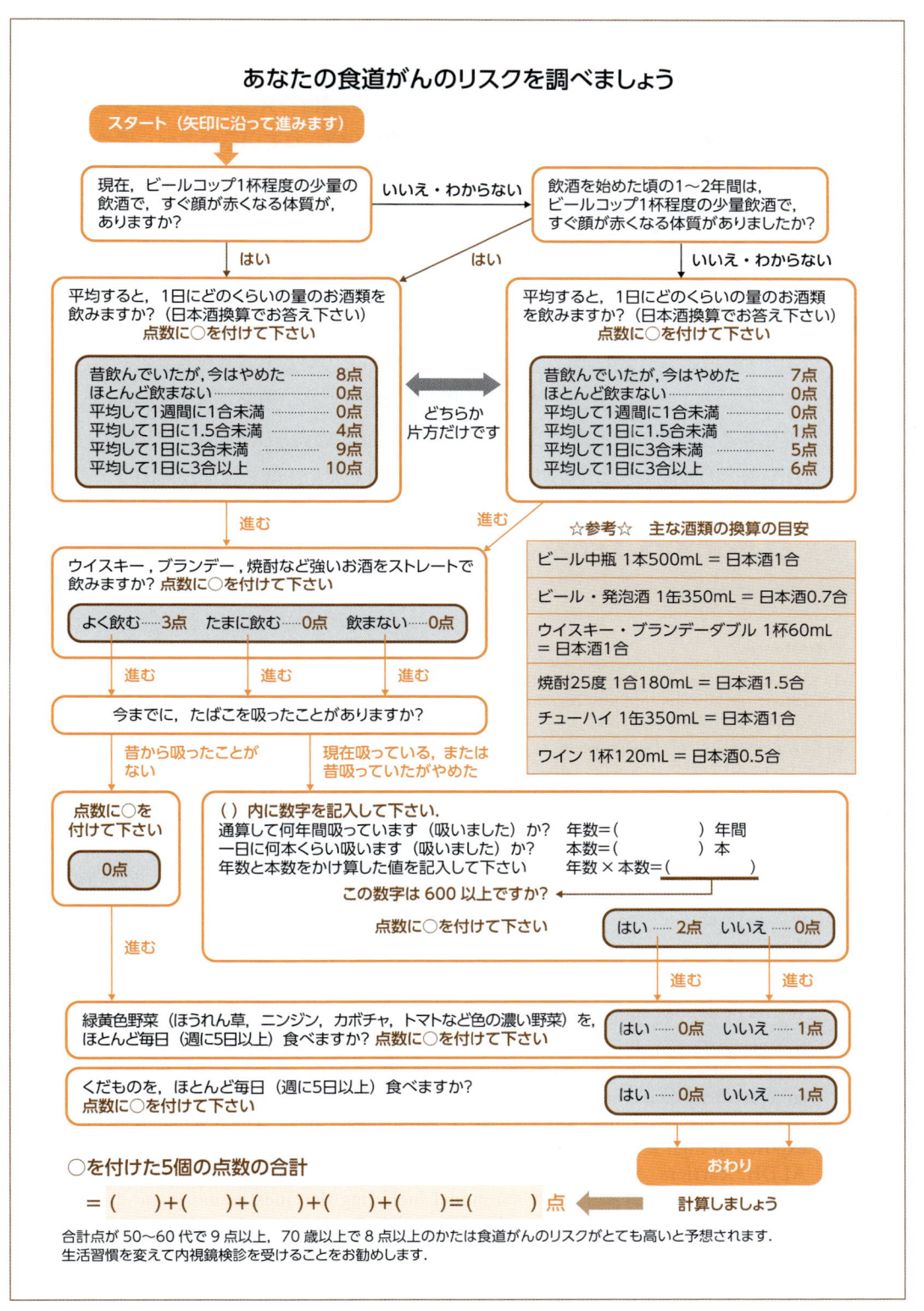

図7-1　食道がんリスク検診問診票

問診票は国立病院機構久里浜医療センターのホームページからダウンロードできる．

（横山 顕：日消誌 2018；115（10）：868-880）

る．禁酒者の高スコアは，飲酒問題があって禁酒した人が多かったためで，多量飲酒歴のない人や禁酒年数の長い人ではリスクは下がる．フラッシングと飲酒量，濃い酒をストレートで飲む習慣，喫煙量，緑黄食野菜・果物摂食の項目でスコアをつけて食道がんリスクを評価する．11点以上はリスクが極めて高く，治療されている食道がん男性の半数以上はこの群であり，50〜69歳では9点以上，70歳以上では8点以上を高危険群とすると，内視鏡検診受診男性の15%が該当した．食道がんの予想される診断頻度は11点以上で1〜2%，9点以上で0.5〜1%である．

◼ 食道がんの予防

食道がんの予防のためには，禁煙やリスクの高い人の禁酒・減酒が有効であることが示されてきている．とくに表在食道がんの内視鏡治療後は高い頻度で食道・頭頸部に二次がんが発生するが，問診票の高スコアの人ほど食道の二次がんの発生リスクは高く，禁酒や1.5合未満への減酒による予防効果が高い[3]．野菜や果物摂取も食道がんのリスクを下げる．内視鏡検診では食道がんの早期診断やリスク評価だけでなく，リスクの高い生活習慣を変えるための指導も望まれる．

References

1) Yokoyama A, Omori T, Yokoyama T : Alcohol and aldehyde dehydrogenase polymorphisms and a new strategy for prevention and screening for cancer in the upper aerodigestive tract in East Asians. Keio J Med 2010 ; 59 (4) : 115-130.
2) Koyanagi YN, et al : Development of a prediction model and estimation of cumulative risk for upper aerodigestive tract cancer on the basis of the aldehyde dehydrogenase 2 genotype and alcohol consumption in a Japanese population. Eur J Cancer Prev 2017 ; 26 (1) : 38-47.
3) Yokoyama A, et al : Alcohol abstinence and risk assessment for second esophageal cancer in Japanese men after mucosectomy for early esophageal cancer. PLoS One 2017 ; 12 (4) : e0175182.

（横山　顕）

Title: A health risk appraisal model for endoscopic screening of esophageal cancer

Summary: Technical improvements in endoscopes have enabled the early detection of esophageal cancer in the endoscopic screening for gastric cancer. Alcohol consumption, smoking, less intake of fruit and vegetables, and the inactive aldehyde dehydrogenase-2 (ALDH2) genotype increases the risk of esophageal cancer. The esophagus is locally exposed to high levels of ethanol and carcinogenic acetaldehyde, especially in inactive ALDH2 carriers. A simple flushing questionnaire enables prediction of the ALDH2 phenotype, and a health appraisal model including the questionnaire and drinking, smoking, dietary habits is a powerful tool to predict the risk of esophageal cancer.

Author: Akira Yokoyama

Affiliation: Director of Clinical Research Unit, National Hospital Organization Kurihama Medical and Addiction Center

バレット食道

Summary バレット食道はバレット食道がんの発生母地である．バレット粘膜は胃から連続性に食道に延びる円柱上皮であり，バレット粘膜を有する食道をバレット食道と呼ぶ．欧米ではLSBEからのバレット食道がんの発生が多いとされているが，わが国においてはバレット食道のほとんどがSSBEであり，バレット食道がんもSSBEからの発生が多い．バレット食道患者ではバレット食道がんの発生を念頭に置いてサーベイランスを行うべきであるが，その方法や間隔についてわが国では決まったものはない．

　　バレット食道がんはバレット粘膜内にできる腺がんである（**図7-2**）．従来，わが国における食道がんの大部分は扁平上皮がんであり，わが国では食道腺がんの頻度は欧米に比べて低いとされてきた．しかし，バレット食道の原因となる胃食道逆流は，ピロリ菌感染率の減少，食生活の欧米化，肥満の増加などによりわが国でも増加傾向であり，バレット食道およびバレット腺がんの増加にも懸念が広まっている．胃がんリスク層別化検査（ABC法）はピロリ菌感染の状態と胃粘膜の萎縮の状態を判別し胃がんのリスクを評価するものであるが，萎縮が高度となればなるほど胃食道逆流のリスクは減少する．ピロリ菌感染はバレット食道の罹患に対して予防的な働きをしているため[1]，近年のピロリ菌感染率の減少によりバレット食道患者は増えていくと思われる．胃がんのリスクとバレット腺がんのリスクは相反するものであることに留意し，検診の際には注意が必要である．

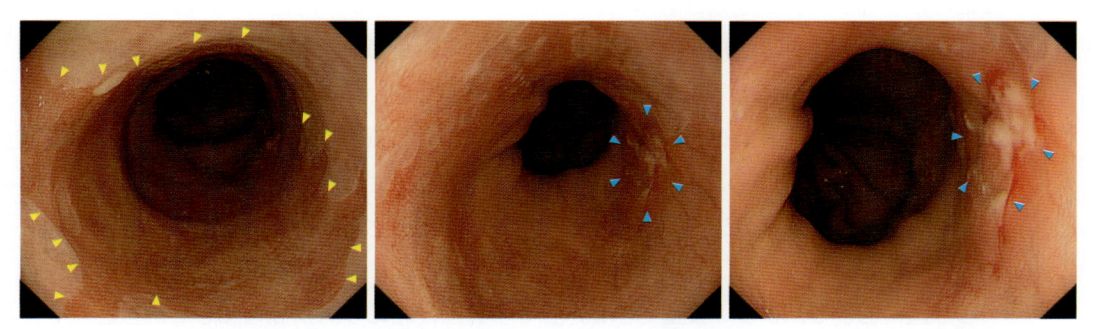

図7-2　食道下端のバレット粘膜（黄矢頭）とそのなかに発生したバレット食道がん（青矢頭）
食道下端に柵状血管の透見を伴う円柱上皮（バレット粘膜）を認め，食道胃接合部直上にびらんを伴う表在がんを認める．

◼ バレット食道

　バレット粘膜は内視鏡で確認できる胃から連続性に食道に延びる円柱上皮であり，バレット粘膜を有する食道をバレット食道と呼ぶ[2]．欧米では組織学的な腸上皮化生がバレット食道の診断には必須とされていたが，わが国では必須ではない．現在では腸上皮化生の有無によってがんの発生率に差はないことが報告されている[3, 4]．

　バレット粘膜の広がり度合いにより食道胃接合部（esophago-gastric junction：EGJ）の3cm以上口側まで全周性に広がるものはlong segment Barrett esophagus（LSBE），一部でも3cmに届いていないものはshort segment Barrett esophagus（SSBE）と呼ばれる．バレット食道の頻度は欧米ではLSBEは全人口の2～7％と高率である．日本人でLSBEが0.2～1.2％，SSBEでは10～50％であり，LSBEはまれである[5]．バレット食道の危険因子として胃食道逆流症（GERD），中心性肥満，白人および男性，家族歴，喫煙があげられているが，アメリカ消化器病学会（ACG）のガイドラインではバレット食道の危険因子からスクリーニングすべき対象を決めている[6]．わが国ではバレット食道のスクリーニングを目的とすることがないが，日本消化器病学会の「GERD診療ガイドライン2015」において，GERD症状をもつ患者に対してプロトンポンプ阻害薬（PPI）内服前もしくはPPI内服しても症状が継続する場合に内視鏡を行うことになっており，これを契機にバレット食道と診断されることも多い．

◼ バレット食道がんの発生率

　欧米からのメタ解析ではLSBEで年率0.33％，SSBEで0.19％の発がん率となっている[7]．わが国での報告では日本内視鏡学会のコホートでは最長部分が3cmを超えるバレット粘膜からの発がん率が年率1.2％と高率である[8]．SSBEよりもLSBEからのがんの発生は多いが，SSBEからも発がんを認めること[9]からSSBEについてもサーベイランスを行うことが重要である．

◼ バレット食道のサーベイランス

　欧米ではバレット粘膜を2cmごとに4方向から盲目的に生検を行うシアトルプロトコルと呼ばれるランダム生検が標準的に行われている[6, 10]が，内視鏡での詳細な観察が可能な日本ではランダム生検を行わず，NBI（narrow-band imaging）観察などを併用したターゲット生検で対応していることが多い[11]．しかし，ランダム生検とターゲット生検によるサーベイランスのどちらが有用であるかについて議論がなされておらず，間隔についてもエビデンスはない．日本食道学会の「食道癌診療ガイドライン2017年版」ではバレット食道をサーベイランスすることを弱く推奨するとされている．

　わが国においてバレット食道およびバレット食道がんのリスクは増加していると考えられるが，胃がんリスク層別化検診とバレット食道がんのリスクについては相反するものがある．LSBEはもとより，SSBEからのバレット食道がんの発生も念頭に置き，内視鏡観

察およびサーベイランスを行うことが推奨される.

References

1) Eröss B, et al : *Helicobacter pylori* infection reduces the risk of Barrett's esophagus : A meta-analysis and systematic review. Helicobacter 2018 ; 23 (4) : e12504.

2) Naef AP, Savary M, Ozzello L : Columnar-lined lower esophagus : an acquired lesion with malignant predisposition. Report on 140 cases of Barrett's esophagus with 12 adenocarcinomas. J Thorac Cardiovasc Surg 1975 ; 70 (5) : 826-835.

3) Kelty CJ, et al : Barrett's oesophagus : intestinal metaplasia is not essential for cancer risk. Scand J Gastroenterol 2007 ; 42 (11) : 1271-1274.

4) Aida J, et al : Is carcinoma in columnar-lined esophagus always located adjacent to intestinal metaplasia? : a histopathologic assessment. Am J Surg Pathol 2015 ; 39 (2) : 188-196.

5) Amano Y, Kinoshita Y : Barrett esophagus : perspectives on its diagnosis and management in asian populations. Gastroenterol Hepatol (N Y) 2008 ; 4 (1) : 45-53.

6) Shaheen NJ, et al : ACG Clinical Guideline : Diagnosis and Management of Barrett's Esophagus. Am J Gastroenterol 2016 ; 111 (1) : 30-50 ; quiz 1.

7) Desai TK, et al : The incidence of oesophageal adenocarcinoma in non-dysplastic Barrett's oesophagus : a meta-analysis. Gut 2012 ; 61 (7) : 970-976.

8) Matsuhashi N, et al : Surveillance of patients with long-segment Barrett's esophagus : A multicenter prospective cohort study in Japan. J Gastroenterol Hepatol 2017 ; 32 (2) : 409-414.

9) Sharma P, et al : Dysplasia in short-segment Barrett's esophagus : a prospective 3-year follow-up. Am J Gastroenterol 1997 ; 92 (11) : 2012-2016.

10) Fitzgerald RC, et al : British Society of Gastroenterology guidelines on the diagnosis and management of Barrett's oesophagus. Gut 2014 ; 63 (1) : 7-42.

11) Ishihara R, Goda K, Oyama T : Endoscopic diagnosis and treatment of esophageal adenocarcinoma : introduction of Japan Esophageal Society classification of Barrett's esophagus. J Gastroenterol 2019 ; 54 (1) : 1-9.

（保坂浩子／草野元康）

Title: Barrett's esophagus

Summary: Barrett esophagus is known for histological precursor of Barrett esophageal cancer. Barrett's mucosa occurs in the distal esophagus in which normal squamous mucosa is replaced by columnar epithelium. Long segment Barrett's esophagus (LSBE) has been thought to have a high risk for the development of adenocarcinomas in western countries. The majority of BE in Japan were short segment Barrett's esophagus and Barrett's cancer also arose from SSBE. Surveillance for Barrett's esophagus is important however still its best way has not been fixed.

First Author: Hiroko Hosaka

Affiliation: Department of Gastroenterology and Hepatology, Gunma University Hospital

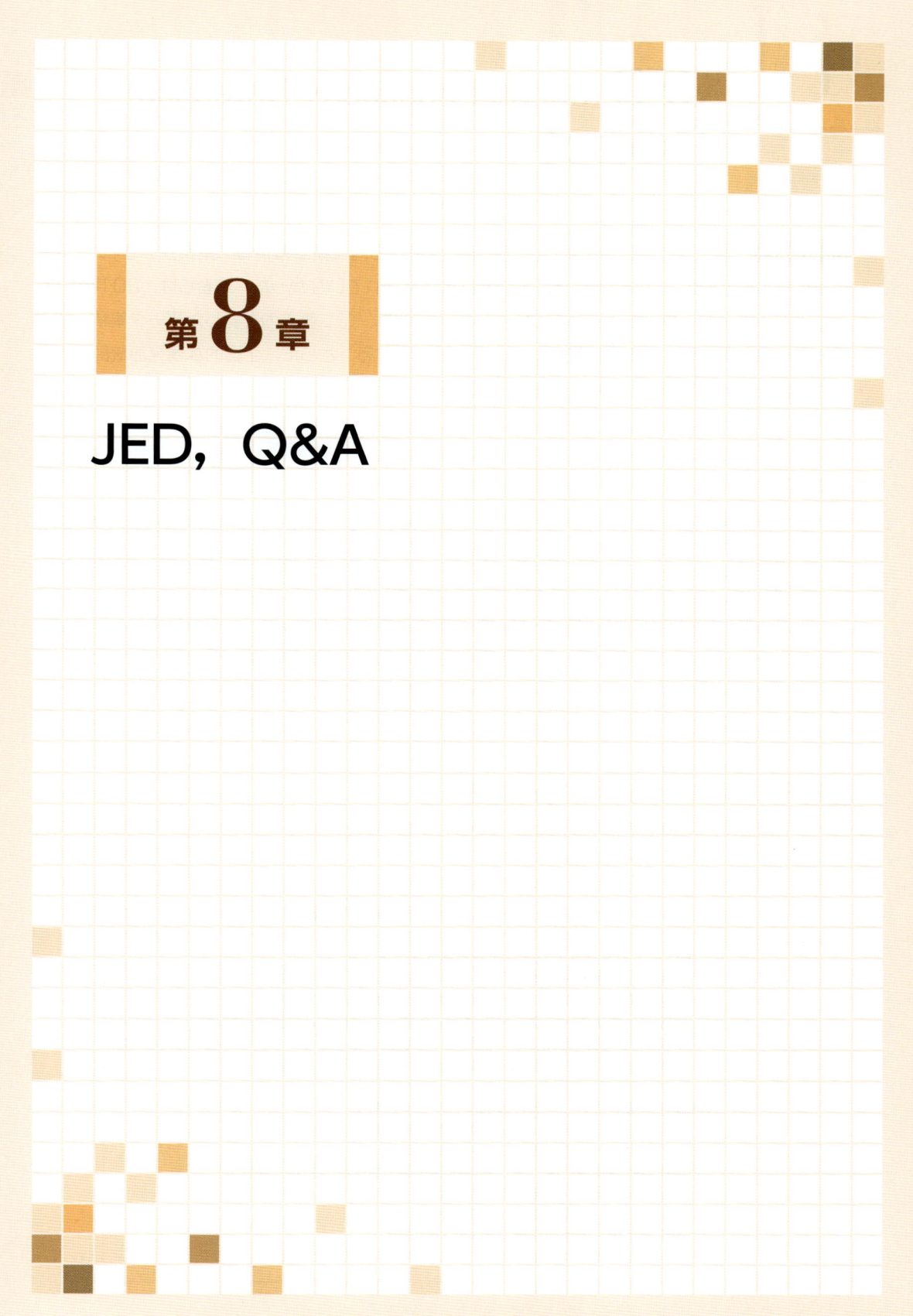

第 8 章

JED，Q&A

JED（Japan Endoscopy Database）Project

Summary 電子保存の進歩により内視鏡画像保管から内視鏡診療情報の集積がなされている. しかし, さまざまなベンダの間のデータ統合はまだなされていなかった. 筆者らは, 2015年1月からJED Projectを開始した. 本プロジェクトの目的は, ①二重入力を廃したデータ集積, ②内視鏡的診療の可視化, ③臨床研究のレジストリ形成である. さらに, 全国的な偶発症統計や専門医の実績を自動的に収集する可能性をもっている.

JED とは

日本消化器内視鏡学会では全国の内視鏡診療データを標準化された用語をもって集積し, 国家的なデータベースを作成するプロジェクト JED (Japan Endoscopy Database) Projectが立ち上がり, 全国規模のデータ収集が現在進められている (**表8-1**)[1,2]. 日本消化器内視鏡学会内視鏡検診・健診あり方検討委員会では, 胃がん検診や胃がんスクリーニングにおいて必要と思われる用語をJEDの考え方の基礎に基づいてモディファイし, スクリーニングJEDというカテゴリで用語集を作成した. 保険診療と同等以上に重要なスクリーニング領域において精度の高いデータが取れるように考えられたものである.

JED の基本的な考え方と構造

JEDの目指すところとして大きく2つがあげられる. ①テキスト入力から標準化項目選

表8-1　JED Projectの意義

JED により集積されたデータを解析することで…
①今後提出を求められる合併症, 診療実績などを一括し管理できる
②診療実績のデータ化により, 適切な保険点数や償還を求めることが可能となる
③施設で公表するデータ, 検査件数, 成績, 合併症などの管理が容易
④学会発表や臨床研究は倫理委員会での審査が必要となるが, 本項目はあらかじめ収集・発表の同意を得て登録するため発表／研究が容易になる

政策を意識したメリットと公的なメリットとして…
①内視鏡関連手技を行っている施設診療科の特徴の把握
②日本全国における内視鏡医療水準の評価
③消化器内視鏡専門医, 消化器内視鏡技師, 看護師の適正な配置
④早期がん登録に対する精確な情報収集
⑤内視鏡検査, 治療を受けた人の予後
⑥内視鏡検査・治療の医療経済的な情報収集
⑦これから内視鏡関連手技を受ける人の死亡・合併症の危険性予知

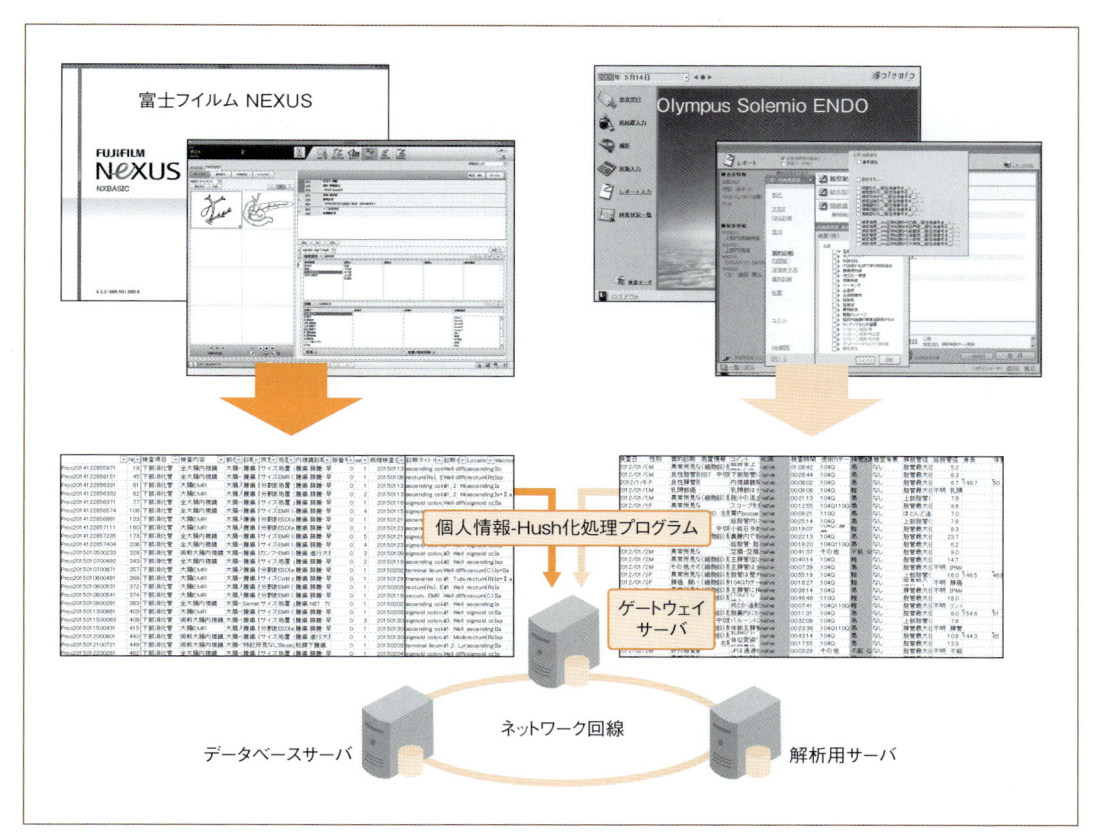

図8-1　JEDデータの取得イメージ

択への変更と，②パラメータ設定と用語の標準化である．内視鏡検査に関する報告書は，多くは文章の形式で記載されることが多かったが，文章での入力を解析するのは非常に困難が伴う．データとしては扱いにくく，用語の表記ゆれが生じる．そこで，JEDでは入力すべき，残しておくべきデータのパラメータを設定し，そのなかで記載，選択すべき用語を規定することから行った．また，内視鏡データファイリングシステムから二重入力することなく，データ集積を行う（**図8-1**）．スクリーニングJEDとして規定されるものは内視鏡検査の基礎となり，かつ将来的には全指導施設から悉皆性をもって収集すべきデータの内容を規定するものと考えている．また，多数の検査を短時間で行わなければならない状況下で施行されることが多いものと思われるため，テキストタイピングを可能な限り排除し，選択式に移行できる環境を構築すべきであるという考えのもとに作成した．

■ スクリーニング検査における重要な情報

① スクリーニングに特有の項目

　スクリーニング領域において重要なのは検査を行った間隔であろうと思われる．胃がん検診のみならず，内視鏡的ながんの発見にあたって，検査を行うことの重要性は当然ながら，それ以上に内視鏡検査の間隔をどの程度に設定するのかは非常に重要な関心事であろ

う．そこで今回スクリーニングJEDの入力項目として全くの初回検査／半年以内検査／1年未満／1年以上2年未満／2年以上3年未満／3年以上5年未満／5年以上10年未満／10年以上前／不明を選択肢としてあげ，検査間隔のデータも採り得るように配慮した．

② 内視鏡的胃炎分類に関して

胃がんの背景因子として胃炎を，内視鏡的に正確に判定する手段として広く広まりつつある概念として京都分類がある．このスクリーニングJEDにおいても京都分類で提示されている表現を載せることが議論された．しかしながら，スクリーニングを施行する内視鏡医もさまざまな背景をもっていることが予想されるため，今回は全例で必須として記載を義務付ける形ではなく，常に意識した記載を心掛けている施設のために，パラメータと用語を規定し，今後より多くの施設の方々が京都分類に応じた入力を促す形にとどめた．

■ スクリーニング JED における問題点と今後

検診を中心とした保険診療外で行われているスクリーニングの現状を正確に知る手段は今のところ少ない．スクリーニングJEDの展開によって，保険診療か保険診療外かということを排除した横串の分析ができる環境整備は必須といえる．胃がん検診の担い手は今後間違いなく内視鏡医になっていく．検査を行う側がしっかりとした情報を集積し，情報を国民に開示するのはがん検診において当然必要なことである．このスクリーニングJEDの広がりによって，データ解析と情報提供が可能な世界に冠たる検診文化が進捗していくことを目指したい．

References

1) Kodashima S, et al : First progress report on the Japan Endoscopy Database project. Dig Endosc 2018 ; 30 (1) : 20-28.
2) Matsuda K, et al : Design paper : Japan Endoscopy Database (JED) : A prospective, large database project related to gastroenterological endoscopy in Japan. Dig Endosc 2018 ; 30 (1) : 5-19.

（田中聖人）

Title: JED (Japan endoscopy database) Project

Summary: The advent of electronic medical records brought image filing systems to many hospitals, as well as electronic endoscopic medical records. However, data integration among multiple different vendors has not yet been accomplished. We started the Japan Endoscopic Database (JED) Project endorsed by Japan Gastroenterological Endoscopy Society (JGES) from January 2015. The purposes of this project are as follows: (i) developing the world's largest endoscopic database generated from daily use of the reporting system; (ii) capturing the actual performance of endoscopic practice in Japan; and (iii) standardizing the terminology and fundamental items for registry of clinical studies. Moreover, the JED project has the potential to automatically collect data about adverse events, competency and evaluation of residents, and actual numbers of procedures on a nationwide scale, certification for the specialty board system, and so on.

Author: Kiyohito Tanaka

Affiliation: Department of Gastroenterology, Kyoto Second Red Cross Hospital

ABC 検診に関する Q&A 集

Q1 胃がんリスク層別化検査は，どこで受けられますか？

A 採血検査ができれば，全国どこの医療機関（病院，クリニックなど）でも受診できます．胃がんリスク層別化検査は，2項目の採血検査（血清ペプシノゲン値と*H. pylori* IgG抗体価）を組み合わせて判定します．

Q2 胃がんリスク層別化検査は何歳から実施できますか？

A 胃がんリスク層別化検査に年齢制限はありませんが，成人が職域の一般検診や特定検診の採血検査と同時に実施するとよいでしょう．採血検査ですから乳幼児には勧めません．未成年は，ピロリ菌が陽性でも，まだ胃粘膜萎縮が進んでいることが少なく胃がんの可能性は低いので，ピロリ菌検査のみ実施し，陽性の場合，内視鏡検査や除菌治療を勧めます．高齢者（とくに後期高齢者世代）はピロリ菌感染率が高く，加齢によりピロリ菌抗体が陰性化している場合があるので，胃がんリスク層別化検査だけでは不十分です．A群でも一度は内視鏡検査を実施し，画像所見でピロリ菌感染の有無や既往・胃粘膜萎縮を判断するとよいでしょう．

Q3 胃がんリスク層別化検査は一生で一度受診すればよいというのは本当ですか？

A 本当です．胃がんリスク層別化検査は一生に一度だけ受診します．ただし，その後のフォローアップが大切です．B群，C群，D群と診断されたら，内視鏡検査を受けて，ピロリ菌除菌療法を行います．ピロリ菌除菌後も胃がんのリスクは残りますので，定期的な内視鏡検査が必要です．A群でも自覚症状のある人，および過去5年以内に画像検査を受けていない人は，内視鏡検査を受ける必要があります．

Q4 胃がんリスク層別化検査の対象から外すべき人，注意すべき人はいますか？

A ①胃などの消化器系に症状がある人

②胃潰瘍，十二指腸潰瘍，逆流性食道炎などで治療中の人

③胃酸を抑える薬PPI（プロトンポンプ阻害薬：タケプロン®，オメプラール®，パリエット®，ネキシウム®）およびタケキャブ®などを服用中の人

④胃を切除した人

⑤慢性腎不全の人

⑥ピロリ菌の除菌療法をした人

⑦抗菌薬を長期に服用する病気（肺炎，中耳炎，蓄膿症など）の既往歴がある人

⑧免疫不全・低下状態の人，ステロイド服用中の人

　上記を問診で確認し，①〜⑥に該当する人は胃がんリスク層別化検査の対象から外します．⑥は，除菌の成功・不成功に関係なく，胃がんのハイリスク群として定期的な内視鏡検査が必要です．除菌成功者に定期的な内視鏡検査を勧めるのは，指導上難しいですが，「除菌療法で胃がんリスクの軽減は期待できるが，未感染者同様の胃がんリスクまでは下がらない．除菌後の胃がんも少なからず存在する」ことを，受診者に伝えましょう．⑦も，知らないうちに除菌されている場合もあるので注意が必要です．⑧の*H. pylori*抗体産生の低下した状態（ステロイド薬を服用している人，免疫能の低下した状態）も注意が必要です．また，「おくすり手帳」を持っている人は，検（健）診時に持参して医師に確認してもらうことをお勧めします．A群でも一度は内視鏡検査を実施し，画像所見でピロリ感染の有無や既往・胃粘膜萎縮を判断するとよいでしょう．

Q5　胃がんリスク層別化検査は，服薬の影響を受けますか？

A　市販されている一般の胃腸薬による影響は受けません．医療機関で処方されるPPI（プロトンポンプ阻害薬：タケプロン®，オメプラール®，パリエット®，ネキシウム®）およびタケキャブ®などには影響を受けるので，服用している場合は胃がんリスク層別化検査の対象外です．PPIは服用中止後6〜12ヵ月でも，影響があるという報告もあります．胃がんリスク層別化検査では，休薬2ヵ月以上が望ましいでしょう．集団検診では，PPIの服用状況などを必ず問診で確認し，服用中，もしくは休薬から2ヵ月未満の数値に関しては参考値として，再検の機会を設けることがあります．ただし，PPI服用歴などがあり，上部消化管疾患の管理下にある場合は，PPI処方医と相談するという対応で，胃がんリスク層別化検査の対象から外してもよいと思います．

Q6　A群の「1年間の胃がん発生予測」は「ほぼゼロ」とされていますが，がんが発生する例もありますか？

A　胃がんリスク層別化検査を長期観察している対象集団では，ほぼゼロといえます．これは，若年の段階で検査して分類を行っているため偽陰性が少ないこと，除菌歴などの問診がしっかり行われていることが要因です．しかし，これがすべての検診現場に当てはまるわけではなく，高齢になってから胃がんリスク層別化検査を行った場合には偽陰性が増えますし，不十分な問診で除菌歴のあるものがA群に入ってしまうことも少なくありません．胃がんリスク層別化検査が理想的に行われた場合，と解釈してください．しかし，噴門部胃がんなど，ピロリ菌感染を背景にしない胃がんも少ないながら存在するので，どれほど条件を厳しくしてもA群からの胃がんを完全にゼロにすることはできません．広島大学病院3,161例の胃がんのうち21例，1%未満は，どのような検査を行ってもピロリ菌感染との関連がなかった，と報告されています．

Q7 胃がんリスク層別化検査を受けたら，バリウム検査は受けなくてもよいですか？

A 胃がんリスク層別化検査で，リスクの低いA群と診断された場合は，将来胃がんになる可能性はゼロではないですが極めて低いので，バリウム胃がん検診を受けるメリットは少ないでしょう．B群，C群，D群と診断された場合は，胃内視鏡検査後，ピロリ菌を除菌してください．内視鏡検査，除菌療法とも，保険診療になります．除菌後は，検診ではなく診療として定期的に内視鏡検査しましょう．

Q8 胃がんリスク層別化検査でピロリ菌陽性の場合，保険診療で除菌療法はできますか？

A はい．2013年2月の保険改訂で，内視鏡で確認されたピロリ菌感染胃炎に対する除菌療法が保険適用になり，内視鏡検査を行ったうえでのB群，C群に対するピロリ菌除菌療法は保険診療になります．D群は血清*H.pylori* IgG抗体価が陰性の群ですが，血清*H.pylori* IgG抗体価の感度は100％ではなく，感染があるのに，加齢で抗体価が低下し陰性化している例があります．D群でも胃内視鏡検査でピロリ菌感染胃炎の診断がつき，尿素呼気テストや便中抗原で陽性反応が確認されれば，除菌療法は保険適用になります．なお，保険請求の症状詳記には，「①内視鏡にて胃炎の診断がなされたこと，②検診でピロリ菌感染が診断されていること」を記載してください．

Q9 D群もピロリ菌の除菌が必要とありますが，D群ではピロリ菌はすでにいなくなったのに除菌が必要ですか？

A はい．D群は，血清*H.pylori* IgG抗体価が陰性の群ですが，血清*H.pylori* IgG抗体価の感度は100％ではなく，感染があるのに加齢で抗体価が低下し陰性化している例があります．D群は，内視鏡検査でピロリ菌感染胃炎の診断がついた場合には，*H.pylori* IgG抗体検査以外の検査（尿素呼気試験，便中抗原）を追加実施し，陽性であればピロリ菌現感染として除菌療法を行ってください．

Q10 ピロリ菌除菌療法で除菌できなかった場合の対応は？

A 一次除菌を失敗した人には，二次除菌（保険診療）を勧めます．二次除菌も失敗の人には，三次除菌（自費扱い）を受けるかどうか相談してください．

Q11 ピロリ菌除菌療法で，再除菌が必要となる割合を教えてください．

A 一次除菌では約5〜10％の人が除菌を失敗し，二次除菌を必要とします．さらに，二次除菌も失敗し，三次除菌を必要とする人の割合は約5〜10％です．

Q12 ペニシリンにアレルギーがある場合のピロリ菌除菌療法について教えてください．

A ペニシリンアレルギーがある場合の除菌治療は，自費（保険外診療）になります．ピロリ菌専門外来の受診を勧めてください．

Q13 ピロリ菌除菌後の胃がんリスクはどのくらい残りますか？

A 約500人に1人の割合との報告があります．また，一般に，除菌後の胃がんリスクは，ほぼ2/3に減少すると考えられています．

Q14 胃がんリスク層別化検査は，LG21ヨーグルトの長期摂取の影響を受けますか？

A 影響なしと考えられます．除菌療法の際，除菌3週前から除菌終了までの4週間，LG21ヨーグルトを1日2個摂取したら，除菌率が上昇したという報告がありますが，LG21の摂取だけでピロリ菌除菌はできません．ペプシノゲン値も，LG21摂取で軽度の改善はありますが，胃がんリスク層別化検査の判定に影響が出るほどではありません．影響なしと考えてよいでしょう．

Q15 胃がんリスク層別化検査「D群」で胃内視鏡検査を実施したところ，医師に「胃はきれい，ピロリ菌に感染した痕跡は見えない」と言われたケースがありました．フォローアップは，「A群」として扱ってもよいですか？

A 念のため，*H.pylori* IgG抗体検査以外の検査（尿素呼気試験，便中抗原）を実施し，陰性であれば，内視鏡所見を優先してA群という扱いでよいと考えられます．胃内視鏡検査を実施した医師から説明してもらうとよいでしょう．

Q16 血清*H.pylori* IgG抗体測定用検査キットのわが国での上市状況はどうなっていますか？

A 血清*H.pylori* IgG抗体用測定検査キットは，現在では3社（栄研化学株式会社，富士フイルム和光純薬株式会社，デンカ生研株式会社）からEIA法とラテックス法がそれぞれ上市されており，6種類の検査キットが使用可能です．

Q17 どの測定キットを使うべきですか？

A 最近までは，EIA法（測定時間70分，専用の測定機器が必要）が主流でした．しかし，現在では，ラテックス法（測定時間10分，汎用機器で他検査項目と同時に測定可能で簡便であり，安価でもある）が普及し，主流となっています．当NPO法人では，これまでは，EIA法であるEプレート'栄研'H.ピロリ抗体Ⅱを推奨し，ラテックス法使用の是非は不明としてきましたが，当NPO法人を中心とした高崎市医師会，がん研有明病院，亀田総合病院，日本健康増進財団，および青山内科クリニック（胃大腸内視鏡/IBD）などの検討結果，そして，日本ヘリコバクター学会「胃がんリスク評価に資する抗体法適正化委員会」の報告などもあり，総合的に判断した結果，令和元年（2019年）6月より，富士フイルム和光純薬株式会社のラテックス法「Lタイプワコー H.ピロリ抗体・J（添付文書基準値：4）」，デンカ生研株式会社の「ピロリ-ラテックス「生研」（添付文書基準値：10）」の2種に関しては使用でき，これを推奨することにしました（Gastro-Health Now 58号を参照）．今後は，検（健）診などで，リスク層別化検査として使用する場合は，6種類のキットがある

なかで，EIA法なのかラテックス法なのか，3社のどのキットなのか，確認が必要です．

（残念ながら，現在，検査会社に外注した場合，検査結果に使用キット名は掲載されておりません）

Q18 血清胃がんリスク層別化検査でのピロリ菌検査は，便中ピロリ菌検査（ピロリ菌抗原）あるいは尿素呼気試験への変更は可能ですか？

A 血清胃がんリスク層別化検査は，採血だけで簡便に胃がんリスクをスクリーニングするマススクリーニングの手法であり，血清ペプシノゲン値，血清*H.pylori* IgG抗体価を組み合わせて胃がんリスクを分類するもので，この2つの検査の組み合わせで胃がんリスクの層別化が可能です．血清ピロリ菌抗体検査は，ピロリ菌現感染だけでなく，既感染（無自覚に除菌された症例）もある程度拾い上げることができるので，便中抗原や尿素呼気試験よりもリスク層別化に適しています．したがって，*H.pylori*抗体検査を，便中抗原や尿素呼気試験，尿中抗体検査などで代用することはできません．しかし，臨床現場で，血清*H.pylori* IgG抗体価以外のピロリ菌検査，便中抗原や尿素呼気試験，尿中抗体検査でピロリ菌感染を診断し，血清ペプシノゲン値による胃粘膜萎縮を評価したり，内視鏡検査やX線検査で胃粘膜萎縮の状態を直接診断して，胃がんリスクを層別化することは可能です．

Q19 胃切除後の胃がんリスク層別化検査について，胃全摘の人には実施しないほうがよいですか？ また，亜全摘の場合は，参考値として実施してもよいですか？

A 胃切除の人のペプシノゲン値は，胃粘膜萎縮を反映しません．胃がんリスク層別化検査の対象外です．しかし，胃がんで，胃切除を受けた人の残胃は，当然，胃がんハイリスクです．*H.pylori* IgG抗体陽性の場合は，残胃にピロリ菌感染が持続している可能性が高いので，残胃からの発がんを予防するために，除菌療法を受けたほうがよいと思います．また，*H.pylori* IgG抗体陰性でも，尿素呼気試験か，便中抗原検査を追加実施し，厳密にピロリ菌感染診断を行うべきです．それらが陽性であれば，残胃にピロリ菌感染が持続しているので，残胃からの発がんを予防するために除菌療法を受けるほうがよいと思います．

Q20 以前，B群判定だった受診者が，再度検査した際にはA群判定となった場合，いずれの判定を優先させるべきですか？

A ピロリ菌除菌後以外でも，自然除菌や感染症などでの抗菌薬使用，加齢による抗体価の低下など，また，判定基準値の前後では，胃がんリスク層別化検査の判定の変動があり得ます．胃がんリスクとなるピロリ菌感染，および感染既往の有無を確認して，生涯の胃の検査方針を決定するのが胃がんリスク層別化検査の目的です．一度でも，有リスク（B群，C群，D群）と診断された人は，その後の判定によらず，胃がん有リスク群判定が優先されます．

（三木一正／笹島雅彦）

胃がんリスク層別化検査・自治体実施状況
（307 自治体，実施率約 18%）

（2018 年，当 NPO 法人による調査）

🔲 北海道地方

北海道	函館市・北斗市・**札幌市**・福島町・本別町・由仁町・森町・上ノ国町・えりも町・厚沢部町・浦河町・鷹栖町・乙部町・奥尻町・様似町

🔲 東北地方

青森県	弘前市・つがる市・大鰐町・野辺地町
秋田県	能代市
岩手県	岩泉町
山形県	酒田市・天童市・東根市・長井市・村山市・新庄市・山形市・米沢市・寒河江市・山辺町・中山町・河北町・朝日町・金山町・川西町・飯豊町・西川町・真室川町・鮭川村
宮城県	松島町
福島県	喜多方市・川俣町・大熊町・西会津町・三春町

🔲 関東地方

栃木県	大田原市・下野市・佐野市・足利市・矢板市・さくら市・小山市・那須塩原市・栃木市・鹿沼市・日光市・上三川町・塩谷町・高根沢町・壬生町・野木町
群馬県	高崎市・渋川市・桐生市・館林市・安中市・富岡市・みどり市・神流町・下仁田町・中之条町・邑楽町・嬬恋村・榛東村・昭和村
茨城県	水戸市・牛久市・鹿嶋市・土浦市・石岡市・龍ヶ崎市・鉾田市・神栖市
埼玉県	越谷市・ふじみ野市・志木市・富士見市・蕨市・加須市・北本市・桶川市・本庄市・所沢市・三芳町・美里町・神川町・上里町・鳩山町
千葉県	市川市・館山市・大網白里市・習志野市・千葉市
東京都	足立区・目黒区・墨田区・品川区・中野区・豊島区・板橋区・葛飾区・北区・荒川区・世田谷区・江東区・港区・東大和市・町田市・西東京市・三鷹市・日野市・立川市・八王子市・狛江市・調布市・多摩市・東村山市・武蔵野市・国立市
神奈川県	横須賀市・三浦市・小田原市・藤沢市・綾瀬市・厚木市・逗子市・鎌倉市・座間市・葉山町・山北町・大磯町・松田町・開成町・箱根町・真鶴町・湯河原町・二宮町・清川村

🔲 中部地方

山梨県	甲府市・富士吉田市・上野原市・昭和町
静岡県	藤枝市・袋井市・牧之原市・磐田市・伊豆市・伊豆の国市・富士市・焼津市・東海市・函南町

長野県	東御市・松本市・岡谷市
新潟県	長岡市・燕市・五泉市・糸魚川市・出雲崎町
石川県	かほく市
富山県	南砺市・朝日町
福井県	坂井市・福井市・あわら市・大野市
岐阜県	大垣市・海津市・関市・養老町・輪之内町・垂井町
愛知県	岡崎市・犬山市・碧南市・蒲郡市・幸田町・大口町

◆ 近畿地方

三重県	鈴鹿市
滋賀県	大津市
京都府	**京都市**・福知山市・長岡京市・向日市・与謝野町・大山崎町
大阪府	茨木市・交野市・寝屋川市・和泉市・**堺市**・羽曳野市・泉大津市・忠岡町
奈良県	奈良市・吉野町・東吉野村・十津川村
和歌山県	高野町・白浜町・すさみ町・上富士田町
兵庫県	篠山市・明石市・姫路市・高砂市・三田市・洲本市・宝塚市・加古川市・三木市・川西市・相生市・たつの市・小野市・赤穂市・南あわじ市・淡路市・加東市・加西市・西脇市・養父市・穴栗市・福崎町・播磨町・稲美町・太子町・神河町・多可町・市川町

◆ 中国地方

鳥取県	伯耆町
島根県	出雲市・大田市
岡山県	真庭市・高梁市・井原市・新見市・吉備中央町・里庄町・和気町
山口県	和木町・阿武町

◆ 四国地方

| 徳島県 | 鳴門市・北島町 |

◆ 九州地方

福岡県	久留米市・大川市・宗像市・うきは市・豊前市・筑後市・朝倉市・田川市・**福岡市**・行橋市・中間市・福津市・糸島市・大木町・添田町・川崎町・大任町・須恵町・篠栗町・吉富町・香春町・苅田町
大分県	大分市・中津市
佐賀県	嬉野市・太良町
長崎県	平戸市・島原市・雲仙市・長崎市・佐世保市・五島市・松浦市・南島原市・佐々町
宮崎県	宮崎市・都城市・西都市・木城町・国富町・高鍋町・三俣町・新富町
鹿児島県	日置市・和泊町・瀬戸内町・湧水町・与論町
沖縄県	沖縄市・嘉手納町・北中城村

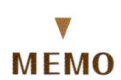

MEMO

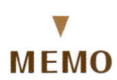

MEMO

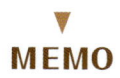

MEMO

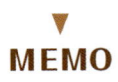

MEMO

編者略歴

三木一正（Kazumasa Miki）

認定NPO法人 日本胃がん予知・診断・治療研究機構　理事長

1942年東京都生まれ．1968年東京大学医学部卒業，1971年東京大学医学部第一内科入局，1990年同講師（病棟医長・外来医長・講座講師，1996年ワシントン大学客員教授），1997年同助教授，1998年東邦大学医学部内科学第一講座教授．2003年同講座（大森）消化器内科主任教授（医療センター大森病院消化器センター長併任），2008年東邦大学名誉教授，がん研有明病院顧問，NPO法人日本胃がん予知・診断・治療研究機構理事長（2013年より認定NPO法人），2014年一般財団法人日本健康増進財団代表理事，2005年日本対がん協会朝日がん大賞，2008年高松宮妃癌研究基金学術賞，日本消化器病学会名誉会員，日本消化器内視鏡学会名誉会員など．

胃がんリスク層別化検診（ABC 検診）
胃がんを予知・予防し，診断・治療するために

2019 年 12 月 1 日　1 版 1 刷　　　　　　　　©2019

編　者
　　　みきかずまさ
　　　三木一正

発行者
株式会社 南山堂　代表者 鈴木幹太
〒113-0034　東京都文京区湯島 4-1-11
TEL 代表 03-5689-7850　www.nanzando.com

ISBN 978-4-525-21281-0　　定価（本体 2,600 円＋税）